# 윤 태 식

YOON TAE SIK

골든핏짐 대표 트레이너. 초, 중, 고등학교 전교 학생 회장 출신으로 고려대학교 사회체육학과를 졸업하고 현재 고려대학교대학원 스포츠운동과학 석사과정중 이다. 국내 및 세계 대회 경험과 수상경력을 갖고 있 는데 그 중 2015년 머슬마니아에서 전체급 그랑프리 를 차지하며 프로카드를 획득했다. 그 외 개인, 임상, 재활운동사(대한운동사회), 스포츠 영양코치(NSCA) 등 을 취득하여 기본 트레이닝 뿐 아니라 재활운동과 함 께 영양학적으로 균형 잡힌 식단으로 구성된 트레이 닝을 교육하고 있다. 다양한 잡지와 CF, 방송 등의 매 체에서 소개되고 있는데 XTM 〈절대남자 2〉 메인트레 이너, On style 〈더 바디쇼 3: 마이 보디가드〉 메인트 레이너, Mnet 〈아이돌학교〉 체육선생님 등이다. 또 한 그는 스포츠 과학과 영양학을 접목한 전문적인 트 레이닝으로 차승원, 공유, 현빈, 이선균, 김지원, 강민 경, 정용화, 유희열, 김진호, 공민지, 박경림, 양진성, 노민우 등 많은 셀럽들이 믿고 찾는 스타 트레이너다.

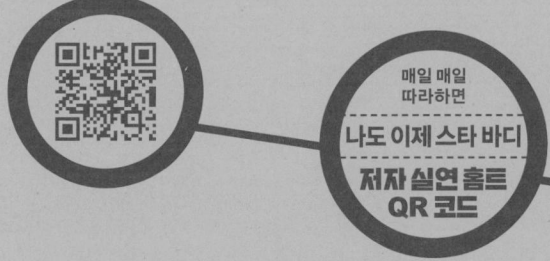

매일 매일
따라하면
나도 이제 스타 바디
저자 실연 홈트
QR 코드

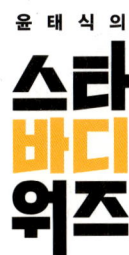

윤 태 식 의

스타
바디
위즈

# 윤태식의 스타 바디 워즈

**1판 1쇄 인쇄** 2017. 12. 22.
**1판 1쇄 발행** 2018. 1. 2.

**지은이** 윤태식

**발행인** 고세규
**편집** 최은희 | **디자인** 지은혜
**발행처** 김영사
**등록** 1979년 5월 17일(제406-2003-036호)
**주소** 경기도 파주시 문발로 197(문발동) 우편번호 10881
**전화** 마케팅부 031)955-3100, 편집부 031)955-3250 | **팩스** 031)955-3111

값은 뒤표지에 있습니다.
ISBN 978-89-349-7969-2 13510

**독자 의견 전화** 031)955-3200
**홈페이지** www.gimmyoung.com **블로그** blog.naver.com/gybook
**페이스북** facebook.com/gybooks **이메일** bestbook@gimmyoung.com

좋은 독자가 좋은 책을 만듭니다.
김영사는 독자 여러분의 의견에 항상 귀 기울이고 있습니다.

이 도서의 국립중앙도서관 출판시도서목록(CIP)은 서지정보유통지원시스템 홈페이지(http://
seoji.nl.go.kr)와 국가자료공동목록시스템(http://www.nl.go.kr/kolisnet)에서 이용하실 수 있
습니다. (CIP제어번호: CIP2017032958)

윤태식의

# 스타
# 바디
# 워즈

윤태식 지음

김영사

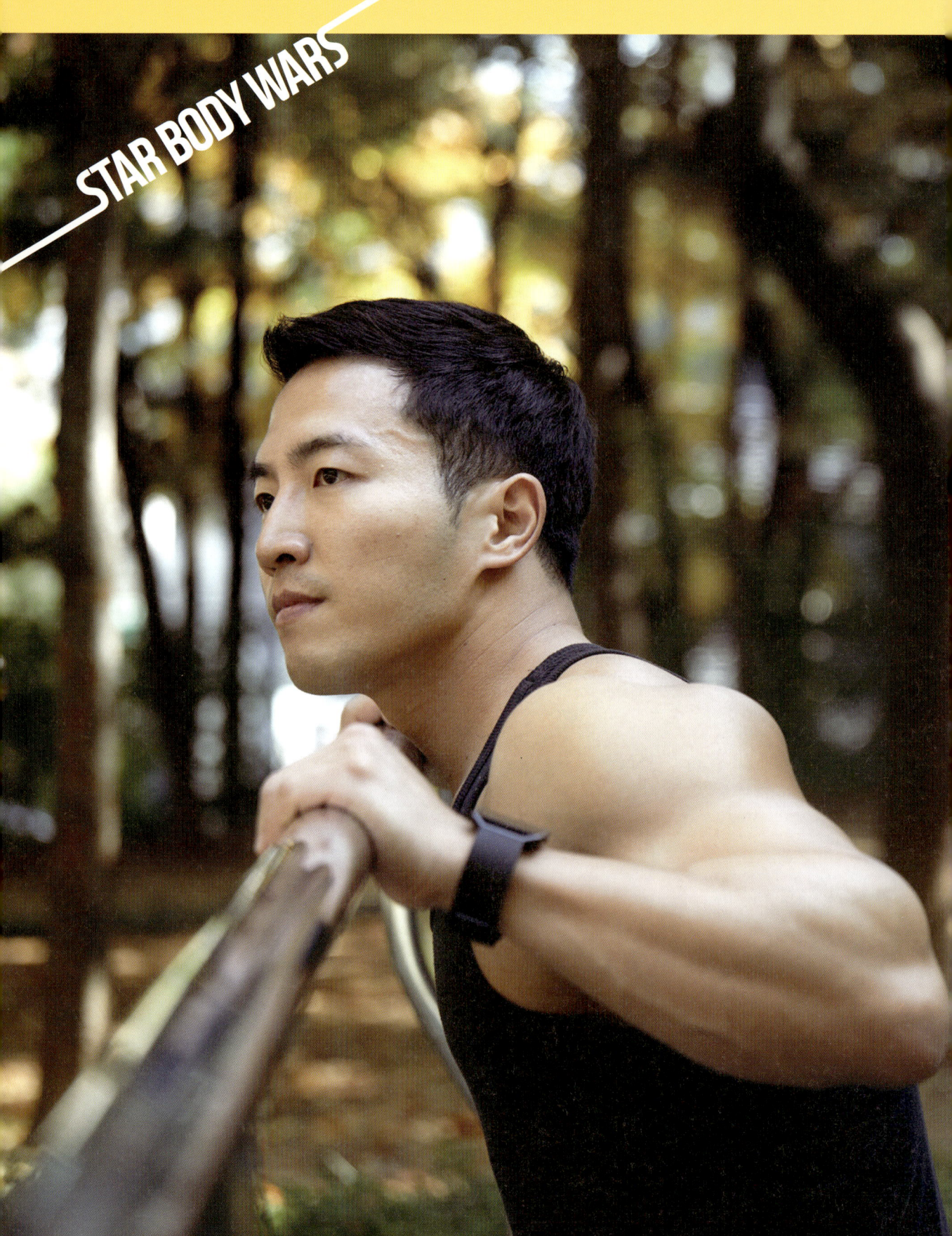

STAR BODY WARS

# 차례

# 나에게 맞는
# 안전한 운동,
# 하고 계신가요?

웰빙이란 이름으로 몸짱 열풍이 불면서 지금까지도 다양한 미디어를 통해 몸짱 만들기 프로그램이 전해지고 있다. 하지만 이러한 열풍의 부정적인 면도 있다. 건강한 웰빙 라이프를 살아가기보다는 단기간에 무리한 다이어트 방법들이 알려지면서 현대인의 건강을 해치는 주된 원인으로 작용하고 있기 때문이다.

몸을 건강하게 만들고자 하는 마음은 대부분 사람들이 갖고 있는 욕망 중 하나이다. 그런데 도대체 왜 이를 실천하기 어려운 것일까? 첫째로는 익숙한 생활습관 때문이다. 수십여 년 간 살아오면서 자연스럽게 습득한 생활 패턴을 한 번에 바꾸기란 쉽지 않은 일이다.

운동을 하겠다고 마음먹었음에도 불구하고 그 의지는 대부분 삼일천하로 끝나기 쉽다. 몸짱 열풍에 동참하기 위해서는 나에게 맞는 운동 방법을 찾아 운동에 재미를 붙이면서 운동 의지를 상실하지 않는 것이 매우 중요하다.

2년 전 진료를 마친 후 지친 몸을 이끌고 운동하러 찾아간 곳은 골든핏짐이었다.

처음 체력 측정을 하면서 느낀 점은 정말 몸 상태가 좋지 않다는 것이었다. 항상 환자들에게 운동을 가르치고, 운동의 중요성을 강조하고 있지만 정작 나 자신은 바쁜 일상을 핑계로 제대로 된 운동을 하지 못하고 있었다.

윤태식 선생님은 나의 체력 상태를 안배해가며 적절한 운동을 하도록 운동 처방을 해주고 2년간 운동 주치의가 되어주었다.

오랜 시간 트레이닝을 함께 해나가면서 윤 선생님은 근육과 관절 손상을 예방하는 적절한 운동법들을 가르쳐주었고, 나 또한 의료진의 입장에서 운동법에 대한 의료적인 견해를 제시하였다. 이렇게 효과적인 운동법들을 연구해 나가면서 서로에게 많은 도움을 주고받았다.

운동을 시작할 때는 힘들다고 생각했고, 꾸준히 하는 것은 더욱 어렵다고 느껴졌다. 하지만 그와 함께 나에게 맞는 운동을 꾸준히 해나가면서, 눈에 띄게 좋아지는 내 체력과 건강이 운동의 의지를 다시금 끌어 올려 주었다.

독자들은 이 책을 통해 적절한 운동법을 찾고, 저자가 안내하는대로 무리하지 않으면서 안전한 운동을 한다면 운동에 재미를 붙일 수 있고, 꾸준한 운동으로 멋진 몸매와 건강 두 마리 토끼를 동시에 잡을 수 있을 것이다.

운동에서 가장 중요한 것은 바로 의지다. 너무 조급하게 생각하지 말고 차근차근 꾸준히 운동하는 것이 성공 비결이다. 지속적인 운동은 자신도 모르는 사이 건강한 습관으로 자리 잡을 것이다. 이 책을 통해 마음속에 내재된 운동에 대한 열망을 다시금 지필 수 있길 바란다.

최유왕 (강북연세사랑병원 관절센터 원장)

# 들어가기 전
# 준비 자세

운동은 정말 첫 시작이 중요한 것 같습니다. 제가 가장 존경하는 아버지는 건강을 지키기 위해 자기관리를 굉장히 잘하셨어요. 어렸을 때부터 아버지는 제게 수영, 스키, 탁구, 배드민턴, 캐치볼, 축구, 골프, 태권도, 유도, 합기도 등등 정말 부지런히 절 가르치셨어요.

그래서인지 저는 자연스레 운동이 좋아졌죠. 사람들은 누구나 자신이 잘하는 것을 좋아하게 되잖아요. 예를 들면 노래를 잘하는 친구가 노래방에 가는 것을 좋아하듯, 전 학창시절 항상 체육시간을 기다렸고, 좋은 결과를 얻을 때마다 자연스럽게 성취감이라는 것을 맛보기 시작했습니다.

지금 제가 하는 웨이트 트레이닝에 빠지게 된 것은 대학교 때였습니다. 선배의 권유로 경험 삼아 나간 보디빌딩 첫 대회에서 입상을 하게 되었고, 자신감을 얻어 1등을 하고 싶다는 경쟁심이 생겨 더 열심히 운동을 해온 뒤로, 지금까지도 꾸준한 운동을 하고 있습니다.

제가 운동을 좋아했기 때문에 처음에는 운동을 싫어하는 분들을 이해하기 어려웠어요. 운동에는 참 많은 장점이 있어요. 일단 정신이 맑아집니다. 저는 지금도 아침마다 운동을 하는데 일과를 시작하기 전에 운동을 하며 하루를 계획하고, 그 에너지로 더 활기찬 하루를 만들 수 있어요. 또한 저에게 자신감을 주죠. 건강한 신체를 갖고 있다는 것을 말하지 않아도 일상생활에서 자신감이 생기거든요.

그런데 많은 분들이 운동 자체를 싫어하는 게 아니라 하기 힘들어 한다는 것을 알게 되었습니다. 운동은 하기 힘들고, 자신의 외모가 부끄럽고, 시간 내기는 힘들고, 일상은 너무 피곤해서 등등 많은 이유가 있지요.

이 책을 써보기로 마음먹은 계기는 이런 이유로 운동을 시작하지 못하는 분들에게 조금이라도 도움이 되고자 하는 마음 때문이었습니다. 건강을 지키는 일이 행복을 지키는 일이니까요. 물질적으로 풍요롭고, 여러 형태로 가진 것이 많다고 해서 행복이 찾아오지는 않아요. 제가 느낀 바로는 행복의 첫 번째 조건이 건강이기에 이 책을 보는 많은 분들에게 건강을 선물하고 싶습니다. 제가 말씀 드리는 건강은 신체적인 건강과 정신적인 건강이 공존하는 것입니다. 누가 봐도 멋진 몸을 가지고 있지만, 정신적으로 건강하지 못하다면 우리의 행복은 채워지지 않습니다. 운동을 시작하지 못한 저마다의 사연이 있고, 이유가 있지만 긍정적인 마음으로 활력 있게 운동을 하면 어느새 행복의 기운이 찾아올 것이라 믿습니다.

저는 이 직업이 천직이라고 느껴요. 스스로 하는 운동도 좋아하지만 저에게 운동을 배우는 분들에게 에너지를 나눠드려서 저 또한 행복의 기운을 받거든요. 어떤 분들은 여러 사람과 운동하니 속된 말로 기가 빨리지는 않는지 걱정하시는데, 저는 반대로 에너지는 서로 나눌수록 거품처럼 불어나는 것 같아요. 비록 책을 통해서 저의 모든 것을 보여드릴 수는 없겠지만, 많은 부분을 담으려는 노력을 했습니다. 그리고 이 책은 저 혼자만이 쓴 것이 아니라 제가 지금껏 지내오며 함께했던 가족, 친구, 동기, 선후배, 저에게 운동을 배우시는 여러 스타 분들, 함께 운동하는 회원 님들, 제 옆에서 함께 살을 맞대고 일하는 저희 선생님들과 여러 주변 분들과 같이 경험하고, 느꼈던 부분들을 적어 내려갔습니다.

많은 분들이 궁금해 하시는 스타들의 모습을 보면서 느낍니다. 저렇게 타고난 신체 조건이 좋은 사람들도 그 모습을 관리하기 위해 끊임없이 노력하는구나. 스타라고 누구나 본인의 몸에 100% 만족하진 않습니다. 타고난 조건이 좋아도 자신이 없는 부분은 분명 있거든요. 하지만 갈고 닦고 노력한 만큼 몸은 순수하게 반응하기에 더 열심히 운동을 하시고 맞춤 운동법을 찾고자 하십니다. 저에게 배우는 많은 스타들이 쉴 새 없이 바쁜 해외 공연과 드라마, 영화 촬영에도 불구하고 포기하지 않고 어떻게든 운동을 하는 것을 보면 몸이 좋아지는 경험 한 번이 굉장히 중요한 것 같아요.

저는 몸이 변하면 인생이 바뀐다고 생각합니다. 운동을 하고 몸이 좋아지면 다른 사람들이 나를 바라보는 시선부터 달라지고, 알게 모르게 듣는 타인으로부터의 칭찬들로 더 꾸준히 관리할 수 있는 동기부여를 얻게 되죠. 그런 칭찬들은 나에게 큰 재미를 주고, 한번 재미를 본 후에는 트레이너가 운동을 쉬라고 해도 더 하려 하고, 오늘은 먹으라고 해도 본인이 알아서 안 먹게 되는 기적 같은 일이 일어납니다.

사람들의 시선이 달라지는 것보다 더 중요한 것은 내 몸의 주인이 나라는 것을 깨닫게 되면서 당당해지고 삶의 자세도 멋지게 살고 싶다는 목표가 생기게 된다는 것입니다.

저는 "쌓이고 쌓인다"라는 말을 좋아합니다. 몸이 조금씩 조금씩 좋아지고, 나의 삶의 습관들도 조금씩 조금씩 좋아지면서 나를 반짝반짝 빛나게 하는 황금빛 삶으로 인도하는 것 같습니다.

몸을 만들기 위해 인내해야 할 것도 많습니다. 맛있는 음식을 포만감 느낄 때까지 먹지 못하고 술자리도 피해야 하죠. 사회생활에서 회식이나 대인관계도 매우 중요한데 하나를 얻기 위해서 어느 선까지는 분명히 포기해야 할 것은 있습니다. 하지만 곧 몸을 좋은 상태로 만들고 적응하게 되면 술도 즐길 수 있고, 맛있는 음식도 먹을 수 있어요. 그때 꼭 함께하지 못한 분들에게 연락하고 다시 자리를 하면 관계는 회복될 수 있습니다.

'시작이 반이다', 운동에 가장 통하는 말 같습니다. 약속을 지키기 위해 내가 지금 다이어트나 몸 만들기에 들어갔다는 소문을 많이 내시고 당신이 다이아몬드 원석이란 것을 기억하세요. 얼른 숨겨진 내 몸의 매력을 갈고 닦아야 할 때입니다.

자, 이제 저와 함께 운동할 준비되셨나요?

오늘부터 당신이 스타 바디로 사는 1일입니다.

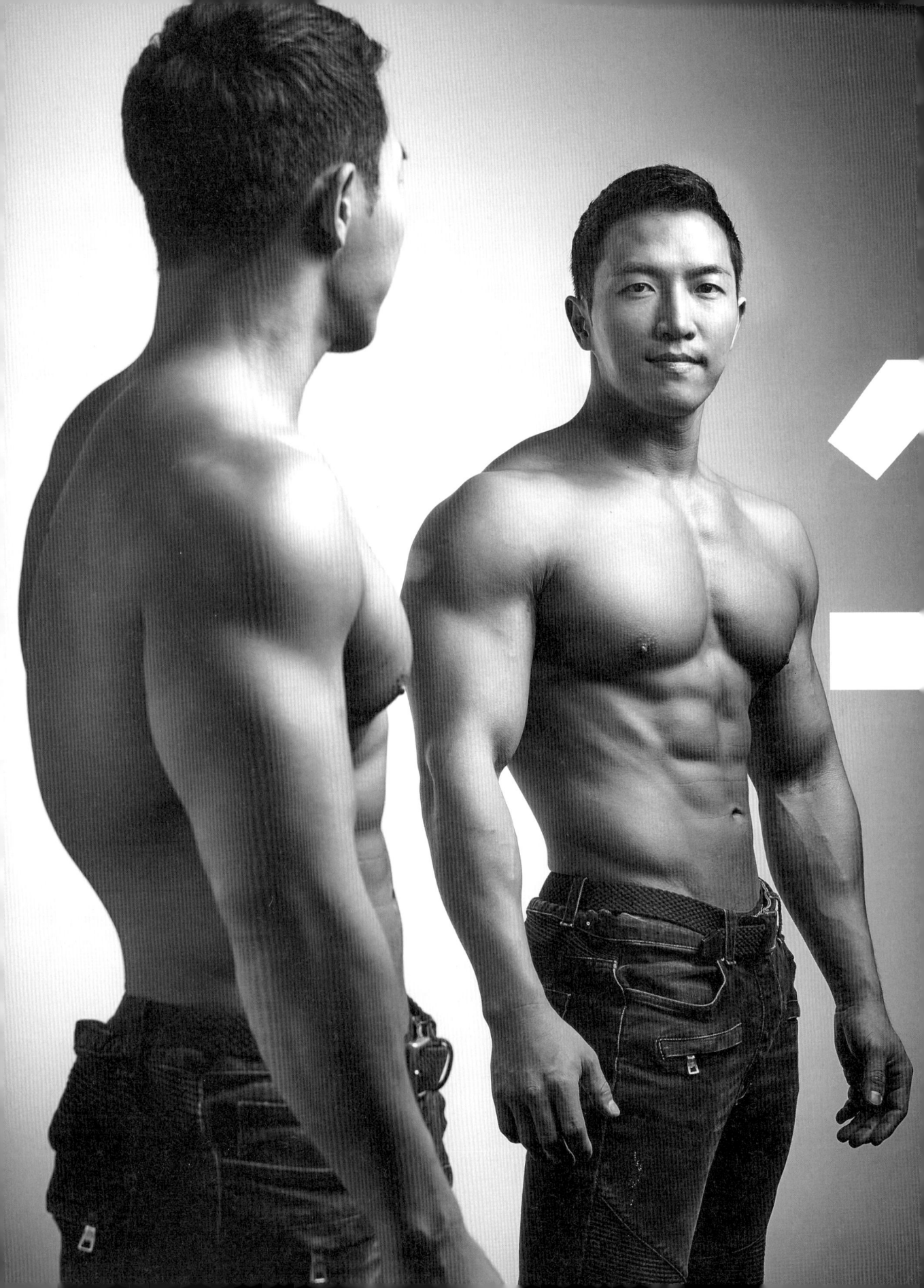

적을 알고
나를 알면
백전백승

**1**

문제 체형별 해결 방법이 다르다

STAR BODY WARS

많은 사람들이 TV나 방송을 보면서 부러워하는 것이 있다. 여성 연예인들은 아기 낳고 바로 방송 복귀해도 어쩌면 그렇게 처녀 때 몸매와 차이가 없는지, 남자 연예인들은 어떻게 세월이 흘러도 나잇살은커녕 탄탄한 근육으로 더 중후한 멋진 모습을 갖게 되는 것인지 참 신기해한다. 무언가 그들만의 비결이 있을 것 같고 어마어마하게 돈이 들어가는 특수한 시술이나 수술을 받는 것이 아닌가 생각하기도 한다. 왜냐하면 내 몸이 한국인의 보통 몸매라고 생각 하는데 팔다리 짧고 물만 마셔도 살찌고, 다이어트를 해서 살이 빠지더라도 탄력 없이 축 늘어진 살 때문에 보기 싫고, 비만은 아닌데 특정 부위만 살이 찌는 부분 비만이거나, 체중은 그대로인데 나이가 들면서 탄력 떨어져 고민하는데 스타들은 이런 고민이 없어보이기 때문이다.

그런데 내가 아는 한 스타 연예인과 당신의 차이는 조상이 달라서도 아니고 특수한 비법이 있는 것이 아니라고 분명히 말할 수 있다. 이것은 당신과 스타의 생활 차이를 보면 분명히 알 수 있다.

당신은 하루 대부분을 책상에 앉아서 책을 보거나 컴퓨터 작업을 하면서 보내진 않는가. 그런 경우 등과 목이 구부정해지고 허리가 뒤로 들어가면서 엉덩이가 앞으로 튀어나오는 잘못된 자세를 가지게 되는 경우가 많다.

'구부정하다'라고 표현되는 이러한 자세는 복식 호흡을 방해해 유산소 대사 능력을 떨어뜨리고 호흡 시 목과 어깨 긴장도를 높여 피로가 쉽게 생긴다. 또한 구부정한 자세는 소화장애를 일으킬수 있다.

어디 그것 뿐이랴. 식습관도 마찬가지다. 영양소는 전혀 고려하지 않는 인스턴트나 패스트푸드를 먹거나, 스트레스를 받는다고 폭식을 하고, 아침과 점심은 건너뛰고 결국 잠 못 든 채 이불을 박차고 나와 라면 2개를 끓여 먹진 않는가.

우리들의 스타는 그냥 빛나는 것이 아니다. 타고난 체형이 아름답기도 하

기도 하지만 정말 스스로 절제하고, 노력하고, 일반인들이 생각하지 못할 만큼 몸매를 유지하고 가꾸기 위해 피땀 흘린다. 몸매는 의술에 의존해서 쉽게 만들어낼 수 있는 문제가 아니다. 아름답고 건강한 몸을 갖기 위해선 단순하게 체중 감량을 목적으로 하는 것이 아니라 건강과 함께 올바른 체형을 되찾는 데 목표를 가져야 한다.

뒤에 6가지 문제 체형을 나눠 보았다. 그중 당신은 어떤 체형을 갖고 있는지 체크해보자. 그러나 실망하지 않아도 된다. 문제가 있다는 것은 해결 방법도 있다는 것이다. 당신이 그 문제를 정확히 알고 해결할 의지만 있다면 당신도 스타 못지않게 빛나는 아름다운 몸을 가질 수 있다. 자신감과 의지의 문제다!

# 1 복부만 볼록한 올챙이형 체형
# 중심성 비만

체중은 정상이지만 배만 볼록 나와 있는 사람이 있다. 팔다리가 가늘고 배만 나왔다 하여 일명 ET형이라고도 부른다. 그 원인으로는 술을 좋아하는 애주가이거나, 한 번에 많은 양을 먹는 폭식에서 찾을 수 있다. 문제 해결법은 간단하다. 그 두 가지 요인 중 하나라도 줄여 보는 것이다. 둘 다 아니라면 건강상 이유에서 찾아볼 수 있는데 당뇨병이나 탄수화물 증후군으로 중성지방이 높을 수도 있다. 한 끼에 먹는 양을 줄이고, 조금씩 나누어서 자주 먹는 것을 추천한다. 약 3~4시간 정도에 한 번씩 식사를 하도록 하고, 배가 고프지 않아도 시간에 맞추어 먹도록 하고, 배가 고파도 참을 수 있어야 한다.

배에만 살이 쪘다고 윗몸 일으키기를 백날 해봐야 큰 도움을 받지는 못한다.

전신 근력 운동과 근력 운동 이후에 유산소 운동을 이어서 하는 것을 추천한다. 근력 운동을 통해서 근육량이 증가하면 기초대사량이 증가하고, 가만히 있어도 근육이 칼로리를 써주기 때문에 적금을 들어놓는다는 생각으로 근력 운동을 꾸준히 해야 한다.

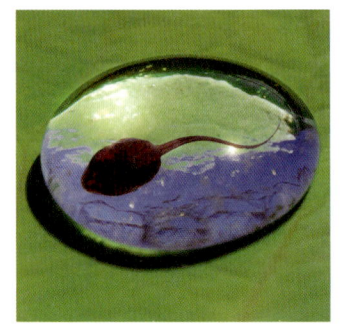

유산소 운동은 일반적인 근력 운동보다 칼로리를 더 많이 소비시켜준다. 요요현상을 막기 위해서는 근력 운동과 유산소 운동을 항상 함께 해주는 것이 좋다.

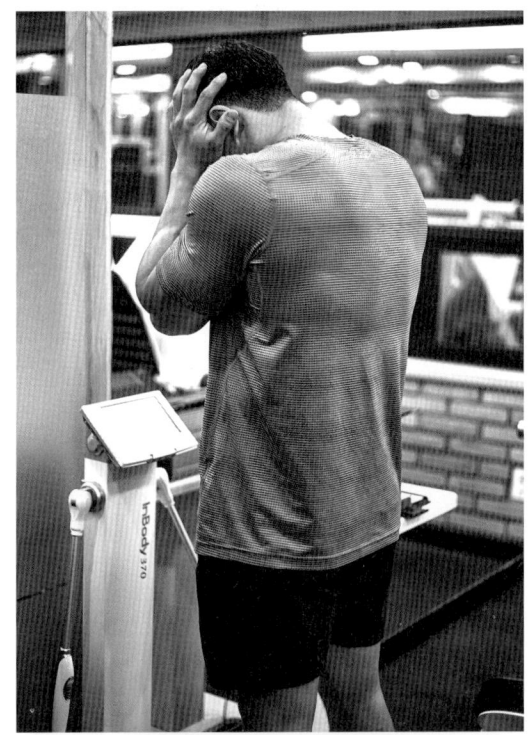

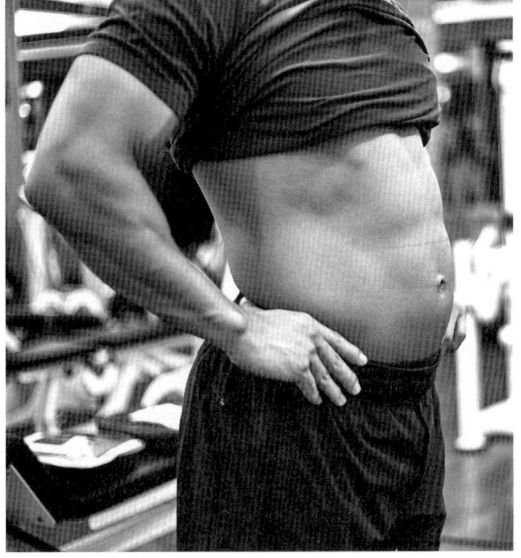

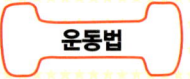 **운동법**

# 메디신 볼 사이드 찹
**Medicine Ball Side Chop**

**1** 다리를 살짝 굽히고, 메디신 볼을 오른쪽 아래에 위치시킨다.

**2** 오른쪽 발 뒤꿈치를 떼면서 무릎을 펴주고, 동시에 왼쪽 위로 메디신 볼을 올려준다.

**3** 다리를 굽히고, 메디신 볼을 왼쪽 아래로 보내준다.

**4** 그대로 왼쪽 발 뒤꿈치를 떼면서 무릎을 펴주고, 메디신 볼은 오른쪽 위로 올려준다.

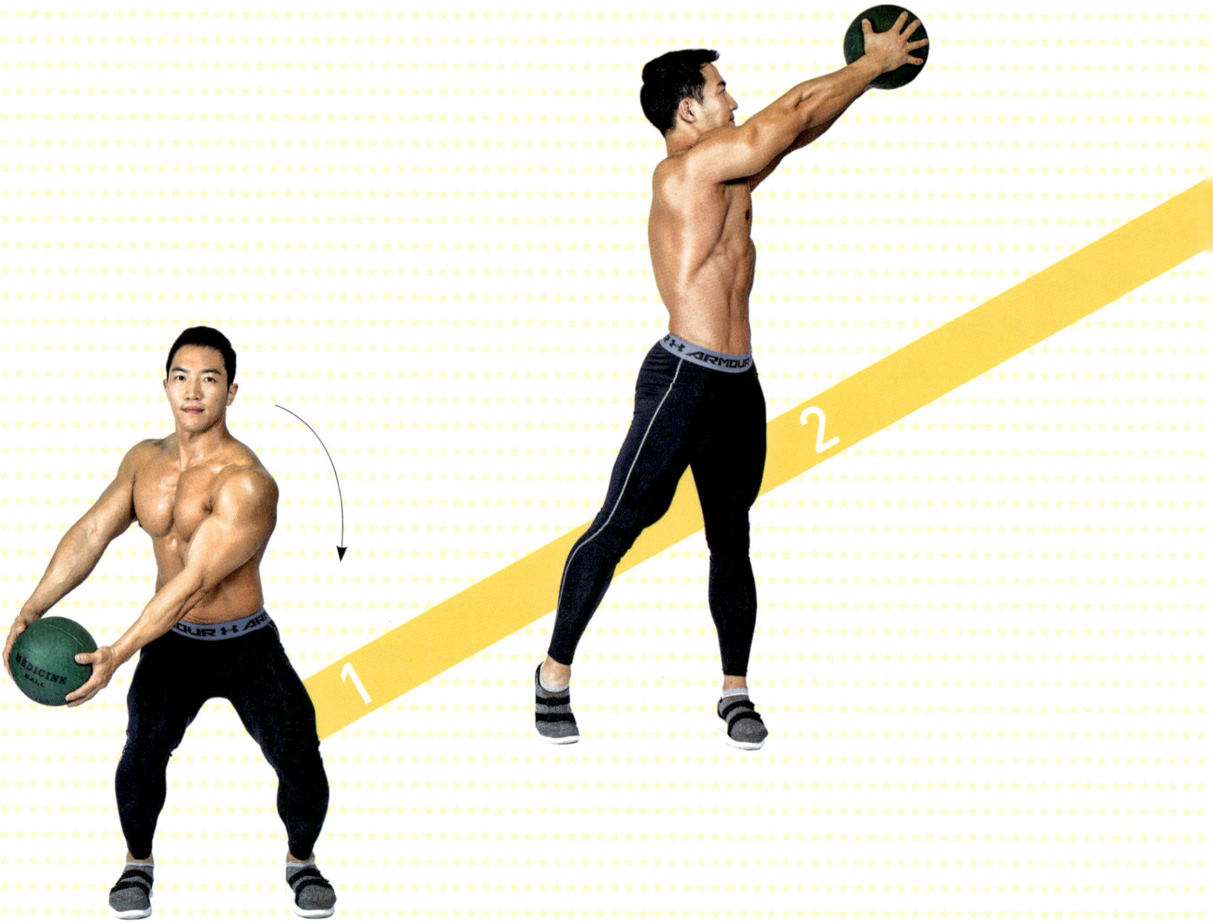

STAR BODY WARS

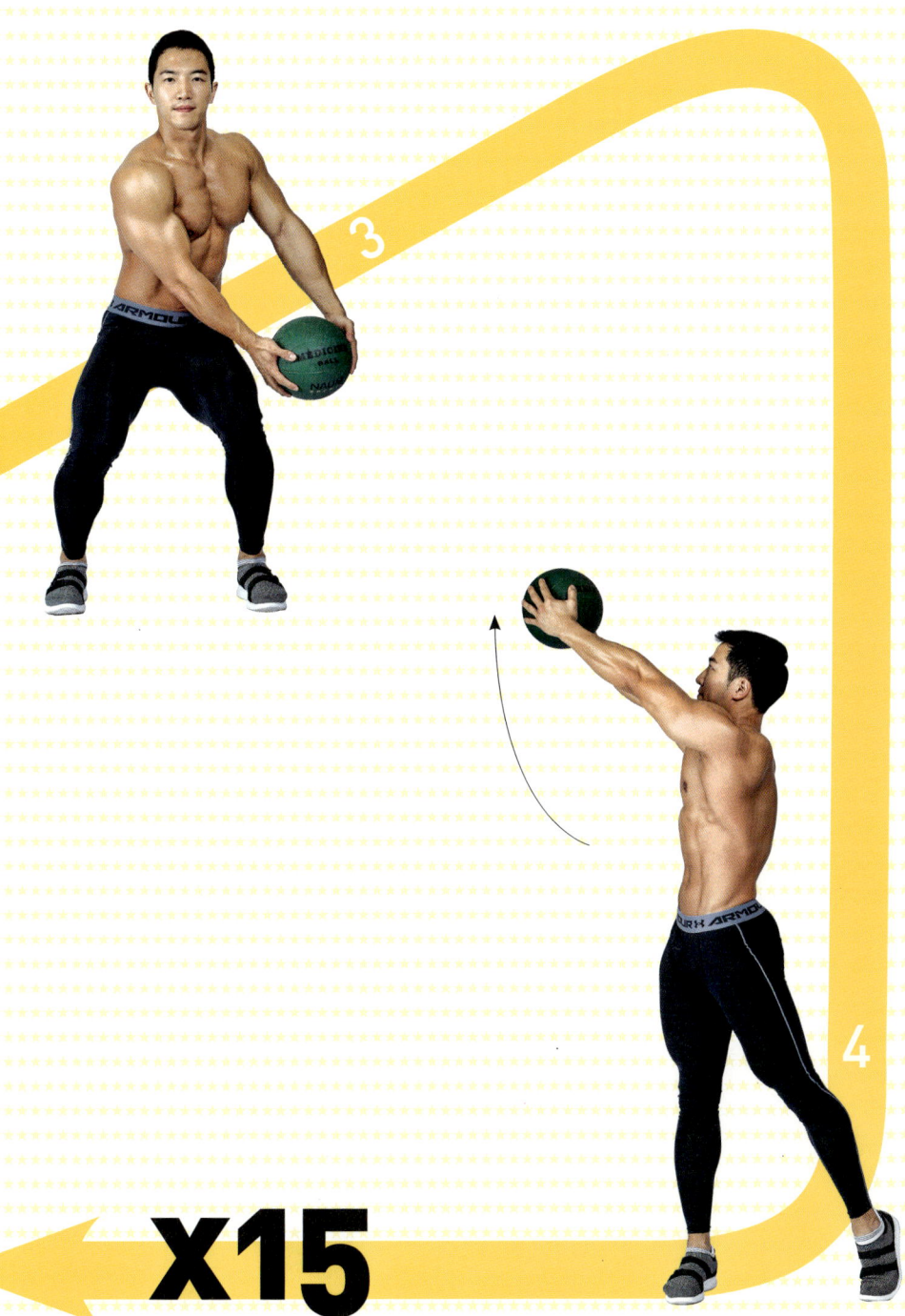

3

4

# X15
**한방향씩** 15개 **×3세트** ★ **세트간 휴식** 30~45초

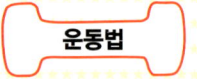 

# 엘보우 투 니 크런치

**Elbow To Knee Crunch**

1 하늘을 보고 누워서 오른쪽 다리를 굽히고, 오른손을 머리 뒤에 위치시키고 왼손은 바닥을 짚은 상태에서 준비한다.

2 왼쪽 다리를 굽혀 들어 올리면서 오른쪽 팔꿈치와 만나도록 한다.

3, 4 반대쪽도 동일하게 진행한다.

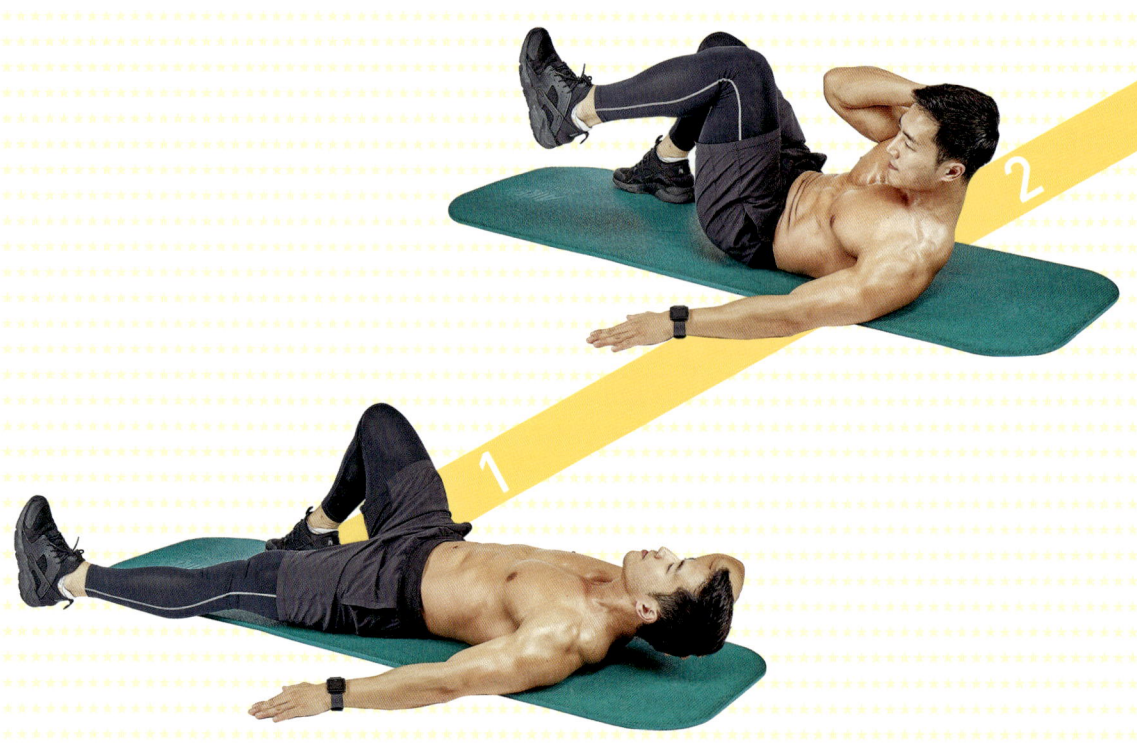

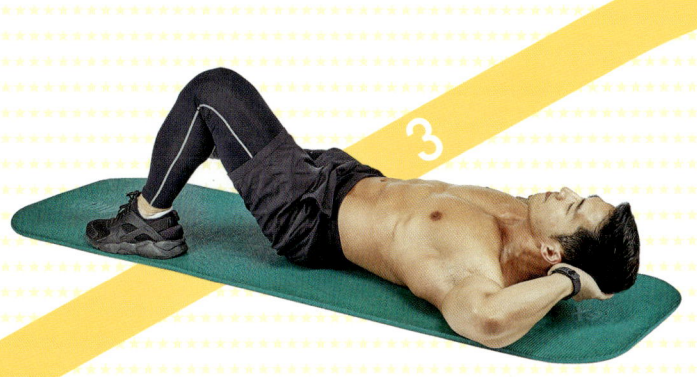

3

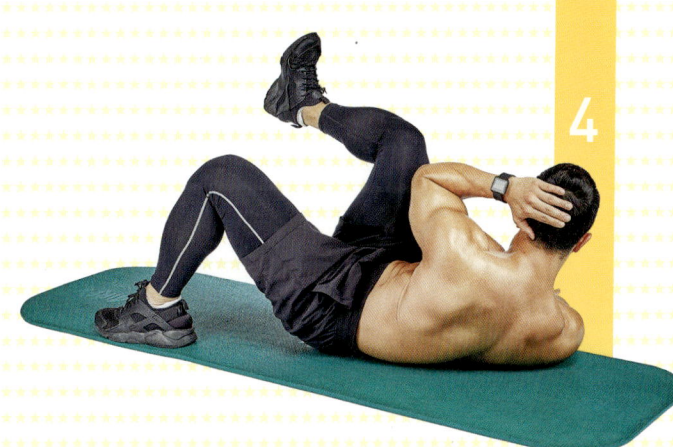

4

# X15

한쪽발당 15개 × 3세트 ★ 세트간 휴식 30~45초

# 2 팔다리 복부
## 모두 눈사람처럼 둥근체형
# 비대성 비만

복부뿐만 아니라 팔다리 모두 지방이 많이 분포되어 있는 눈사람과 같은 느낌의 체형을 일컫는다. 이러한 체형은 유전적인 요인도 많은 부분을 차지하지만 또 다른 원인으로는 불규칙한 식습관 중 올챙이형 체형의 원인과 비슷한 폭식, 그리고 시도 때도 없이 여러 가지 음식을 가리지 않고 많이 먹는 것에서 찾을 수 있다. 많이 먹는 음식들 중에는 고탄수화물(빵, 떡, 면, 흰쌀밥 등), 탄산음료, 단 음식, 튀긴 음식, 술, 안주, 주스 등 자극적이고 맛이 있을 수밖에 없는 것들이 대부분일 것이다.

본인이 많이 먹는다고 생각하지 않을 수도 있다. 하지만 이런 말이 있다.

'물만 먹어도 살이 찐다면 가슴에 손을 얹고 곰곰이 생각해 보아야 한다. 내가 과연 무엇을 물처럼 마셨는가' 실제로 어떤 연구 결과에 따르면 다이어트 일기장에 본인이 먹은 음식과 양 그리고 칼로리를 적는 것이 있었는데, 본인 기억의 섭취 칼로리와 실제 섭취 칼로리는 하루에 약 600~700kcal가 차이가 있었다. 실제 섭취한 칼로리는 내가 생각한 것보다 많다는 것을 잊지 말자.

나를 찾는 분들 중에는 간혹 살이 안 빠진다고 우울해 하시는 분들이 있다. 그때 무엇을 드셨는지 여쭤보면 당신이 본인의 식사 내용을 술술 읊어주신다. 닭 가슴살 한 쪽, 삶은 계란 1개, 고구마 반개, 커피한잔, 이상 끝.

정말 그렇게만 드셨다면 살이 분명히 빠졌을 텐데. 아니 놀랄 만큼 대단

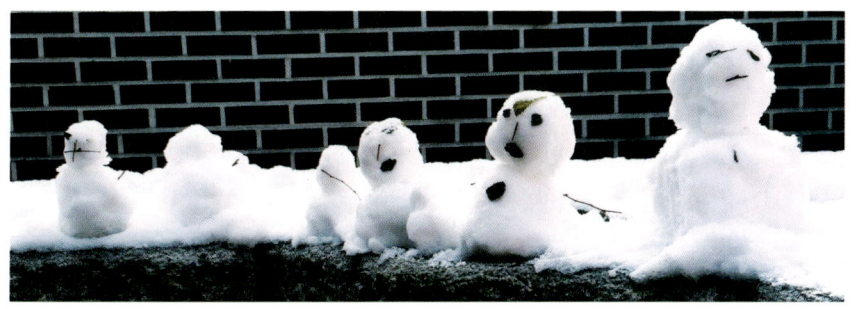

한 효과가 있어야 하는데, 오히려 체중은 늘었다. 나는 다시 질문드린다.

"혹시 과일은 안 드셨나요?"

"어머~ 어떻게 아셨어요? 과일도 살이 찌나요? 과일은 비타민이잖아요."

"과일은 흡수가 빠른 탄수화물입니다"라고 말씀드리면 적잖이 놀라시고 실망하신다.

분명히 짚고 넘어가야 할 것은 과일이 안 좋다는 이야기가 아니다. 적당히 섭취하면 약이 될 수도 있지만, 다이어트를 한다고 밥은 안 먹고 과일로 배 채우듯 많이 먹는다면 살이 찔 수 있다는 것이다. 만약 배가 고프고 도저히 참기 어렵다면 과일 양을 줄이고 대신 토마토·오이 등의 야채를 먹는 것이 좋다.

살을 찌게 하는 여러 가지의 원인이 무엇인지 나열해본다.

**술, 폭식, 탄수화물 위주의 식사, 취침 직전 식사, 탄산음료 중독, 물 대신 주스 마시기, 초콜릿이나 단당류의 군것질, 운동 부족**

등등의 살을 찌게 만드는 문제들 중 가장 심각한 항목의 1순위, 2순위 항목을 제거해본다. 그것을 해결하고 그 다음 3, 4번의 순으로 제거해 나가면 나도 모르는 사이 건강한 생활습관을 갖게 될 것이다.

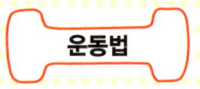 

# 버피 테스트
**Burpee Test**

1 허리를 곧게 펴고 선다.

2 상체를 숙이고 바닥(또는 스텝박스)에 양손을 짚는다.

3 양쪽 다리를 점프하듯 뒤로 쭉 뻗어서 어깨와 발끝이 일직선이 되도록 한다.

4 다시 한 번에 다리를 앞으로 점프하여 당긴다.

처음 자세로 돌아오고 이 동작을 반복한다.

STAR BODY WARS

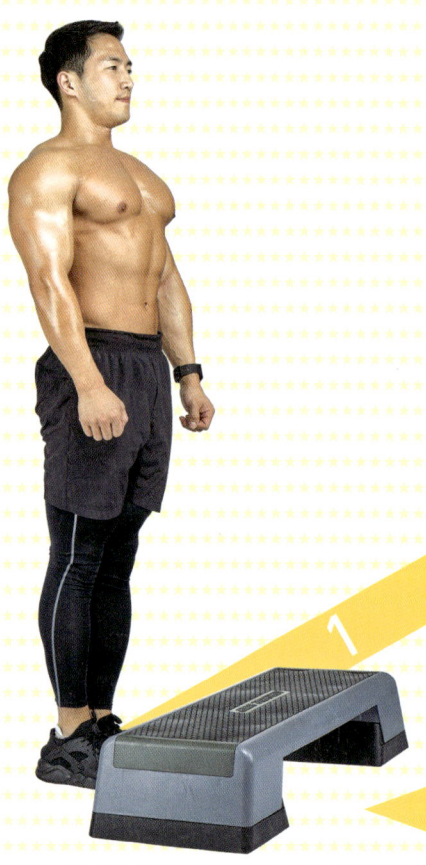

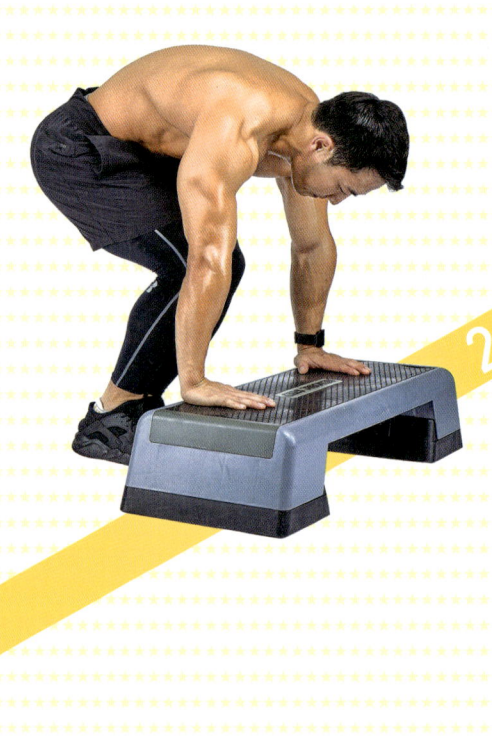

# X15

15개 × 3세트 ★ 세트간 휴식 45~60초

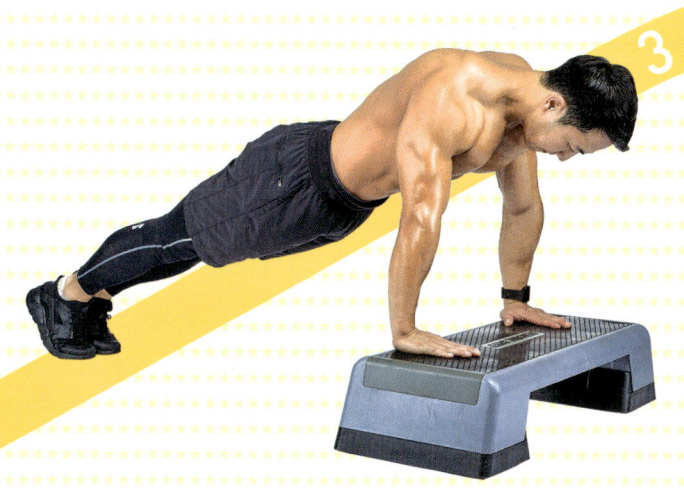

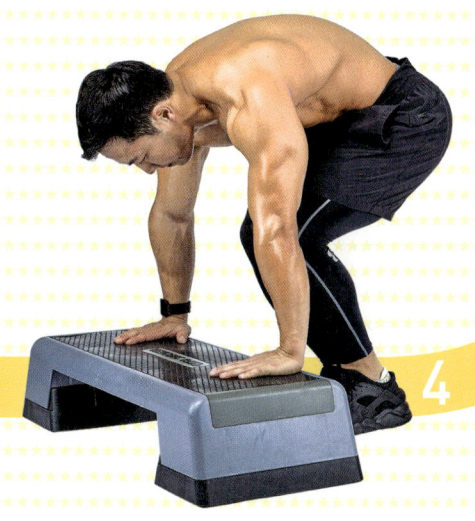

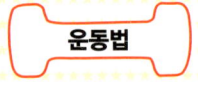 **운동법**

# 에어보드 스쿼트
**Airboard Squat**

**1** 에어보드 위에서 다리를 어깨너비보다 조금 넓게 벌리고, 발끝을 약간 바깥쪽으로
향하도록 한다. 이때 시선은 정면을 향하고, 복근에 힘을 주어 허리를 고정한다.

**2** 무릎이 과하게 앞으로 나오지 않게 주의하면서 앉는다. 이때 허벅지가 바닥과
수평을 이룰 때까지 앉는다.

**3** 발뒤꿈치로 바닥을 밀면서 일어나 처음 자세로 돌아온다.

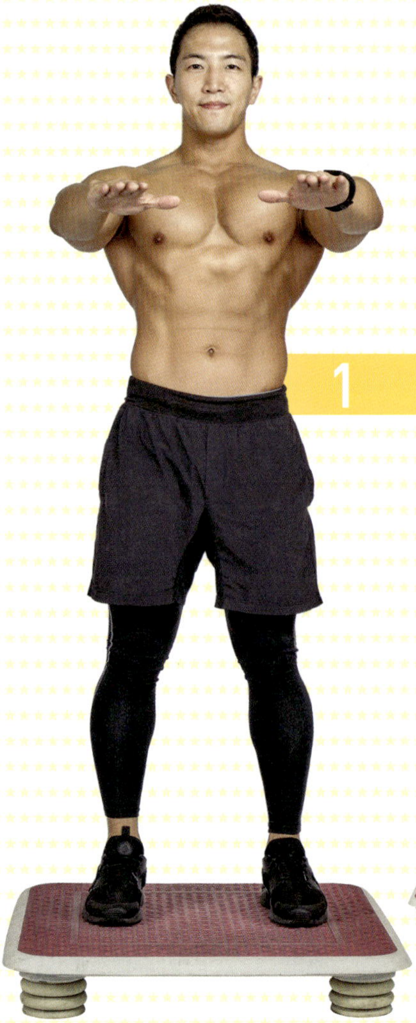

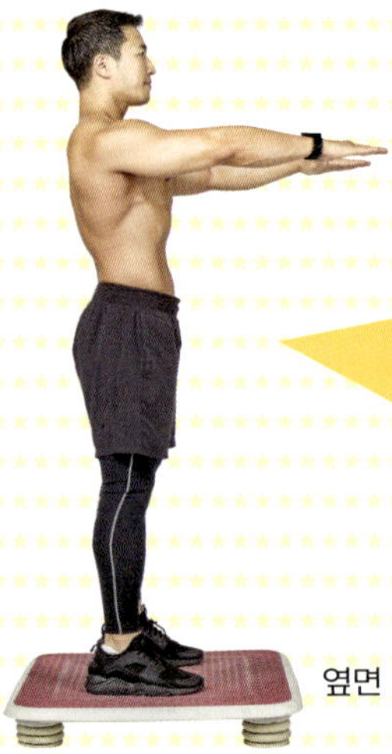

STAR BODY WARS

1

옆면

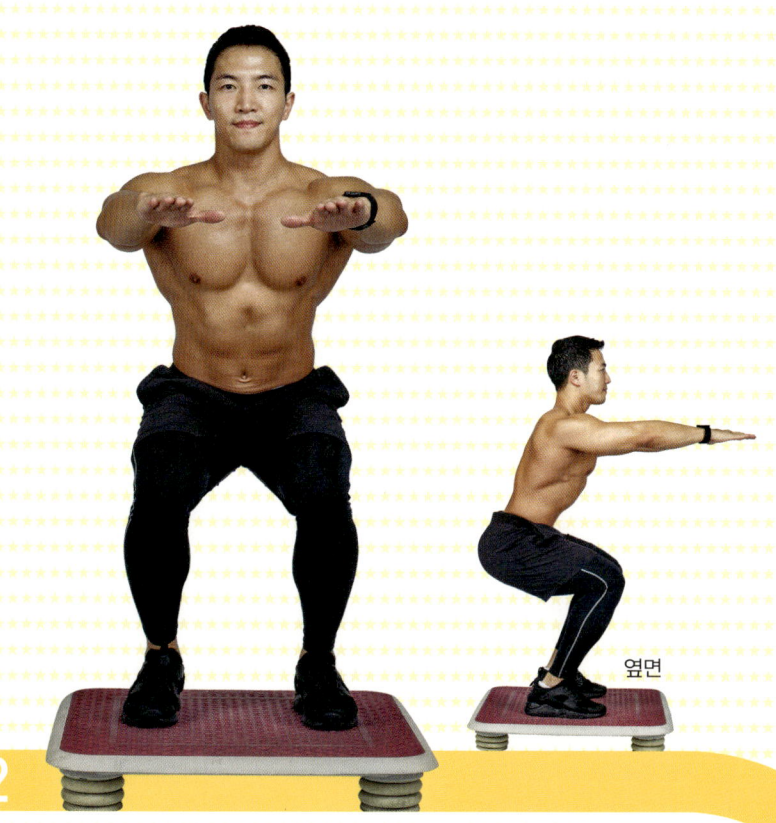

2

옆면

# X15

15개 x 3세트 ★ 세트간 휴식 30~45초

# 3 선천적이거나 생활습관으로 생긴 짝짝이 체형

여러 가지 체형이 있지만 가장 고치기 힘들고, 오랜 시간과 노력이 요구되는 체형이 바로 짝짝이 체형이다. 물론 얼마만큼의 불균형이 찾아왔는지에 따라 교정할 수 있는 시간이 달라지겠지만, 평상시의 생활습관, 자세, 보행 패턴, 세밀한 운동 등의 적극적인 노력이 필요하다.

불균형에는 크게 좌우 불균형과 상하 불균형으로 나눌 수 있다. 원인으로는 선천적인 요인 그리고 직업군이나 평소 생활습관에 따른 환경적인 요인이 있다.

나는 왼손, 왼발잡이로 선천적으로 왼쪽을 잘 사용하게 태어났다. 어렸을 때 아버지가 나와 운동장에서 공놀이를 할 때 발견하셨단다. 아버지께서 공을 오른쪽 발로 차라고 굴려주시면 나는 곧바로 왼발로 옮겨놓고 차고, 오른손으로 공을 쥐어주면 왼손으로 던졌다고 한다.

어머니께서 숟가락을 오른손에 쥐어주시면 왼손으로 먹고, 오른손에 연필을 쥐어주시면 왼손으로 바꿔서 썼단다. 글씨를 쓸 때는 혼나면서 배워서 지금은 오른쪽으로 쓰지만, 밥 먹을 땐 못 본 척 눈감아 주셔서 아직도 왼손으로 먹는다. 야구를 하면 좌타석에 서고, 골프는 처음 배울 때 좌타석이 없어서 우측으로 친다.

선천적인 요인이 있었지만 환경적인 요인으로 좌우 밸런스가 적절히 맞았던 것 같다.

실제 스포츠 스타 중 테니스 선수나 야구 투수 중에는 좌우 불균형인 분들이 많이 있다.

직업군에 따라서도 불균형이 많이 나타난다. 실제로 뵌 분 중에 의사 선생님이 있는데 항상 진료를 보는 방향으로 오랜 시간 계셔서 목과 어깨, 허리 통증을 유발했고, 실제의 체형도 약간의 좌우 불균형이 있으시다. 또한 한쪽 방향으로 가방을 많이 메고 다니시는 분, 항상 다리를 꼬고 앉아 계시는 분, 한쪽으로 기대어 앉아서 운전하시는 분 등 환경적인 요인도 불균형에 큰 작용을 한다.

해결 방안으로는 병원 치료, 그와 함께 재활 운동 등이 있다. 하지만 평상시의 생활습관과 자세가 가장 중요하다. 아무리 좋은 의사 선생님과, 트레이너에게 치료와 치료적 운동을 한다고 해도 평상시에 불안전한 자세를 한다면 악순환은 계속될 것이다. 본인이 짝짝이 체형이라고 해서 낙심할 필요가 없다. 꼭 고치겠다는 마음으로 노력한다면 대부분 개선이 가능하다.

# 4 상체는 마르고 하체만 찌는
# 서양배형 체형

이 체형은 하체비만형 체형이라고도 하는데, 대체로 여성에게서 많이 나타난다. 상체는 말랐는데 하체만 비대해진 체형이고, 살이 쪄도 상체보다는 하체가 먼저 찐다. 원인으로는 선천적인 원인과 후천적인 원인이 있다. 두 요인을 다 갖추었다고 해도 개선이 가능하다.

체형은 부모님의 영향을 많이 받는다. 실제로 목욕탕에 가보면 아버지와 아들의 체형이 비슷한 것을 볼 수 있다. 한번은 목욕탕에서 다른 장소에 있던 아버지와 아들을 체형만 보고 둘이 부자관계라는 것을 맞춘 적도 있다. 그만큼 체형은 유전적인 요인이 많다.

나는 어렸을 적 키가 더 크고 싶어서 아버지께 한탄을 한 적이 있다.

"아빠! 아빠 때문에 내가 키가 많이 못 컸잖아요~!"

아버지께서 내게 들려주신 대답은 "나도 피해자다 이놈아!"였다. 할 말이 없었다.

2세를 걱정한다면 지금의 나의 모습을 바꿔보는 것은 어떨까? 나의 마인드와 생활습관, 자세 등 셋업이 바뀐다면 좋은 유전자를 후세에 물려줄 수 있을 것이다.

후천적인 요인으로는 하지의 순환이 원활하지 않거나, 하체의 활동량이 부족한 오랜 좌식생활에서도 찾을 수 있다.

해결 방안으로는 고관절, 내전근, 햄스트링, 종아리, 발바닥 등 전체적인 하지의 스트레칭과 마사지, 반신욕이나 족욕과 같은 순환을 돕는 요법들이 있다. 스트레칭은 짧게 끝내지 않고, 스트레칭만으로도 땀이 날 정도로 적극적인 마음으로 진행한다.

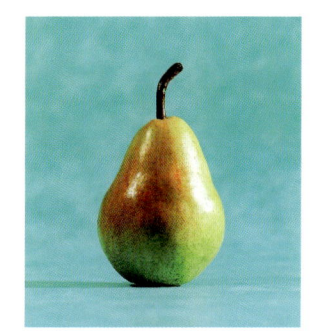

실제 내가 지도하는 하체비만형 체형의 분이 계셨는데, 그분은 하체 운동을 조금만 해도 발목부터 부종이 심각했다. 그전의 운동 습관도 하체에 콤플렉스 때문에 하체 운동을 많이 하셨다고 한다. 하지만 이런 경우는 웨이트 트레이닝의 강도를 높이기보단 신장성수축 (근육이 힘을 준 상태에서 늘어나는 시점)에 초점을 둔 중저강도의 운동과 능동적 스트레칭(스스로 적극적으로 진행하는), 그리고 오랜 시간 지속하는 정적 스트레칭을 진행하고, 유산소 운동은 자전거나 뛰기보다는 평지에서 빠르게 걷기를 진행했다. 운동 후, 또는 하이힐을 오래 신은 날에는 집에서 종아리와 아킬레스건 스트레칭을 10분 이상 진행했고, 족욕 또는 반신욕을 꼭 하시길 권했다. 그 결과 하지의 둘레도 현저히 줄었고, 자주 붓는 현상도 막을 수 있었다.

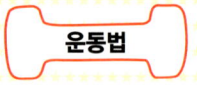 

# 내전근 스트레칭
**Addutor Stretching**

1  다리를 어깨너비보다 넓게 벌리고 가볍게 앉는다. 두 손은 무릎에 올린다.

2  왼쪽 어깨를 골반이 당기는 느낌이 들 정도로 몸의 안쪽으로 넣는다.

3  반대쪽도 동일하게 진행한다.

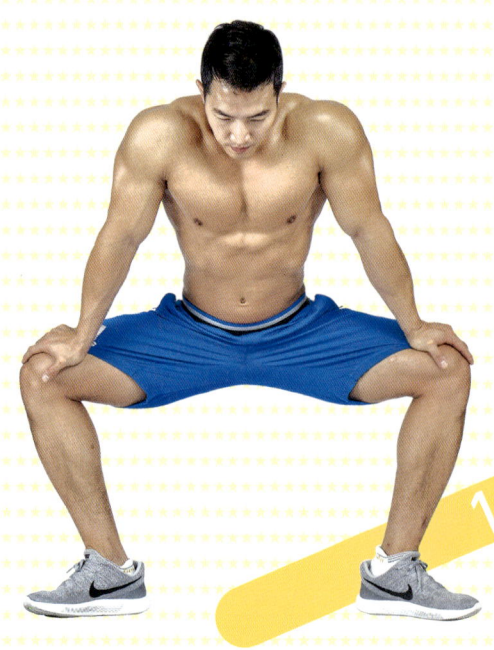

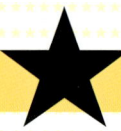

한방향당 15초 유지

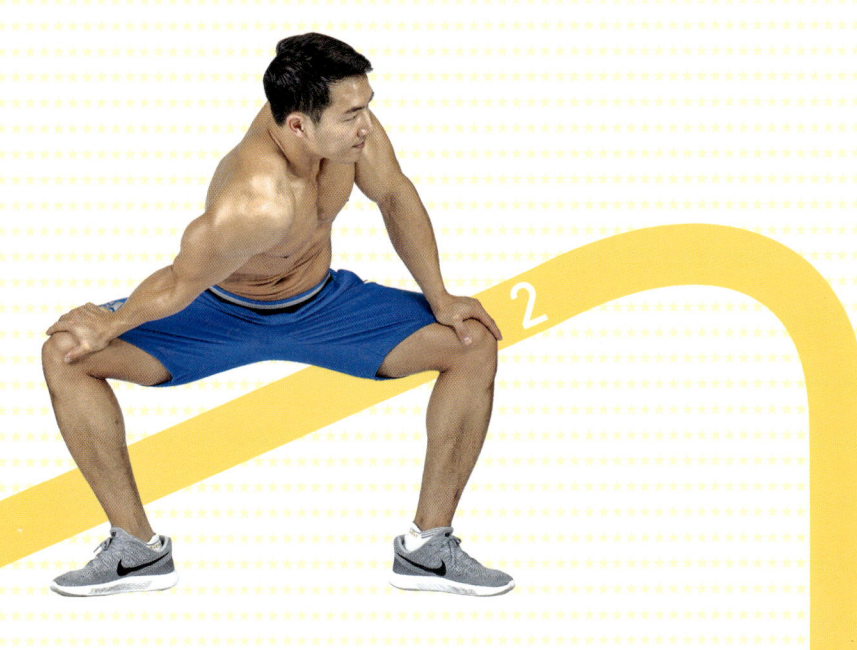

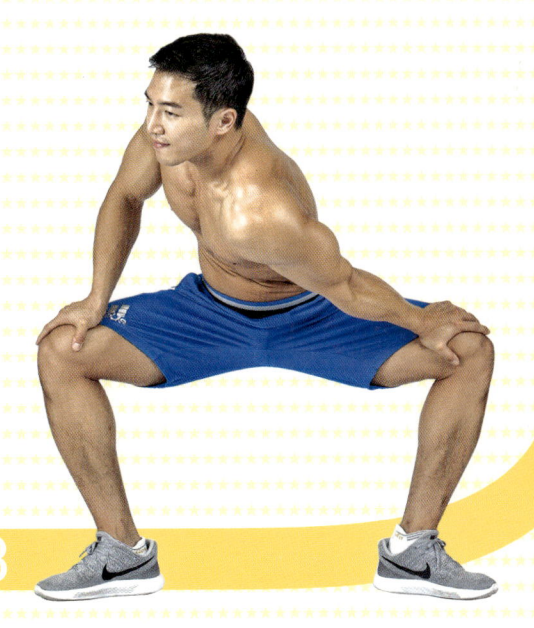

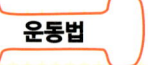 **운동법**

# 뒤쪽 다리 스트레칭
**Hamstring Stretching**

**1** 오른발을 앞으로 보내 다리를 꼬아준다.

**2** 양손을 깍지 끼고 손바닥이 바닥에 닿게 내려간다.

   이때 무릎이 구부러지지 않게 주의한다.

**3** 반대쪽도 동일하게 진행한다.

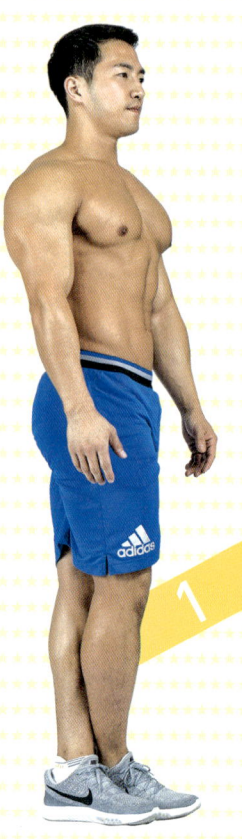

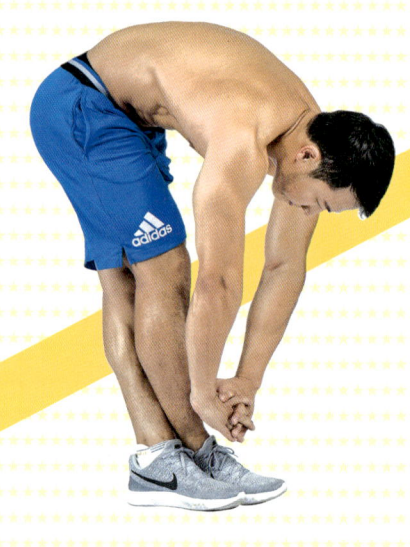

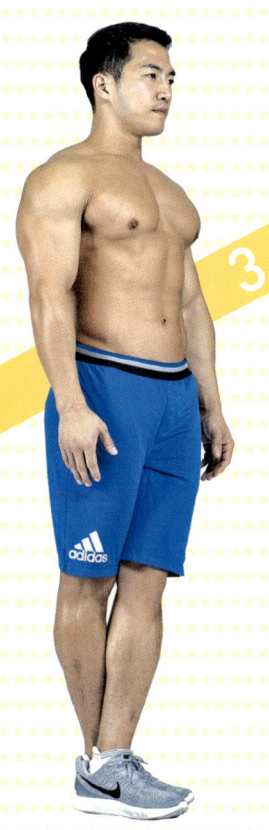

3

4

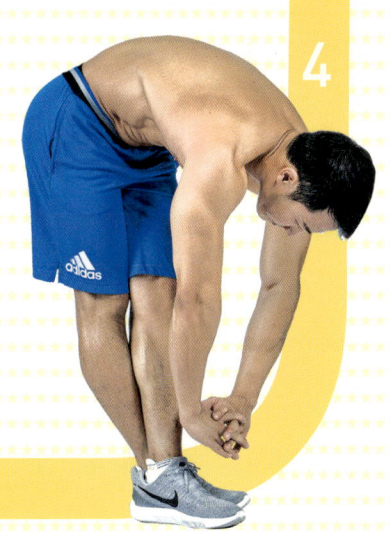

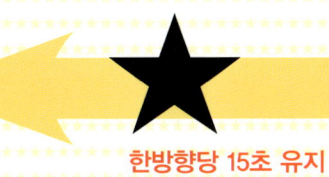

★ 한방향당 15초 유지

35

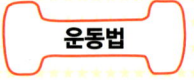 

# 복부와 허벅지 앞쪽 스트레칭
**Abdominal & Quadriceps Stretching**

1  오른쪽 다리를 뒤로 보내고, 왼쪽 다리의 무릎을 굽혀 허벅지가 지면과 수평이
   되도록 만들어준다. 양손을 깍지 껴서 손바닥을 위로 향하게 들어준다.
   머리를 살짝 뒤로 젖혀서 스트레칭한다.

2  반대쪽도 동일하게 진행한다.

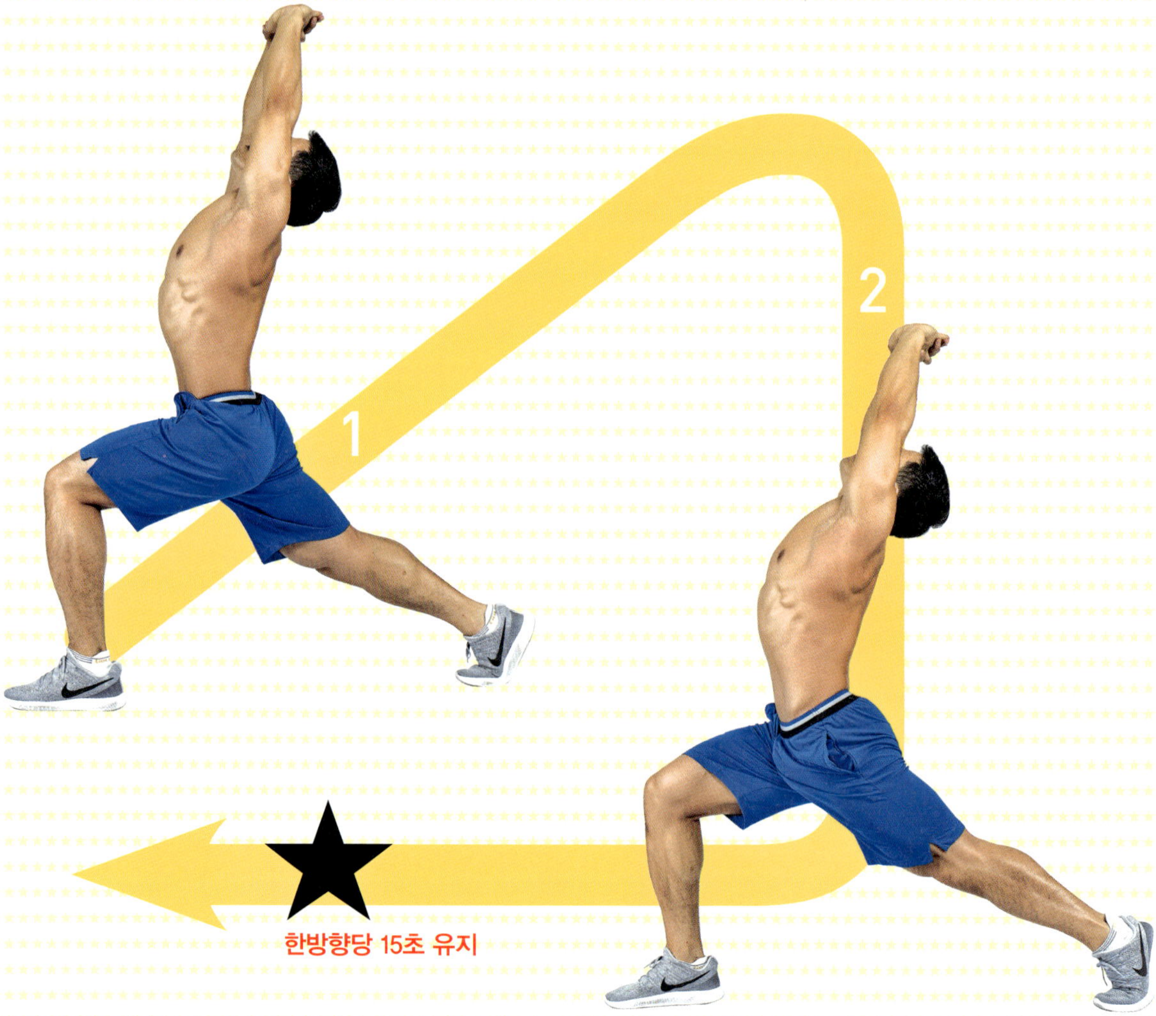

★ 한방향당 15초 유지

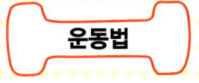 **운동법**

# 가슴·복부·허벅지 앞쪽
# 복합 스트레칭
Chest & Adbominal & Quadriceps Stretching

1 바르게 선 상태에서 오른쪽 다리를 뒤로 보내주고, 앞쪽에 있는 왼쪽 다리를 구부려서 수직으로 만들어준다. 양팔을 양쪽으로 쭉 뻗은 상태에서 몸을 앞으로 숙이면서 오른쪽으로 몸통을 틀어준다.

2 반대쪽도 동일하게 진행한다.

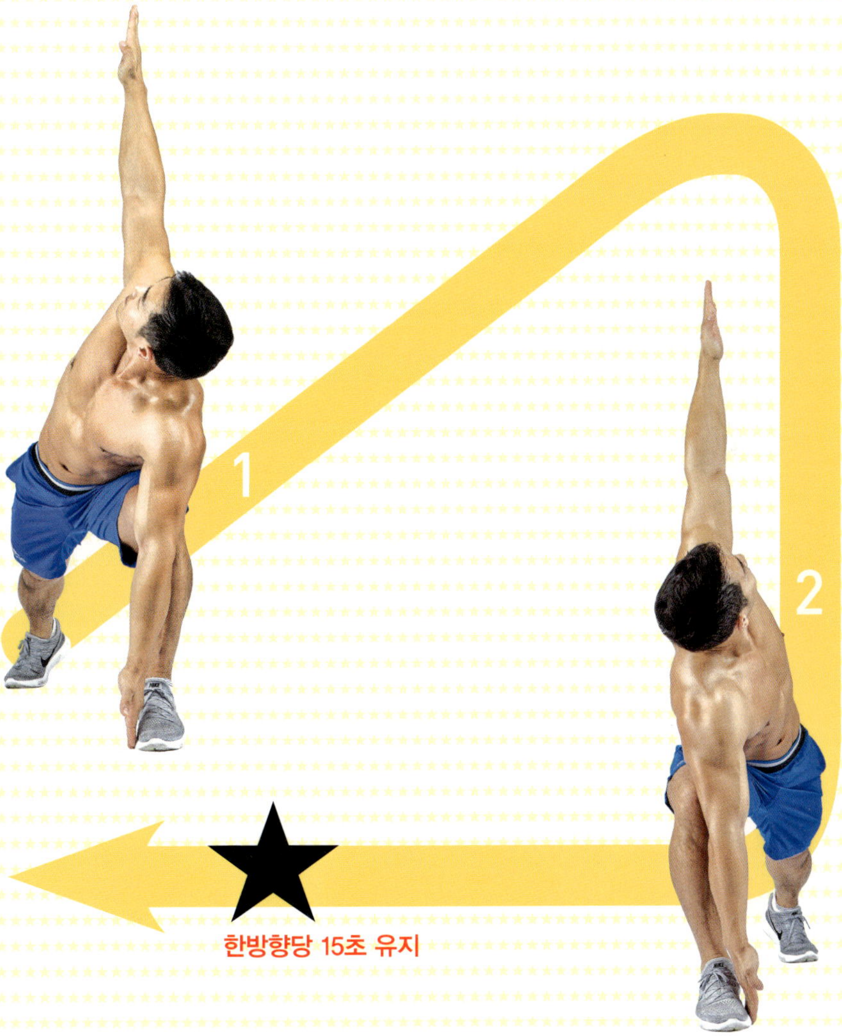

**1**

**2**

★ 한방향당 15초 유지

스탠딩 바디

─37

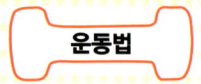

# 운동법 허벅지 앞쪽 스트레칭

**Quadriceps Stretching**

1 바르게 선 상태에서 한쪽 발을 뒤로 구부려서 같은 쪽 손으로 잡아준다. 반대쪽 손은 옆으로 뻗어 균형을 잡는다.

2 반대쪽도 동일하게 진행한다.

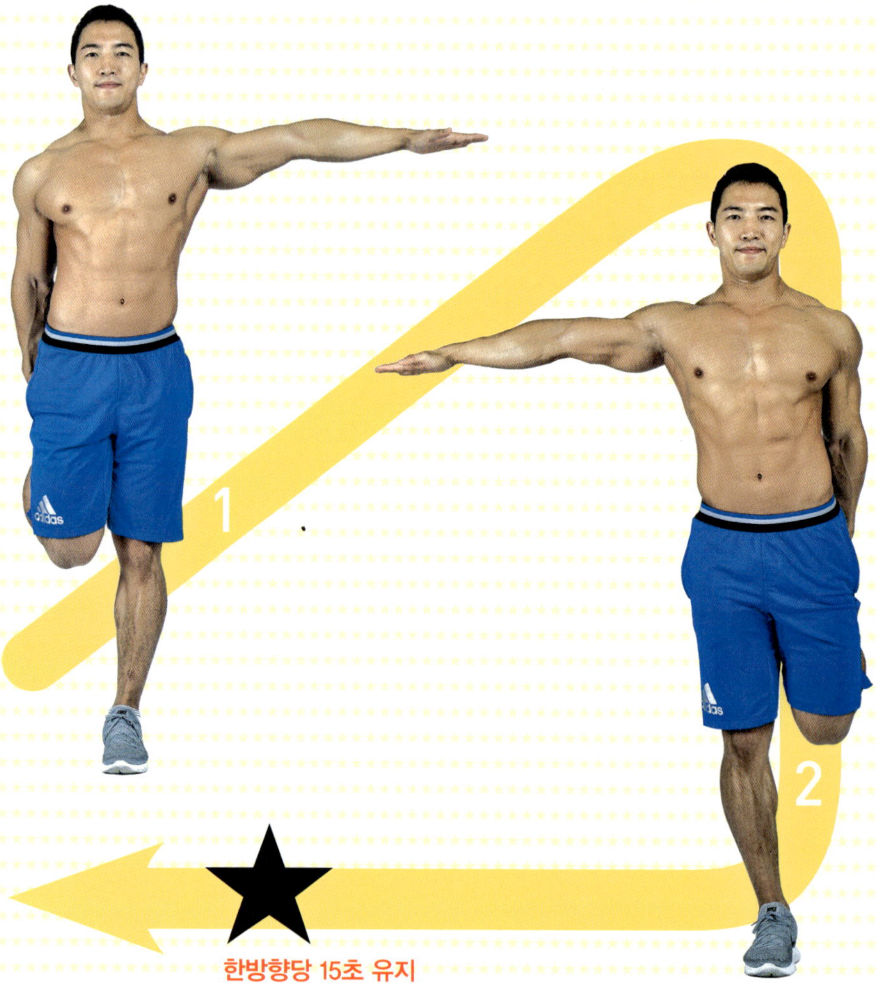

한방향당 15초 유지

# 5 운동 부족한 중년 남성에게 많은 사과형 체형

이 체형은 상체비만형 체형인데 대체로 중년 남성에게 많이 나타난다. 하체는 말랐는데 상체만 비대한 체형으로 대부분 후천적인 원인이 있다.

운동량이 부족하고 남성호르몬 수치가 떨어지는 중년 남성에게 많이 나타나는데, 운동 부족과, 잦은 음주, 불규칙한 식습관, 그리고 오랜 시간 좌식 생활을 하는 분들에게서 많이 볼 수 있다. 지금도 나에게 배우는 중년 남성분이 계신다. 식사는 하루 한 끼나 두 끼밖에 안 드시지만 한번 먹을 때 많은 양을 드시고, 1주일에 6~7회 음주를 하시고, 평상시에는 운동을 거의 안 하시면서 앉아 계시는 시간이 많았다. 처음에는 올챙이형 체형이셨는데 점점 하체는 약해지고 상체가 더 커져 상체비만형 체형으로 변해갔다.

이런 체형을 극복하는 해결 방안으로는 칼로리를 많이 사용하고, 남성호르몬의 수치를 높여줄 수 있는 대근육군 운동. 그리고 고강도의 하지근력 운동이 중요하다. 근육의 생성은 남성호르몬과 관계가 깊은데, 대근육군 운동과 고강도의 하체근력 운동은 남성호르몬을 높여주어서 근육의 생성과 칼로리버닝에 효과적이다. 또한 눈사람형 체형극복 방법과 비슷하게 위험요소를 기록하고, 그 위험요소 중 상위에 있는 원인 2가지 정도를 확실히 제거하면 사과형 체형도 극복할 수 있다.

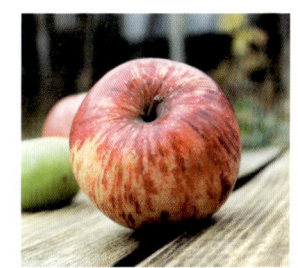

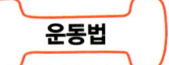 **운동법**

# 삼두근과 옆구리 스트레칭
Triceps & Oblique muscle Stretching

**1**  다리를 어깨너비로 벌리고,

　　 왼손을 뒤로 굽혀서 오른손으로 왼쪽 팔꿈치를 잡아준다.

**2**  오른쪽으로 몸통을 기울여준다.

**3, 4**  반대쪽도 동일하게 진행한다.

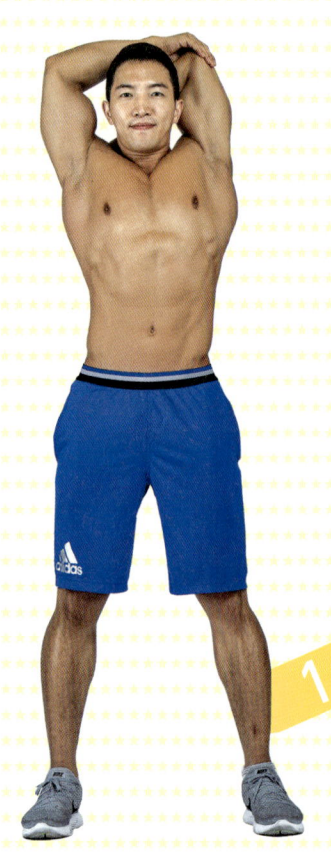

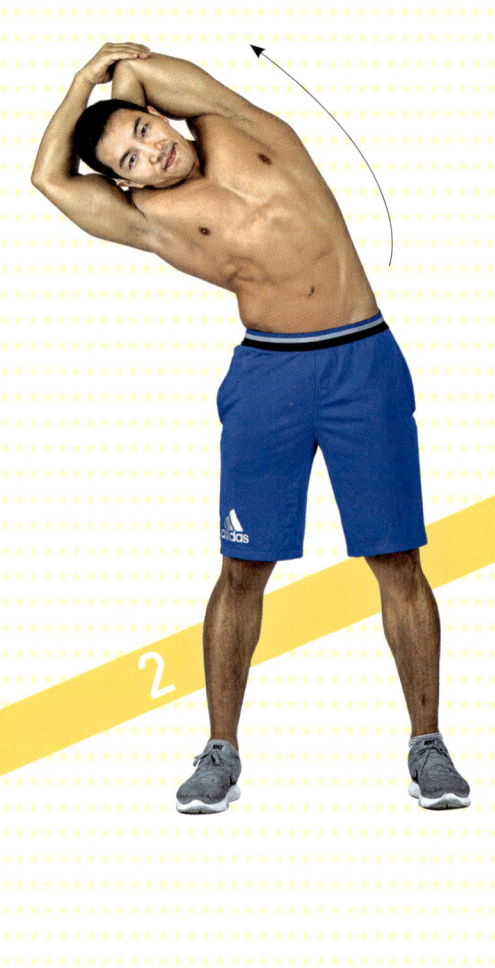

STAR BODY WARS

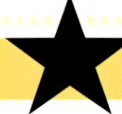

**한방향당 15초 유지**

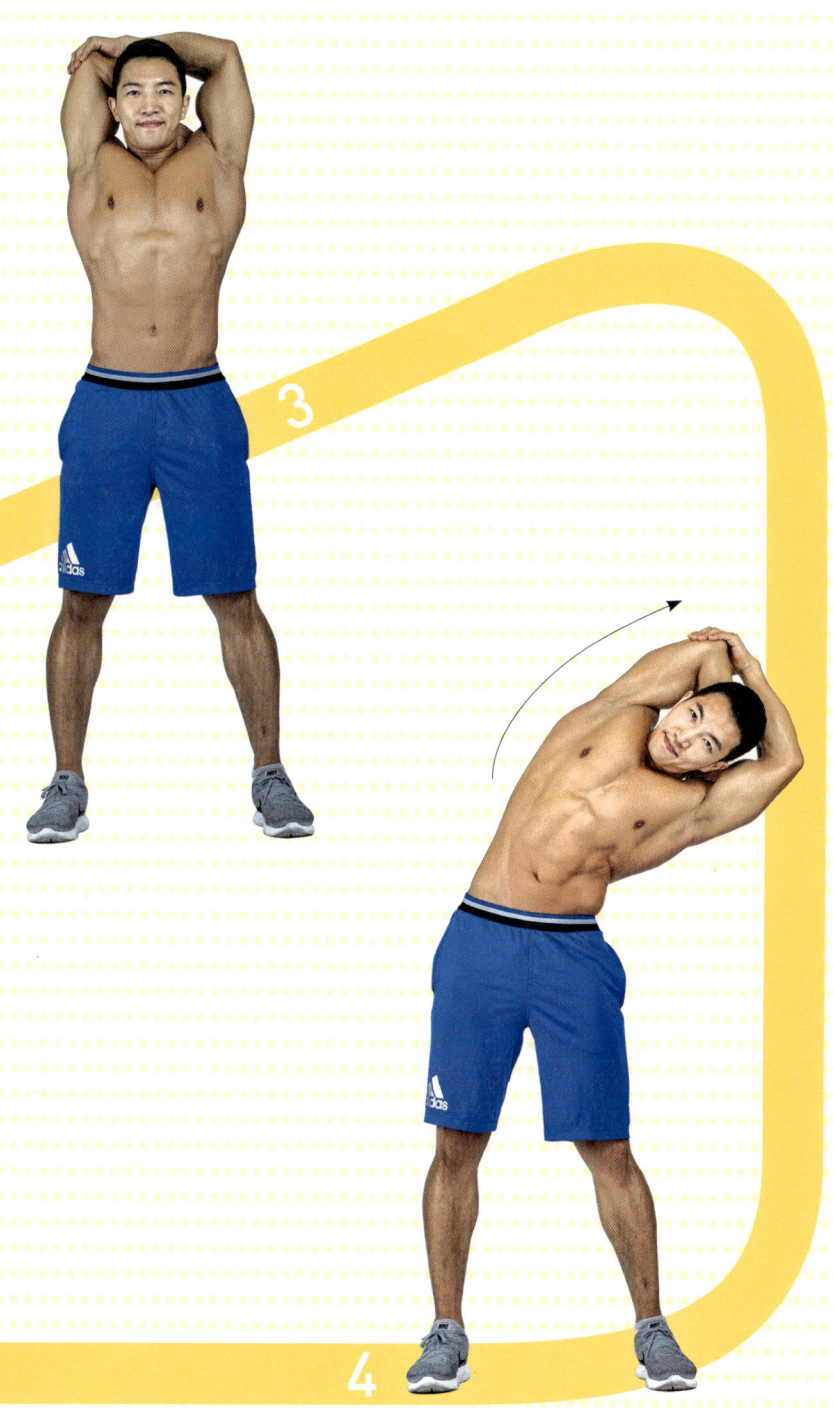

**3**

**4**

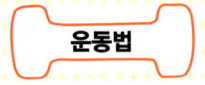 **운동법**

# 손바닥 아래팔 스트레칭
**Palm & Forearm Stretching**

**1** 다리를 어깨너비로 벌린 상태에서 오른손을 앞으로 뻗고,

　 손가락을 바닥을 향하게 해서 왼손으로 손가락을 잡고 늘려준다.

**2** 반대쪽도 동일하게 진행한다.

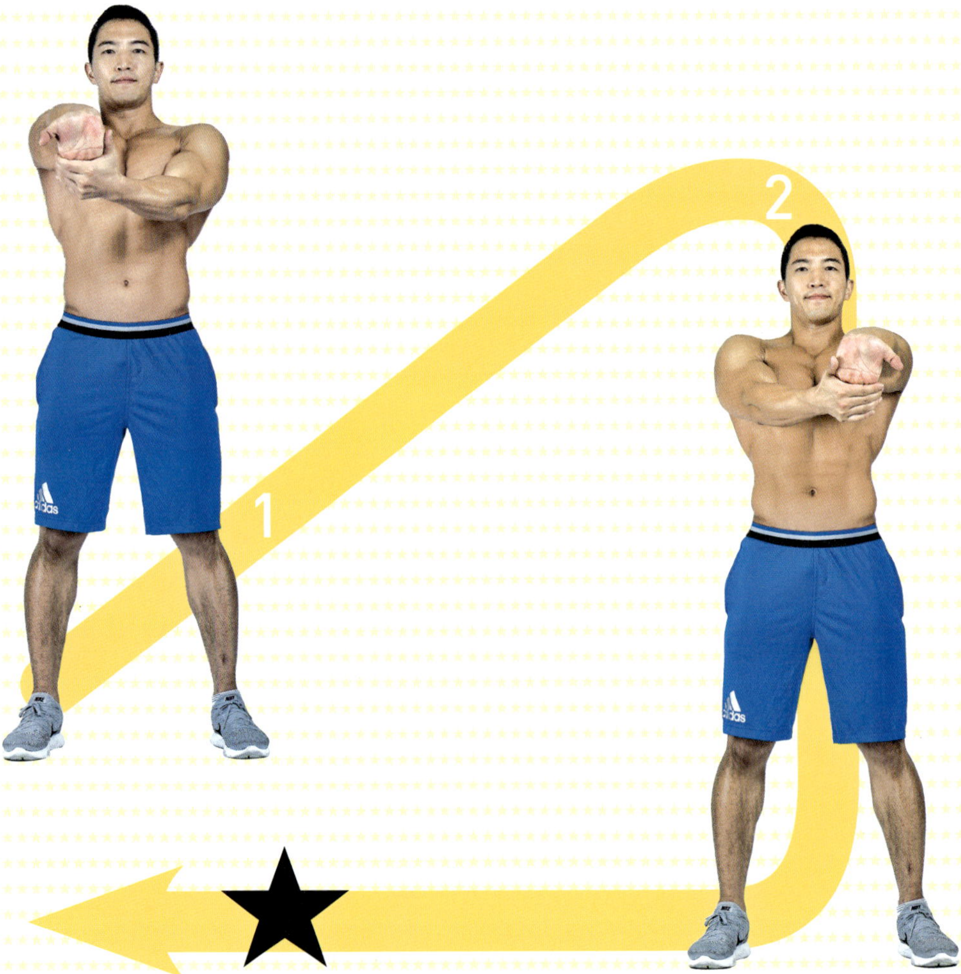

한 팔당 15초 유지

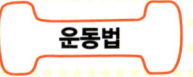 **운동법** # 옆구리 스트레칭
**Oblique muscle Stretching**

**1** 다리를 어깨너비로 벌려주고 왼손은 하늘 위로, 오른손은 허리에 둔다.

그 상태에서 왼쪽으로 기울인다. 이때 몸이 앞이나 뒤로 기울지 않게 주의한다.

**2** 반대쪽도 동일하게 진행한다.

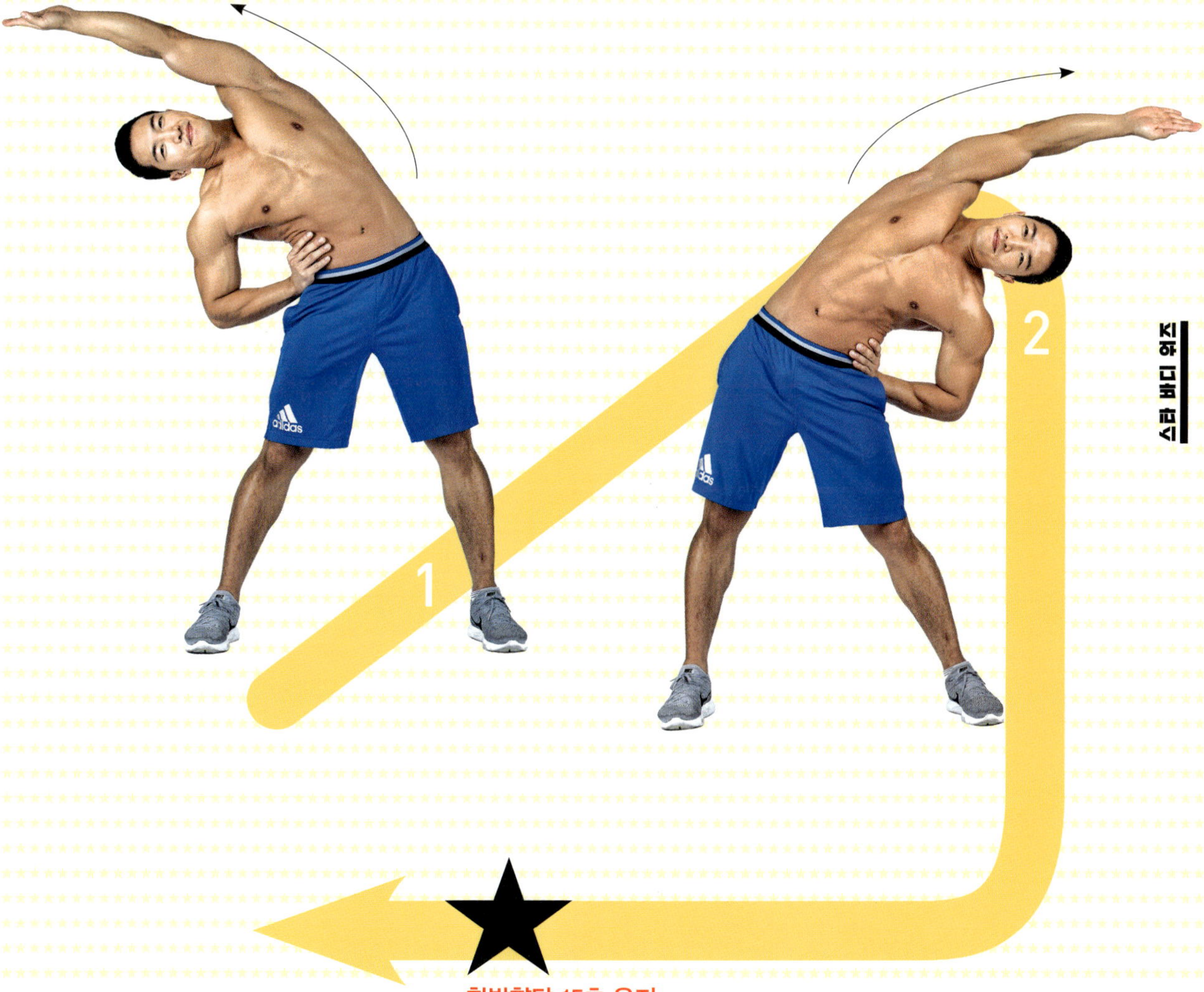

**한방향당 15초 유지**

스트레칭 하기

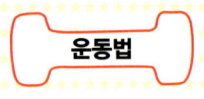 운동법

# 가슴·등 스트레칭
**Chest & Back Stretching**

**1** 다리를 어깨너비로 벌려주고 손을 몸 뒤에서 깍지 낀다.

그 상태에서 손을 머리 방향으로 보내주면서 몸통을 앞으로 숙인다.

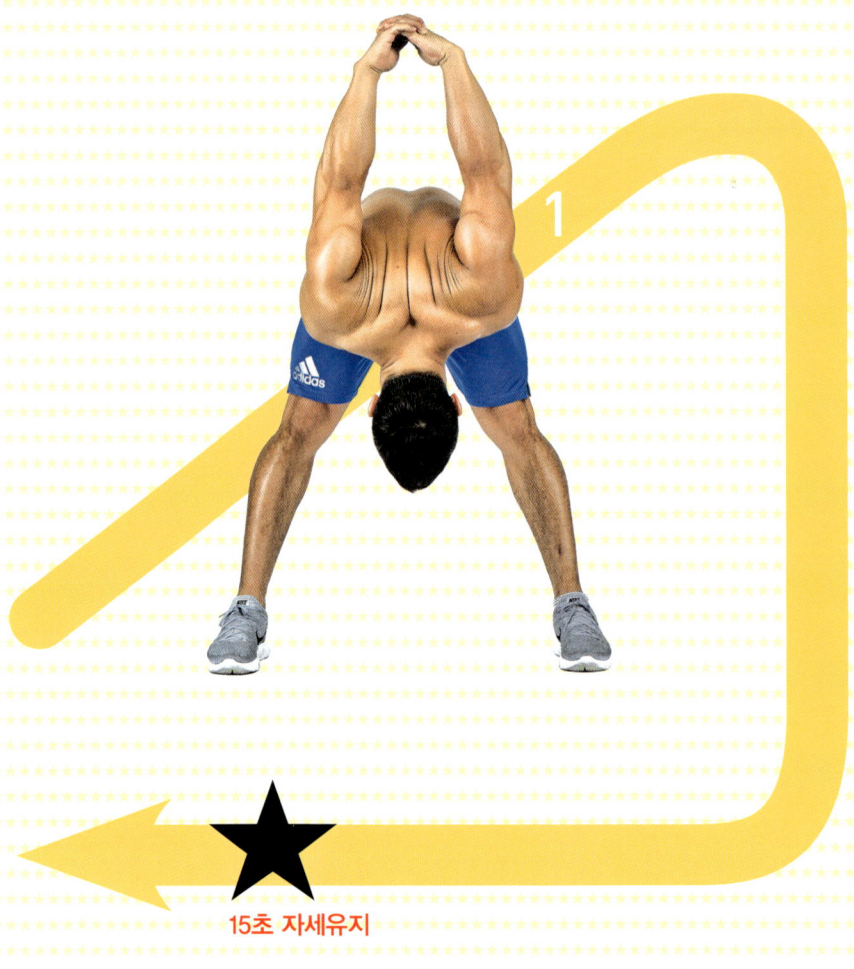

★ **15초 자세유지**

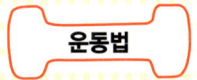 **운동법**

# 어깨 스트레칭
**Shoulder Stretching**

1 오른손을 앞으로 편 후 왼쪽 방향으로 향하게 한 뒤, 왼손으로 오른손 팔꿈치 부분을 잡는다. 왼손을 뒤로 당기면서 오른쪽 어깨 뒤를 늘여준다. 이때 몸은 정면을 향하고 시선은 반대로 향한다.

2 반대쪽도 동일하게 진행한다.

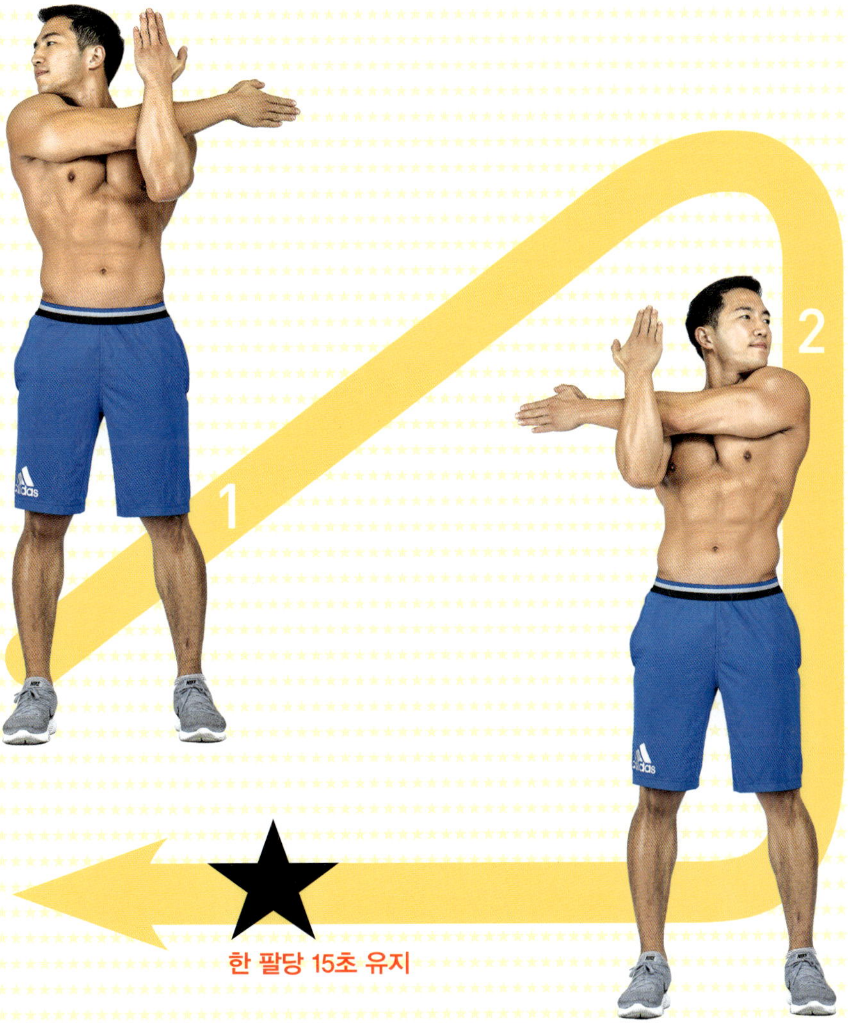

★ 한 팔당 15초 유지

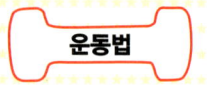 **승모근 스트레칭**
Trapezius Stretching

**1** 목을 오른쪽 옆으로 숙인 후 오른손으로 머리를 잡고 당겨준다.
이때 시선은 정면을 향한다.

**2** 반대쪽도 동일하게 진행한다.

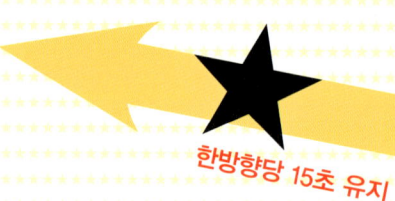

한방향당 15초 유지

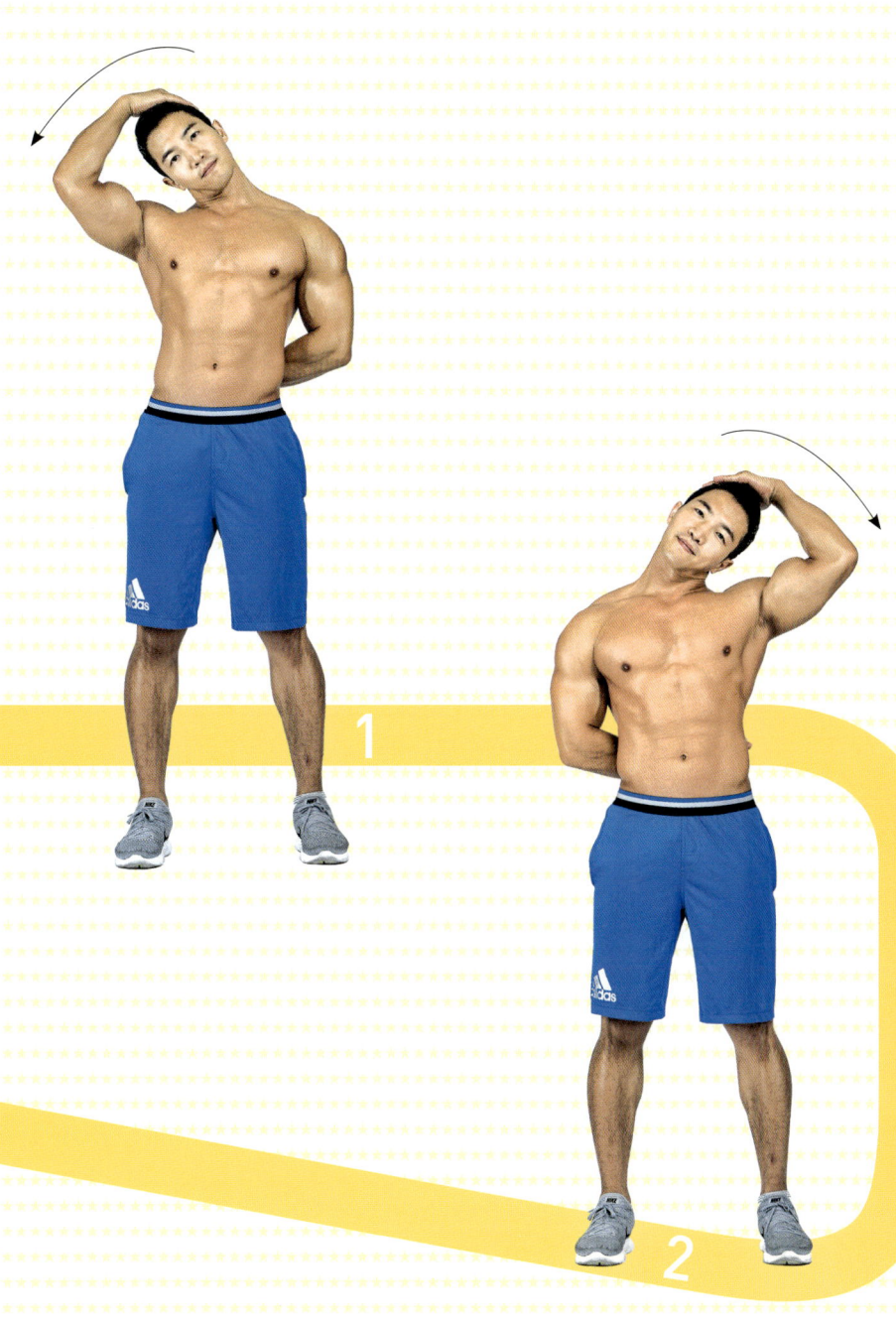

1

2

# 6 온몸에 근육도 살도 없는 가시나무형 체형

이 체형은 말 그대로 가시나무처럼 팔다리 모두 마른 체형을 일컫는다. 체형의 특징으로는 기성복을 입으면 옷이 남고, 근육과 지방이 모두 적어서, 뼈만 남아 앙상한 느낌이 든다.

가시나무 체형의 원인으로는 유전적인 요인이 가장 크지만 정신적, 육체적인 스트레스나 운동 부족과 식단을 거르는 환경적인 요인에서도 원인을 찾을 수 있다.

해결 방안으로는 운동과 규칙적인 식습관이 있다. 외배엽의 체형을 갖고 있는 사람들은 대부분 먹는 것으로 해결하려 하지만, 많이 먹는다고 이 문제점이 해결되지는 않는다. 실제로 살이 안 찌는 외배엽의 체질을 갖고 있는 분께서 진지하게 나를 찾아 오셨다. 어려서부터 살이 안 찌고 친구들에 비해 힘이 약해 콤플렉스를 느끼고 있었다. 그의 별명은 다름 아닌 멸치! 그 콤플렉스를 극복하기 위해서 자기 전에 생크림 케이크를 먹고 자고, 자다가 중간에 일부러 일어나서 라면을 끓여 먹고 다시 잠자리에 들어도 해결이 되지 않았다고 한다. 이 경우 오히려 배만 나오는 올챙이형 체형으로 변하기 쉽다.

사람들은 살을 찌우는 것을 벌크업이라고 말한다. 하지만 나는 벌크업도 두 종류로 본다.

질적인 성장이냐, 양적인 팽창이냐? 지방이라도 상관없이, 또한 건강을 해치더라도 상관이 없다면 양적인 팽창 벌크업(일명 살쪔)도 말릴 순 없지만, 나는 이왕이면 제대로 근육량을 증가시키는 질적인 벌크업을 하는 것을 추천한다.

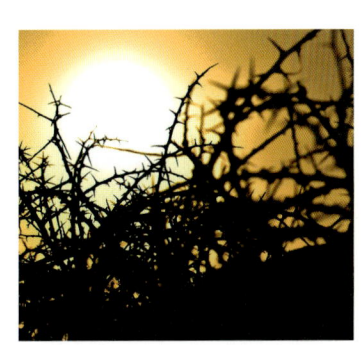

이런 분들에게는 고강도의 웨이트 트레이닝을 겸한 식단을 추천한다. 실제로 보디빌더들 중에는 외배엽의 체형을 갖고 있던 사람들이 많다. 근력 운동은 근섬유를 손상시키고, 그 손상된 근섬유를 회복하는 과정에서 성장이 일어난다. 부위별 운동이 중요한 이유도 여기에 있는 것이다. 근력 운동 없이 그냥 먹는 것만 많이 먹는다면, 전신의 근육에 골고루 근육이 붙진 않는다. 흡수할 수 있는 양의 제한된 칼로리만 쓰이고, 남은 잉여 에너지는 지방으로 전환되어서 복부 주변에 축적되기 때문이다. 가시나무 체형을 갖고 있는 분들은 선택할 수 있다.

고강도의 웨이트 트레이닝과 올바른 식습관으로 스스로의 몸을 디자인할 것인가?

아니면 다짜고짜 먹기만 해서 배만 나오게 할 것인가?

이 체형을 가진 분들은 전신 근력 운동을 해야 하기 때문에 앞 체형의 운동 동작들을 다 참고하여 따라하도록 한다.

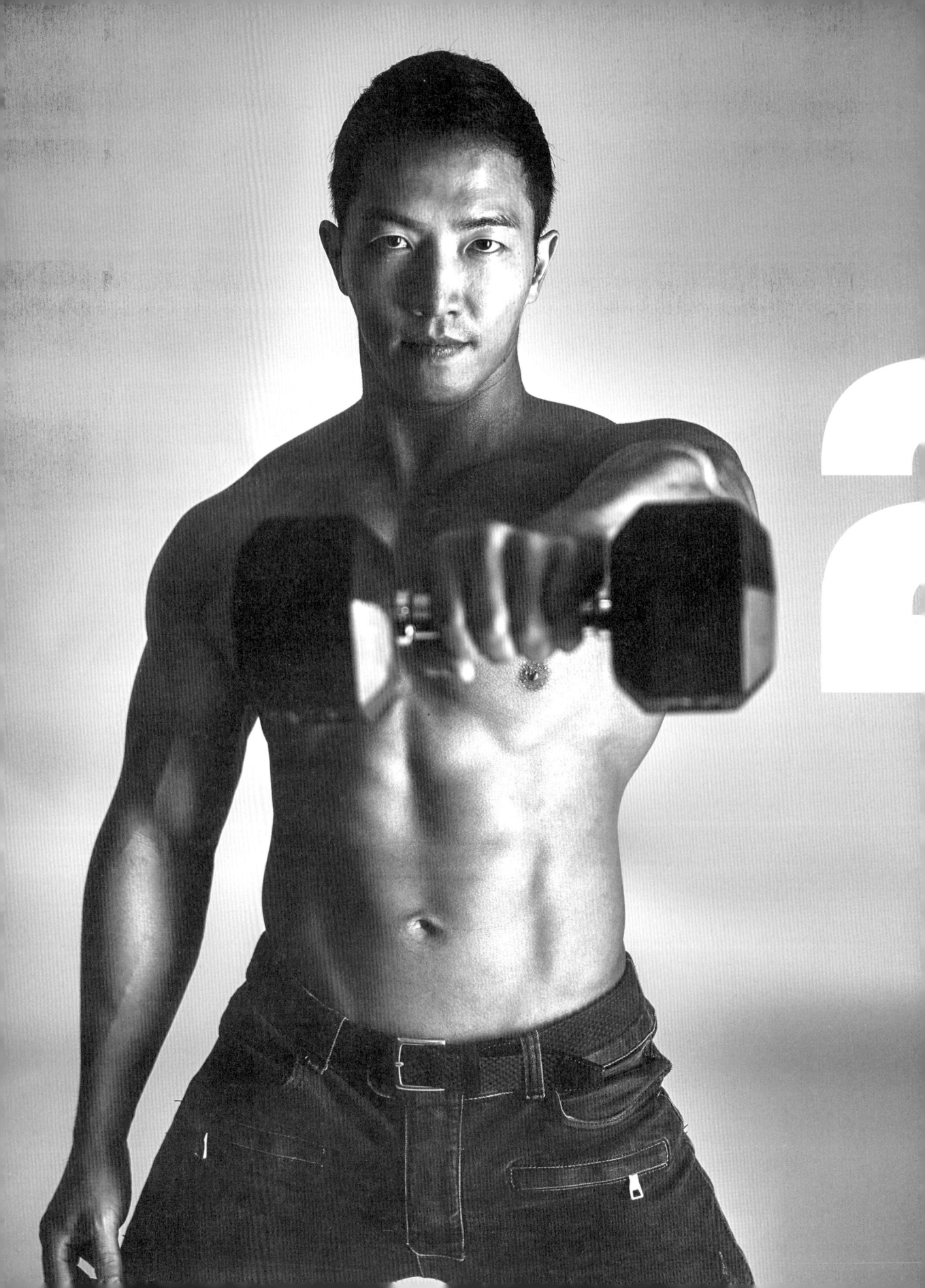

# 기본을
# 지키는 것이
# 가장 큰 무기!

2

2

STAR BODY WARS

공부도 기초가 중요하고, 지름길은 없듯이 몸을 위한 운동도 마찬가지다. 매일 하지 못하더라도 적어도 1주일에 3회, 50분 이상의 운동을 꾸준히 해야 원하는 효과를 볼 수 있다.

같은 시간을 할애해도 주말에 4~5시간씩 몰아서 하는 것은 폭식과 마찬가지로 위험할 수 있고, 몸에 무리가 갈 뿐 건강과는 거리가 멀다.

또 운동의 단계를 지키는 것이 중요하다. 준비운동, 본 운동, 마무리 운동의 단계를 정확히 지키는 것이 안전사고를 예방하고, 지속적인 운동 습관을 형성하는 데 유리하다. 흔한 말이지만 운동은 기본이 정말 중요하다.

그리고 가장 주의할 것은 운동 전에 준비운동은 필수이다. 본 운동 전에 준비운동으로 체온을 1도씩 높이면 상해를 예방하고, 효소를 활성화시켜 지방 연소와 운동효과 증진에 도움을 얻을 수 있다. 그리고 운동 중 발생할 수 있는 근육 및 관절의 부상을 예방하기 때문에 웜업은 필수적이다. 본 운동 전에 자전거, 러닝과 같은 유산소 운동을 5~10분 정도하여 체온을 높여라. 운동 강도나 종류는 각자의 경험과 몸의 컨디션, 연령, 계절, 기온 등에 따라 조절하라.

**효과적인 운동을 위한 스케줄 팁**

| 소요시간 | 스케줄 | 설명 |
|---|---|---|
| 5~10분 | 웜업 | 자전거, 러닝머신, 일립티컬 등으로 체온을 높여라. 체온이 떨어지지 않도록 웜업 후 길게 쉬지 마라. |
| 운동 프로그램에 따라 변동 | 본 운동 | 프로그램에 따라 운동하되, 정확한 자세로 최초 근수축의 법칙을 이용하라. |
| 5~10분 | 마무리 운동 | 스트레칭과 폼롤러 마사지 등으로 운동을 마무리하라. |

예를들어 등운동을 할때 팔보단 등을 먼저 수축하라는 뜻입니다. 등운동을 할때 (lat pull down) 견갑골-날개뼈(scapular)의 하강(depression)에 먼저 신경을 써야합니다. 하지만 팔의 움직임– 팔꿈치의 굽힘 (Elbow flexion)이 먼저 일어나면 마지막의 근수축도 이두가 될것입니다. 등운동을 했는데 이두가 펌핑이되는 현상이지요. 다짜고짜 운동은 100% 효과를 방해할수 있습니다. 정확한 동작으로 해당부위의 느낌을 찾으세요.

## 기본 중의 기본 – 웨이트 트레이닝

웨이트 트레이닝은 '지루하다', '기능적이지 못하다', '둔해진다' 등등의 이유로 등한시되는 경우를 많이 본다. 또한 요즘처럼 정보가 발달한 시기에 여러 가지 형태와 다른 종류의 운동들이 많이 생겨나고, 쉽게 전해진다.

하지만 기본 체력이 강해지지 않은 상태에서 기초를 무시한 채 섣불리 격한 운동을 하다가 부상을 입는 경우를 많이 보았다.

하지만 웨이트 트레이닝은 타깃 부위를 따로 고립해서 운동할 수 있는 아주 기본적인 장점을 갖고 있다. 예를 들면 가슴(대흉근)만을 따로 고립해서 할 수 있는 덤벨 플라이(dumbbell fly), 삼두근만을 따로 운동할 수 있는 프레스 다운(press down), 등등의 많은 웨이트 운동은 우리의 신체의 곳곳의 부위를 집중적으로 운동할 수 있도록 돕는다.

요즘 많이 하는 크로스핏이나, 다른 스포츠(축구, 골프, 테니스, 수영 등)들은 한 부위만 집중해서 운동할 수는 없다. 다른 운동이 나쁘다는 이야기는 아니다. 웨이트 트레이닝이 전체적인 균형과 밸런스를 기본적으로 잡아줄 수 있다는 것이다. 신체 곳곳의 부위를 먼저 단련하고, 여러 기능적인 움직임들과 스포츠 경기 등을 적절히 혼합한다면 더 좋은 성과를 볼 수 있을 것이다.

### 호흡! 제대로 알고하자!(Breath)

#### 1) 기본 호흡법

중량을 드는 단축성 수축 시에는 우리 몸은 많은 혈류량을 필요로 한다. 그 결과 전체적인 혈압이 상승하게 되어 호흡을 내뱉어서 혈압을 조절한다. 반대로 신장성 수축 시에는 다시 호흡을 들이마셔서 우리 몸에 산소를 공급한다.
벤치 프레스(Bench Press) 동작 시를 예로 들어보면, 가슴까지 바가 내려 올 때(신장성 수축) 호흡을 마시고, 바를 밀어 올릴 때(단축성 수축) 호흡을 내뱉는다. 결과적으로 언제나 힘을 줄 때(근수축시)에 호흡을 내쉰다. 만약에 이와 반대로 수축 할 때 들이 마시고 이완 할 때 내뱉는 다면 파워 출력이나 펌핑 정도가 현저하게 떨어져 운동의 효과가 줄어들게 된다.

#### 1) 발살바메뉴버(Valsalva Maneuver) 호흡법

발살바 호흡법이란 웨이트 트레이닝 시에 한 번에 큰 힘을 발휘하기 위해 숨을 들이 마신 상태에서 일시적으로 호흡을 멈추는 것을 말한다. 호흡을 멈춤으로써 몸통이 견고해지고 척추를 지탱하는 안정성이 높아져 더 많은 무게를 들 수 있게 돕는다. 그러나 많은 무게를 들어 올릴 수 있는 만큼 위험성 또한 높다. 갑작스러운 흉강 내부의 압력이 증가하면서 심장으로의 정맥흐름을 저해하게 된다. 심장에서 박출 되는 혈액양이 감소하면서 뇌로 공급되는 혈액이 줄어드는 현상을 보이게 된다. 따라서 일시적인 현기증이나 방향감각 상실, 시각 장애를 유발 할 수도 있고 심한 경우 심장마비나 협심증까지 올 수 있다. 위험성이 높은 만큼 초보자의 경우 사용을 자제하고, 사용할 경우에는 자신의 1RM(Repetition Maximum의 약자. 한 번에 들수 있는 최대근력)의 80% 미만에서는 사용하지 않도록 한다.

# STANDARD

**글로벌 스탠다드 3대 운동법**

스쿼트
Squat

벤치 프레스
Bench Press

데드리프트
Deadlift

# 1 하체 운동의 종결자
# 스쿼트(Squat)

스쿼트(Squat)는 전신 운동의 지존, 하체 운동의 핵, 엉덩이 운동의 종결자 등등 많은 닉네임을 갖고 있는 운동법이다. 실제로도 우리 몸의 절반 정도가 되는 하체 근육을 모두 사용하기 때문에 심박수를 많이 높일 수 있어서 다른 부위의 운동보다 칼로리를 많이 소비할 수 있고, 동원되는 운동 단위 수가 가장 많은 운동이기 때문에 기능적인 발전까지 시킬 수 있다. 어린아이가 걸음마를 시작할 때 앉았다가 일어나는 기초적인 움직임에서 시작되었다고 한다. 실제로 스쿼트는 나 스스로도 하체 운동을 할 때 가장 많이 하는 동작이기도 하고, 스쿼트를 하고 나면 전체적인 운동 기능이 깨어나는 듯한 개운함을 많이 느낀다. 또 운동 중에 심장이 뛰는 것이 느껴져서 내가 살아있음을 느끼는 유일한 동작이기도 하다.

운동을 배우고자 하는 분들을 지도할 때에도 운동 자세나 가동 범위가 안 나오는 분께 정확한 스쿼트 동작만을 반복 숙달시켜 보면 다른 동작들도 개선되는 예를 많이 보았다. 그만큼 기본이 되는 중요한 운동이다.

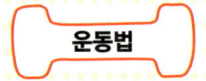 

# 바벨 스쿼트
**Barbell Squat**

**1** 바르게 선 자세에서 어깨너비보다 넓게 바벨을 잡는다.
바벨을 들어 머리 뒤의 승모근에 위치시키고 시선은 정면을 향하고
복부에 힘을 주어 허리를 고정시킨다.

**2** 허벅지와 바닥이 수평이 될 때까지 앉는다.

## 주 의 사 항
★
이때 무릎이
발끝 바깥으로
과하게 나가지 않게
주의한다.

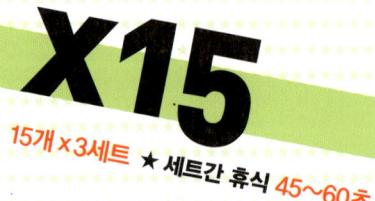

**X15**
15개×3세트 ★ 세트간 휴식 45~60초

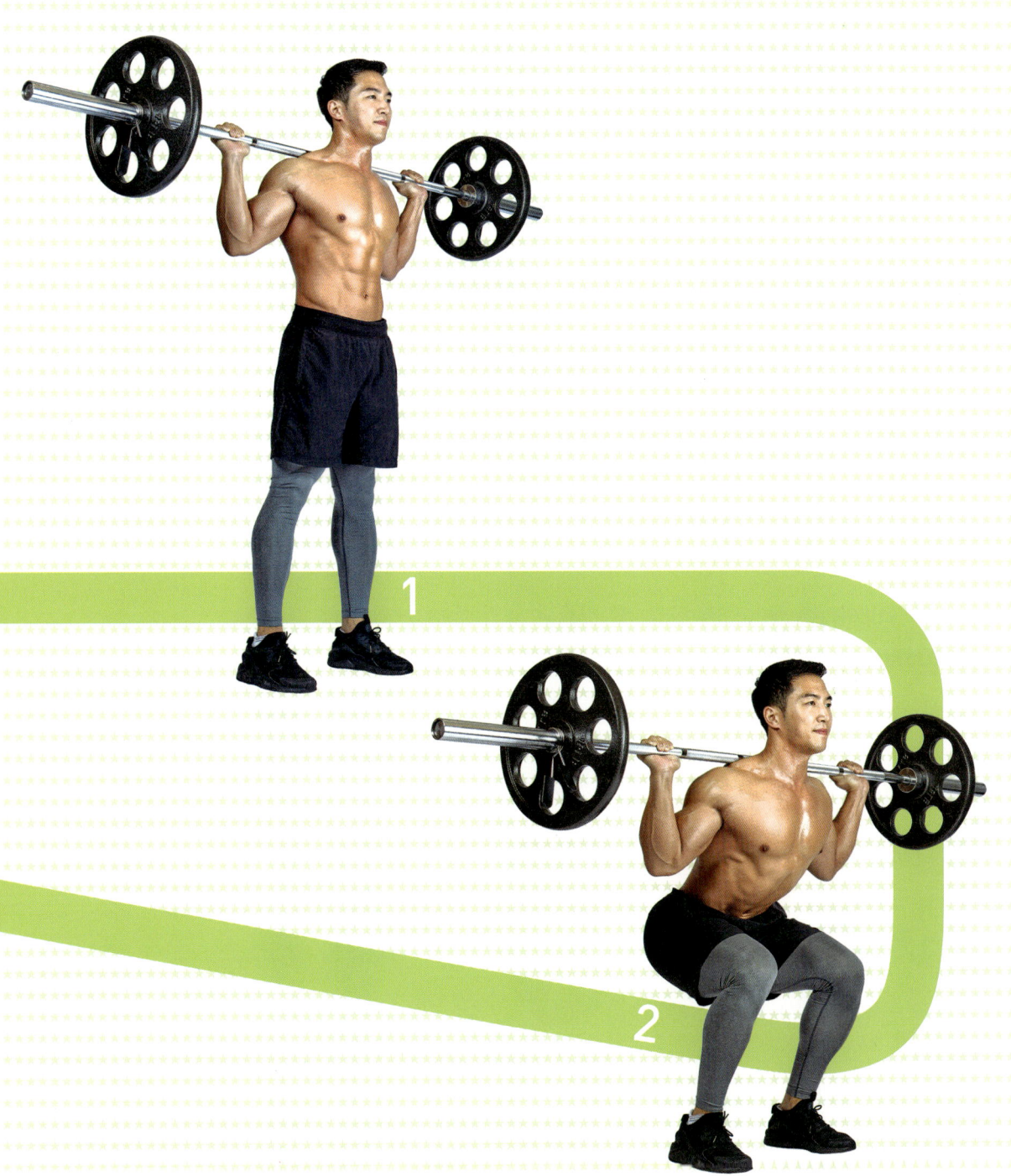

1

2

# 2 가슴 운동뿐 아니라 전신 운동

# 벤치 프레스 (Bench Press)

혹자는 가슴 운동이라고 하고, 혹자는 전신 운동이라고 한다. 둘 다 맞는 말이라고 생각한다.

가슴을 주동근으로 활용하는 전신 운동이라고 하면 좋을 것 같다.

모든 운동은 주동근(주로 운동하는 부위), 길항근(주동근의 부위와 반대가 되는 부위), 협력근(주동근의 움직임을 도와주는 부위), 안정근(주동근이 운동을 잘 할수 있게 안정적으로 받쳐주는 근육) 등으로 나눠진다. 하지만 벤치 프레스(Bench Press)는 가슴이 주동근으로 활용되고, 여러 부위가 협력근과 안정근으로 활용되는 전신 운동이라고 해도 과언이 아니다.

갓난아이가 누워 있다가 뒤집기를 처음 하고, 엎드려서 기는 동작(땅을 밀고 일어나서 마치 푸시업을 하는동작)과 같다고 하여 기본적인 움직임과 기초 운동에 포함되어 있다.

좋은 몸을 만들고 싶어 하는 남성들의 대부분은 태평양같이 넓은 가슴을 만들고 싶어 한다.

태평양 대흉근을 만들기 위한 첫 걸음은 벤치 프레스에 있다.

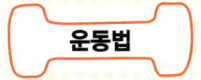 

# 벤치 프레스
**Bench Press**

1 벤치에 누워 가슴을 들어 허리를 살짝 아치형으로 만들고, 복부에 긴장을 한다.
   어깨너비 두 배로 바벨을 잡고 운동하고자 하는 가슴 부위 위쪽에 바벨을 놓는다.

2 바를 가슴으로 그대로 내려준다.
   이때 팔꿈치가 앞이나 뒤로 빠지지 않도록 주의한다.

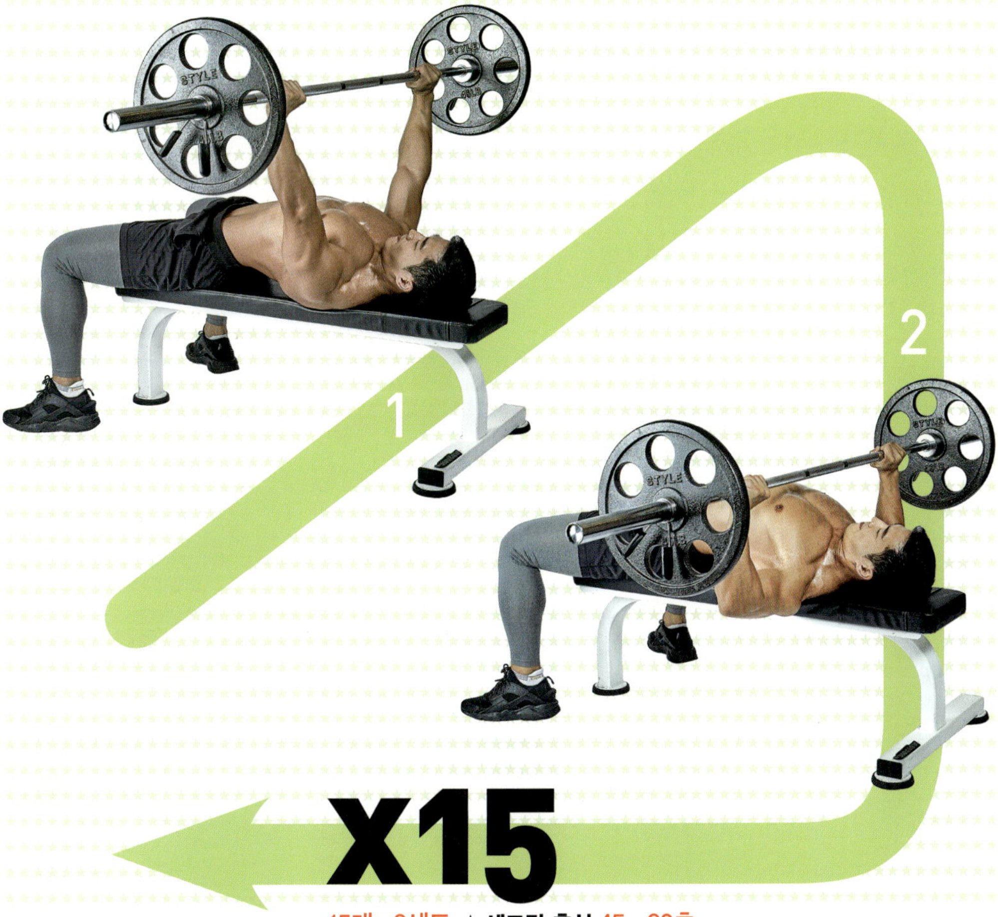

스타 바디 헬스

**X15**

15개 × 3세트 ★ 세트간 휴식 45~60초

# 3 힘든 만큼 효과가 크다
# 데드리프트(Deadlift)

데드리프트(Deadlift)라는 말의 뜻을 많은 사람들이 다양하게 풀이하고 있다. 너무 힘든 운동이라 '죽음의 당김' 데드리프트라고 하는 사람도 있다. 나는 개인적으로 이 말에 공감하는데, 실제로 내가 시합을 준비할 때 등 운동 초반에 데드리프트를 하는데 땀인지 눈물인지 모를 정도로 많은 양의 땀이 머리에서부터 얼굴로 흘러내린다. 죽을힘을 다해 당기고 당긴다. 말 그대로 데드리프트!

"바벨(바닥에 닿아 있는 바벨은 죽었다고 표현)을 끌어 올리기 때문에 데드리프트다"라고 말하는 사람도 있다. 일명 '바닥 데드'라고도 한다.

바벨을 조금만 내렸다가 올리는 것보다는 중량 원판이 바닥에 닿았다가 올라오는 것이 가동 범위 설정에도 좋은 지표가 될 수 있다.

마지막으로 2차 세계대전에서 많은 사람이 죽었는데, 그 죽은 시신들을 옮길 때의 자세가 데드리프트와 같아서 이런 운동 명칭이 나왔다고 하는 경우도 있다.

모두 일리가 있고, 재미있는 풀이다.

데드리프트는 어린아이가 걸음마를 하기 직전 앉아 있다가 손을 땅에 짚고 일어나는 동작과 같다고 하여 기본적인 움직임과 기초 운동에 해당한다.

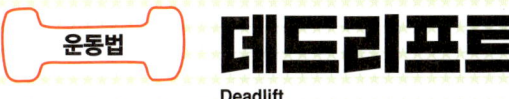 **데드리프트**
Deadlift

1 어깨너비보다 약간 넓게 다리를 벌리고, 어깨너비로 바벨을 잡는다.
  무릎을 살짝 구부리고, 몸을 앞으로 숙이면서 복부와 등을 긴장시킨다.

2 다시 등으로 끌어당기는 느낌으로 바벨을 들어 올린다.

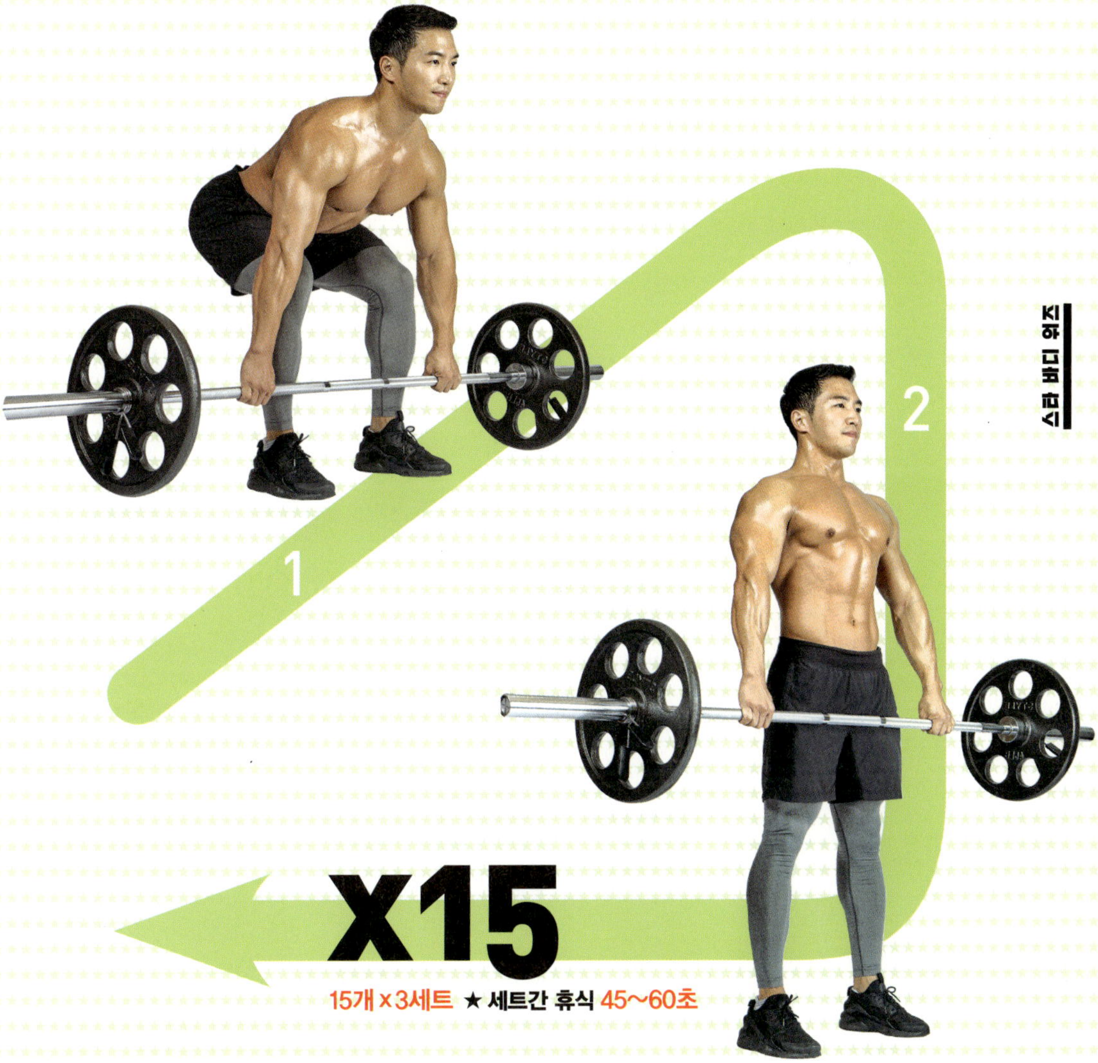

**1**

**2**

하체 운동

**×15**

15개 × 3세트 ★ 세트간 휴식 45~60초

# MUSCLE

## 머슬 운동법

로컬 머슬
Local Muscle

글로벌 머슬
Global Muscle

# 1 코어, 심부근육이라 부르는 로컬 머슬

운동에 대한 관심이 큰 분들이라면 한 번쯤은 "코어코어~!"라는 말을 들어보았을 것이다. 방송에서도, 헬스장에서 트레이너 선생님들도 "코어에 힘을 주세요~~!"라고 이야기하는 것을 많이 보게 된다. 로컬 머슬(코어)은 말 그대로 몸의 중심을 이야기하는데, 이곳에서 모든 움직임이 이루어진다.

코어의 구성 요소는 크게 4가지로 구성이 되어 있다. 횡격막, 복횡근, 골반기저근, 다열근이 있다. 말로만 들으면 참 어렵다. 이 근육들은 심부근육(deep muscle)으로 구성되어 척추를 잡아주는 미세하고 작은 근육으로 몸의 안정성을 제공한다. 일정한 자세를 취하거나, 움직이기 위해 신체를 안정화시킬 때 사용된다. 로컬 머슬(코어) 시스템의 작용에는 비방향적인 특징이 있다. 근육들이 인체가 움직이는 방향과 관계없이 수축한다는 말이다. 움직임을 담당하기보다는 안정화에 관여한다는 것! 아주 중요하고 믿음직한 친구들이다.

로컬 머슬(안쪽 근육)이 글로벌 머슬(바깥쪽 근육)보다 먼저 수축해서, 여러 움직임의 안정성을 높여준다. 예를 들면 복근 운동(crunch)을 할 때 복횡근이 먼저 수축을 하고, 이후 글로벌 머슬인 복직근이나 복사근(우리가 알고 있는 복근)이 움직이는 것과 같다.

로컬 머슬의 약화는 중심부의 안정성을 떨어뜨려 골반 틀어짐, 디스크, 척추 질환 등 불균형을 초래할 수도 있고, 순환장애나 장기의 활동 능력에도 영향을 줄 수 있다.

그렇다면 로컬 머슬이 발달하려면 어떻게 해야 하는가? 여러 가지 운동들이 있겠지만 정말 기본이 되는 3가지만 설명하고자 한다.

### 1) 골반 경사 운동(Pelvic Tilting)

대부분의 사람들이 다른 관절은 자유자재로 움직일 수 있지만, 몸의 중심에 있는 고관절의 움직임을 따로 만들어 내는 것은 힘들어 한다. 이 동작은 상, 하체는 고립된 상태에서의 골반을 전후로 좌우로 움직이는 동작을 이야기하는데, 벨리댄스에서 허리를 움직이는 모습을 상상하면 이해가 쉬울 것이다.

### 2) 플랭크(Flank)

엎드려서 버티기 동작으로 신체가 불균형한 상태에서의 근육 강화는 근육 불균형을 더욱 심화시키므로 플랭크가 필수 처방된다. 플랭크는 자세가 무척 중요한 운동이다 보니 올바른 자세를 최대한 유지하는 것이 좋다. 하지만 처음부터 너무 무리하기보다는 자세를 바르게 하면서 조금씩 시간과 횟수를 늘려가는 것이 좋다. 그리고 포기하지 않고 꾸준히 진행해주는 것이 코어를 더욱 단단하게 만들어보자. 이 동작만으로도 충분히 코어를 발달시킬 수 있다.

### 3) 슈퍼맨 동작(Superman Exercise)

엎드려서 슈퍼맨처럼 나는 동작이다. 이 동작을 성실히 수행하면 정말 슈퍼맨처럼 강한 코어를 만들 수 있다.

# 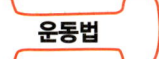 복부 안정성 기르기 운동

★ 로컬 머슬을 안정화시킨다.
1 누운 상태에서 무릎은 세우고 손은 머리 뒤로 깍지를 낀 상태로 준비한다.
2 바닥에 뜬 허리를 바닥으로 꾹 눌러준다는 느낌으로 복부에 긴장을 유지하며
날개뼈(견갑골)가 들릴 정도만 상체를 들어준다.

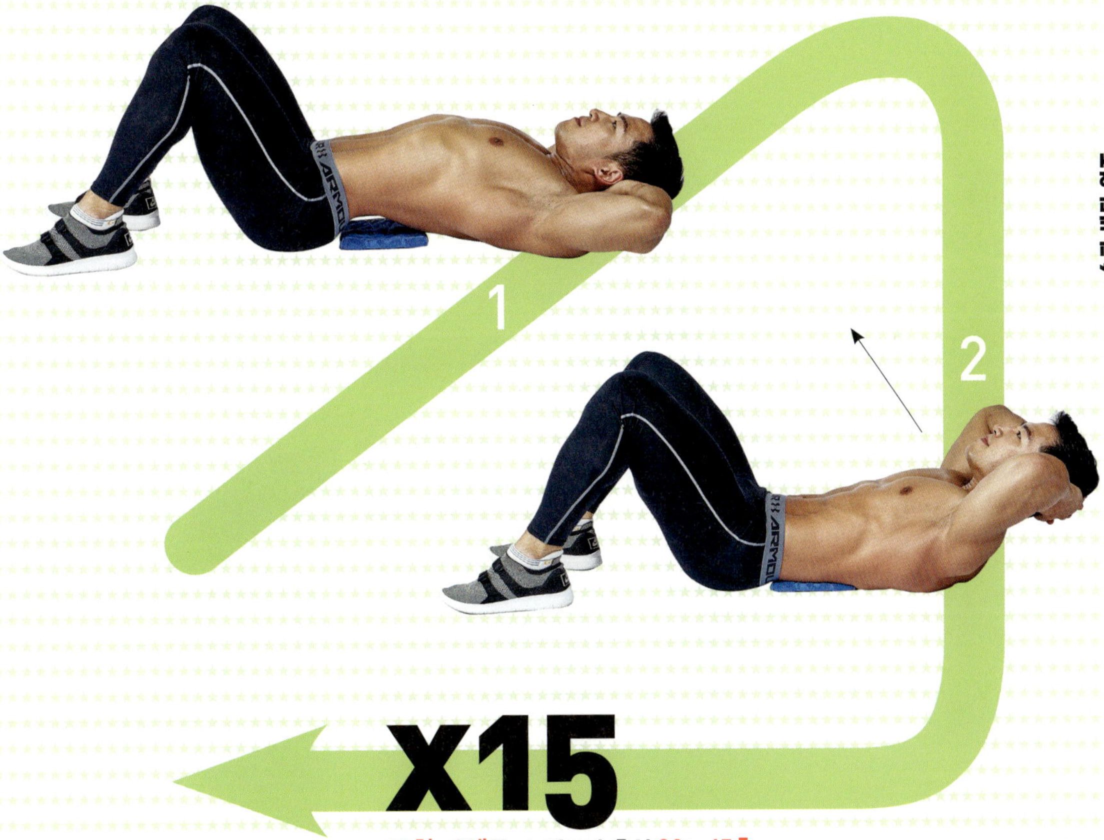

1

2

**X15**

15회 x 3세트 ★ 세트간 휴식 30~45초

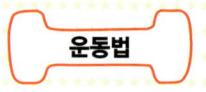 운동법 # 골반 경사 운동

**Pelvic Tilting**

1 어깨너비로 바르게 선 자세에서 손은 골반에 위치한다.

이때 허리를 아치형으로 만들어 주면서 골반을 뒤쪽으로 뺀다.

2 꼬리뼈를 안쪽으로 말아주면서 엉덩이의 힘을 주어 골반을 앞쪽으로 향한다.

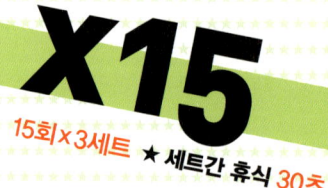

**주 의 사 항**

★

동작을 진행하다가 허리의
통증이 느껴진다면 일단 동작을
정지하고, 통증이 없는 적은
가동 범위 내에서 먼저 진행을
하고, 서서히 가동 범위를
늘려나간다.

**X15**

15회×3세트 ★ 세트간 휴식 **30초**

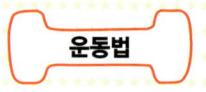

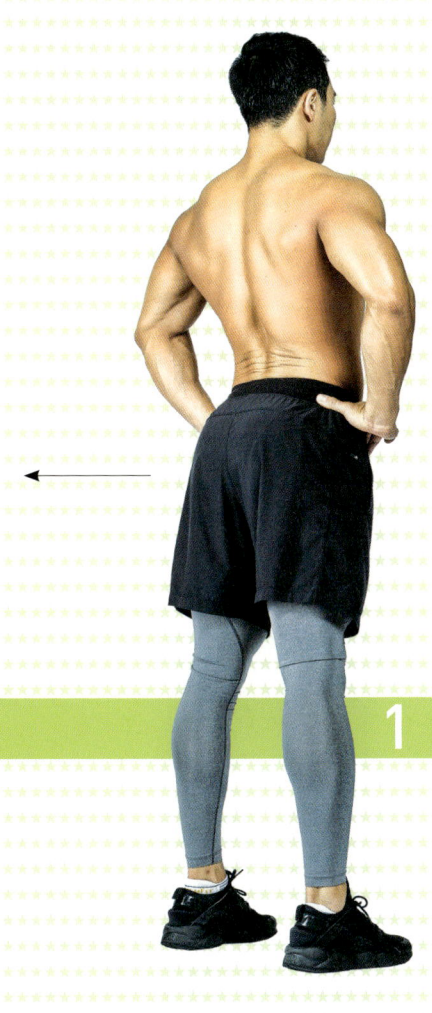

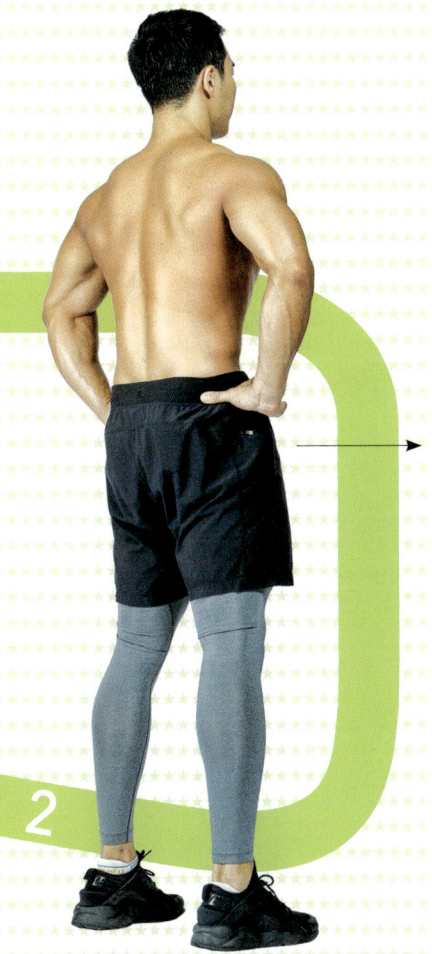

1

2

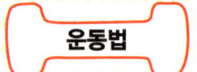 **운동법** # 플랭크
**Flank**

**1** 어깨에서 팔꿈치까지의 위팔 부분은 지면과 수직이 되게 두고,
옆에서 봤을 때 어깨와 엉덩이 뒤꿈치가 일자로 대각선이 나올 수 있게
복부에 힘을 준다.
뒤에서 보았을 때 견갑골(날개 뼈)이 접히지 않도록 등을 편편하게 펴준다.

**주 의 사 항**
★
허리에 통증이 있다면
즉시 동작을 중단하고,
경추(목뼈)나, 허리(요추)가
과도하게 꺾이지
않도록 주의한다.

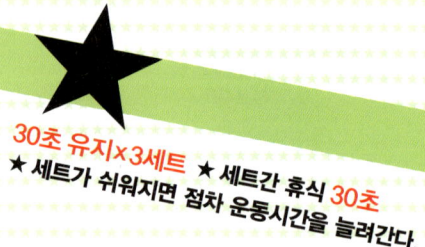

30초 유지×3세트 ★ 세트간 휴식 30초
★ 세트가 쉬워지면 점차 운동시간을 늘려간다.

1

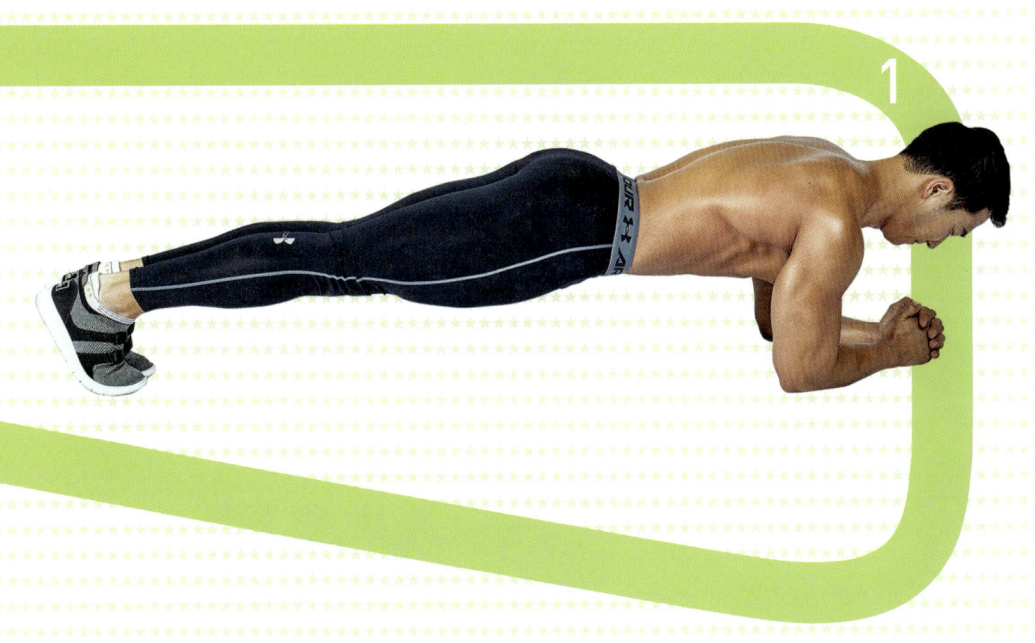

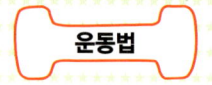 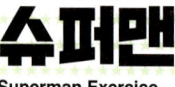

# 슈퍼맨
**Superman Exercise**

1  엎드린 상태에서 두 팔을 높이 들어 만세 자세를 취한다.

2  배꼽을 납작하게 만든 상태에서 몸을 활처럼 말아 팔과 다리가 큰 U자형을
   그리도록 자세를 취한다.

• 응용: 지금 당장 앉아 있는 상태에서 로컬에 힘을 줄 수 있는 방법은

1  허리를 쭉 펴고 바른 자세로 앉는다.

2  날개뼈(견갑골)를 뒤로, 그리고 아래로 잡아둔다.

3  머리(정수리)가 천장 방향으로 향하는 느낌으로 턱을 쭈~욱 당긴다.

4  배꼽을 허리 방향으로 적당히 당겨 넣는다.

이 상태를 평상시에 유지하는 것도 좋고, 웨이트 트레이닝이나
다른 형태의 운동을 할 때에도 이런 방식으로 자세를 유지하고 운동을 하게 되면,
부상을 방지하거나 운동의 효과를 높일 수 있다.

**주 의 사 항**
★
허리에 찌릿찌릿한
통증을 느낀다면
운동을 중지하거나
강도나 횟수를 낮춘다.

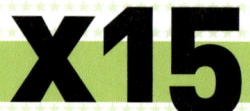

# X15

15회 × 3세트  ★ 세트간 휴식 30초

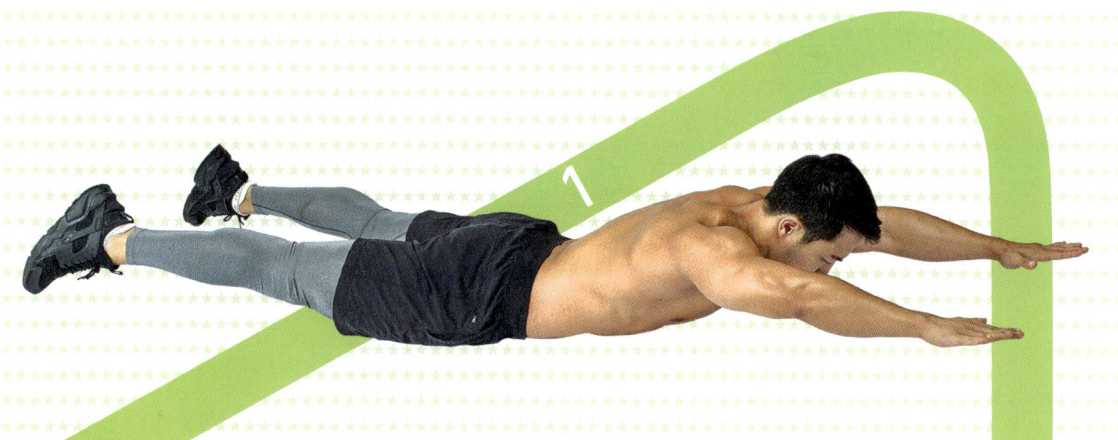

1

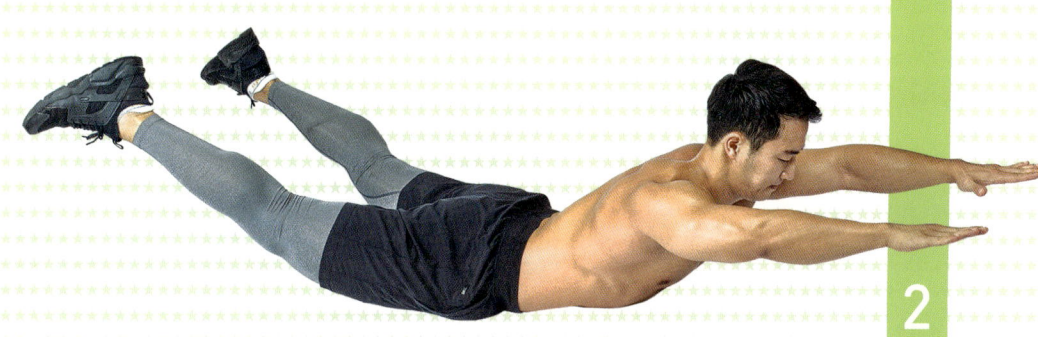

2

# 2 외부 힘으로부터 균형을 잡는 글로벌 머슬

글로벌 머슬을 쉽게 말하자면 글로~벌하게 바깥쪽에 자리잡은 근육들을 생각하면 된다. 근육의 크기가 로컬 머슬에 비해 상대적으로 크고, 큰 힘을 생성해서 외력으로부터 균형을 잡는 데 사용이 된다. 겉근육이라고도 하는데 움직임을 담당하고, 동작을 할 때 메인이 된다.

보통 웨이트 트레이닝을 할 때 단련하는 근육들을 말한다. 예를 들면 가슴(대흉근), 등(광배근), 어깨(삼각근), 팔 (이두근, 삼두근), 다리(엉덩이, 대퇴사두근, 대퇴이두근등), 복근(복직근, 외복사근, 내복사근) 등등의 근육들이다.

### 엉덩이가 먼저다!(hip first)

글로벌 머슬 중에서 우선순위를 뽑자면 여러 가지 이유에서 엉덩이를 꼽을 수 있다. 물론 모든 부위가 다 중요하지만, 엉덩이는 정말 최우선이다! 요즘 바쁜 현대인들은 앉아 있는 시간이 많다. 앉은 자세는 대둔근(엉덩이)을 느슨하게 만들어 펑퍼짐한 엉덩이가 되거나, 처진 엉덩이, 근육이 적은 엉덩이 등으로 변한다. 오랫동안 앉아 있는 좌식 생활이 늘면서 엉덩이에 힘을 주는 방법을 잊어 먹는 '엉덩이 기억상실증' 일명 '의자병' 환자들이 늘고 있다.

실제로 병리학적으로 요통환자(허리 아픈 사람)들의 몸 상태는 엉덩이의 약화에서 많이 나타난다. 둔근의 제대로 된 운동만으로 요통을 감소시킬 수 있다. 또한 엉덩이는 미적인 요소로도 중요하다.

실제 피트니스 대회에서 심사를 보게 될 때 심사 기준은 근육의 양과 질, 데피니션(근육의 갈라짐 정도), 세퍼레이션(근육의 분리 정도), 컨디션, 퍼포먼스(무대장악 능력), 그리고 전체적인 균형과 밸런스 등이다. 여기에서 키포인트는 엉덩이의 발달이 전체적인 밸런스와 강인함을 준다는 것이다.

상체(가슴근육과 팔근육 등)와 하체(대퇴사두근, 종아리근육 등)가 엄청나게 크고 잘 발달되어 있는데 엉덩이가 약하다면 뭔지 모를 부족함이 느껴지고 밸런스가 떨어진다. 하지만 전체적인 사이즈가 조금 부족해도 엉덩이가 살아있다면 더 꽉 찬 느낌을 받을 수 있다.

이상 살펴본 바대로 로컬 머슬과 글로벌 머슬을 구분할 수 있다면 어느 정도 기본을 갖춘 것이다. 간혹 신체의 빠른 근육 발달에 조급함을 보이시는 분들이 로컬 머슬의 단련을 간과한 채로 글로벌 머슬 운동만을 강하게, 오랫동안 하는 모습을 본다. 하지만 중심이 강하지 않은 상태에서의 운동들은 자칫 '모래성 쌓기'가 될 수 있다.

실제 나와 함께 운동하는 배우 공유 씨는 중심부 운동이 잘 되어 있다. 중심이 강한 남자! 몸을 더 강하게 만들고, 좋은 몸 상태를 유지하며 오래가기 위해서는 겉으로 보여지는 글로벌 머슬에만 치중하기보다는, 안쪽의 로컬을 먼저 채우기를 추천한다.

## 계절에 따라 몸도 바뀐다

피트니스 센터에 있다 보면 계절별로 확확 달라지는 운동 분위기를 많이 느낀다. 새해가 되는 1월 달이면 대한민국 국민들의 절반 이상은 새해 목표 중 하나로 다이어트를 넣을 것이다. 다이어트가 아니라면 운동, 또는 자기 관리 등등으로 회원 수가 확 늘어나지만 그런 열정도 잠시! 너무 오래 방치된 자신과의 몸과 마음 싸움에서 진 사람은 다시 예전 상태로 쉽게 돌아가는 모습을 많이 보았다. 그렇게 몇 개월 조용하다 또 다른 성수기는 바캉스를 준비하는 계절!

날씨가 더워지고 옷차림이 변하면서 거울에 보이는 나의 팔뚝살과 얇은 티셔츠 안으로 비춰지는 바지에 걸쳐진 뱃살을 맞이하는 순간 위기의식을 느끼며 운동을 결심한다.

그렇게 더운 여름이 지나가고, 하늘은 높고 말은 살이 찌는 계절, 가을! 가을이 오면 사람들도 말이 된 것처럼 다시 살찌게 되고, 민족 대명절 추석에는 돌아올 수 없는 강을 건너게 된다. 그 이후 쏜살같은 세월에 나의 몸이 박자를 맞춰 변화하고, 연말이 되면 많은 모임과 술자리, 두꺼워지는 옷과 함께 두꺼워지는 지방층을 맞이하고, '다시 해야지, 해야지'라는 마음으로 새해까지 오게 된다. 한번쯤은 많이 겪어본 과정일 것이다.

### 1) 몸이 깨어나는 봄

봄은 새해가 시작되고, 새싹이 올라오고 따뜻해져서 웅크러진 몸을 펴기 위해 운동을 본격적으로 하기로 마음먹는 계절이다. 하지만 봄에 운동할 때 주의할 점이 있다.

봄에는 겨울동안 일조량의 감소로 체내 멜라토닌 호르몬 분비가 줄어, 무기력해졌던 몸이 신진대사를 활발히 하는 계절이다. 또한 급격한 기후와 환경 변화에 쉽게 적응하지 못하면 신체 리듬이 깨지면서 쉽게 질병에 걸릴 수 있는 계절이기도 하다. 이러한 이유가 합쳐지면서 겨울철 운동량이 부족했던 상태에서 갑자기 많이 움직이면 에너지 소모가 커지고 쉽게 피로해지는 느낌이 들 수 있는 계절이기도 하다.

따라서 만약 겨울동안 많은 신체활동이 적었던 상태에서 봄이 되었다는 이유로 무리한 운동을 시작하는 것은 추천하지 않는다. 더 오랫동안 유지하고 발전하기 위해서는 기초공사가 잘 되어 있어야 한다. 한 해를 꾸준히 잘 만들 수 있는 체력을 만들기 위해 유산소와 스트레칭을 충분히 해서 몸을 풀어주는 것이 좋은 방법이다.

### 2) 탈수와 열을 조심해야 하는 여름

정말 많은 사람들이 운동에 대한 필요성을 느끼는 계절이 바로 여름이다. 바캉스를 준비하는 사람들, 그리고 일단 복장의 변화가 있기 때문에 노출이 되는 부위의 지방을 가리기 위해서 또는 남자들의 경우 노출되는 부위의 근육이 더 돋보이게 하기 위해서라도 운동을 많이 한다. 이렇게 계절적인 동기부여가 있을 때 더 박차를 가하는 것도 좋다. 하지만 이런 여름 운동에도 주의사항이 있다. 햇볕이 뜨겁고 자외선 지수가 높은 여름철에는 장기간의 실외 운동은 자제하는 것이 좋다. 높은 온도와 습도로 인한 체온 상승이 운동 중 증가되어 땀이 증발하지 않아 열 스트레스와 일사병이 발생하게 할 수 있다. 수분섭취를 많이 하고, 탈수가 일어나지 않도록 실내 온도를 어느 정도 시원하게 유지해두는 것이 좋다. 여름철에 운동 시에는 무더위가 심한 낮이나 저혈당을 초래할 수 있는 너무 늦은 밤은 삼가는 것이 좋다.

### 3) 일교차가 커서 체온 유지에 힘써야 하는 가을

운동하기에 매우 적합한 기온과 날씨를 보이기 때문에 자신의 체력에 맞는 운동을 계획하여 실천하는 것이 중요하다. 하지만 이렇게 좋은 조건의 날씨에서 사람들은 운동을 게을리 하기 시작한다. 무더운 여름이 지나가고 옷차림이 변하기 시작하면서 운동에 대한 열의와 목적의식을 상실한 채 천고마비의 계절을 맞이하면 내가 사람인지 말인지를 착각하고, 하늘이 높은 채로 사람도 살이 찌기 시작한다. 그 와중에 민족 대명절 추석이 다가온다. 맛있는 음식들과 오랜만에 만난 가족, 친지, 친구 등과 모임을 가진 뒤에 돌아오지 못할 강을 건너게 되고, 다시 시작할 엄두를 내지 못한 채 가을을 보내게된다. 하지만 이 시기를 잘 견디고 식이조절과 맞춤 운동 프로그램을 짜는 것이 좋다. 참고로 심장질환이 있는 사람은 기온이 낮아지는 새벽 및 아침 운동은 자제하는 것이 좋다.

### 4) 근육 경직을 잘 풀어줘야 하는 겨울

진정한 몸짱은 패딩점퍼나 코트 안에 식스 팩을 장착한 사람이다. 겨울은 운동에 있어서 위험한 계절이다. 일단 옷이 너무 두껍다. 외출을 하기 위해서는 두꺼운 옷을 장착한다. 심지어 패딩을 입는다면 몸 상태는 그 누구에게도 들킬 일이 없다. 하지만 아는 사람은 얼굴만 봐도 다 안다. 겨울은 기온이 많이 떨어지고 움직임이 감소되면서 운동 부족이 발생한다. 그래서 면역력이 떨어지고 조금만 추워져도 건강에 이상이 생기기 쉽다. 건강을 위해서라도 운동을 놓아서는 안 된다. 기온이 낮아지면서 몸은 추위를 견디기 위한 상태를 만들려고 노력한다. 곰이 겨울잠을 자러 들어가기 전에 많이 먹어두는 것과 비슷한 상태인데 이것을 잘 인지하고 있다면 운동과 식단을 조절하기 쉽다. 또한 겨울에는 근육과 관절이 경직되어 혈관이 수축된 상태에서 이를 풀어주지 않고 운동을 하게 되면 상해를 유발할 수 있기 때문에 충분한 준비운동이 필요하다. 실외 운동보다는 실내 운동을 추천하고, 따뜻한 음료를 섭취하며 운동을 한다면 빠른 체온 상승과 워밍업의 시간을 단축할 수 있다.

사실 계절별 몸의 변화에 대해서 말했지만 운동만큼은 봄, 여름, 가을, 겨울을 나누어 운동하기보단 하루를 1년처럼, 그리고 1년을 하루처럼 생각하고 유지하는 것이 개인적인 건강관리와 외모 관리에 도움이 될 것 같다. 작전을 잘 짜는 것도 중요하고, 시시때때로 변화하며 적응하는 것도 좋다. 그러나 멀리 보고 평생 건강한 몸과 마음으로 생활하고 싶다면, 바위처럼 우직하고, 편안하게 지속하는 생활패턴을 추천한다.

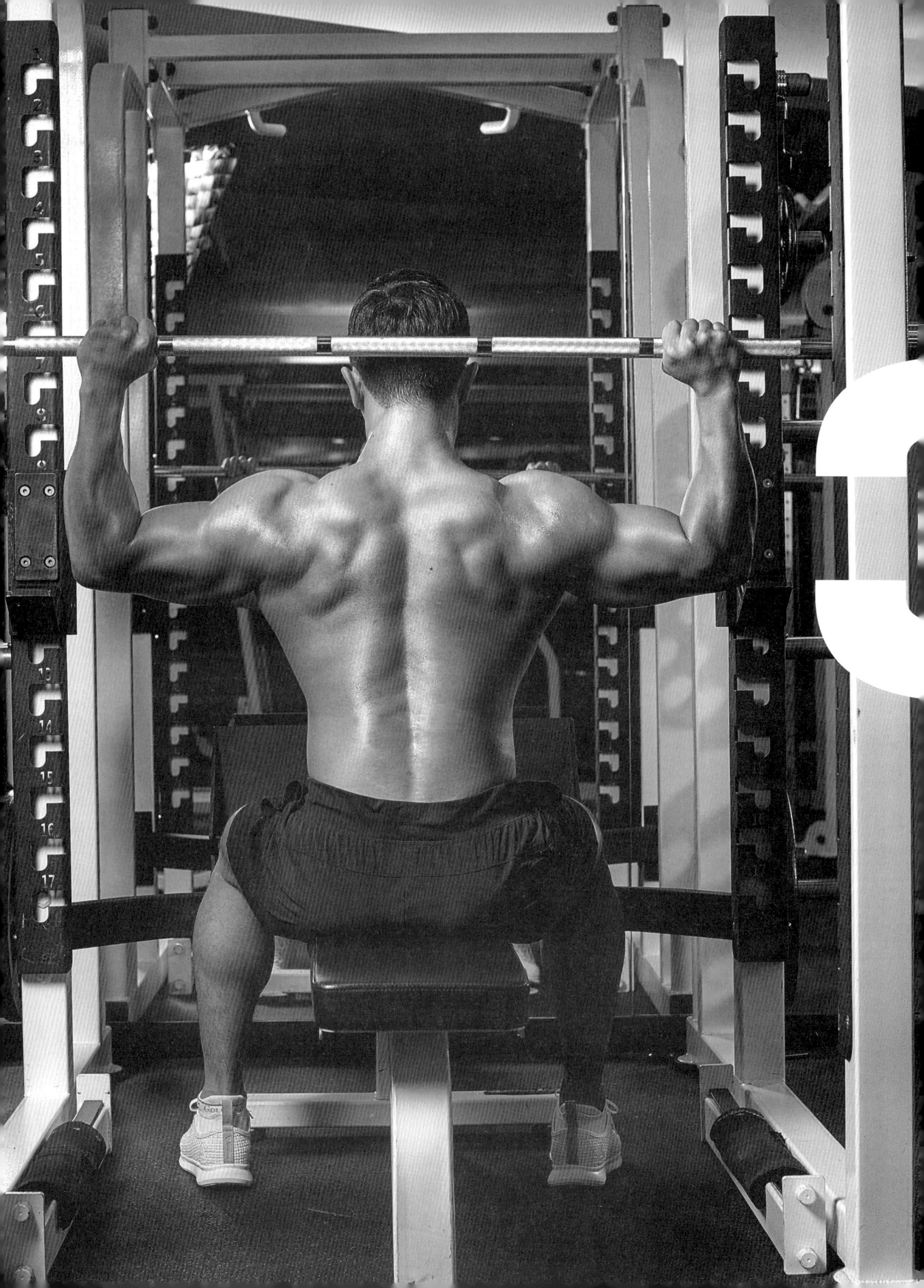

# 모르고 하면 위험한 다이어트

3

3

STAR BODY WARS

다이어트 열풍이 분 것은 십수 년이 넘고, 많은 사람들이 다이어트 전문가라고 다양한 다이어트 방법들을 제시하는데 아무리 생각해도 적당한 운동과 적당한 식이요법 이외에는 안전한 다이어트는 없는 것 같다. 갑자기 무리한 운동을 하게 되어도 건강을 해치게 되고, 무리한 식이조절도 면역력을 떨어뜨려서 알레르기와 같은 피부질환을 유발하고 생리불순과 빈혈, 탈모와 우울증까지도 유발할 수 있다.

한때는 1일 1식 다이어트가 유행해서 무작정 따라하다가 영양의 균형이 깨져 건강에 문제가 생기고, 1일 5식이 유행할 때는 영양 과다로 살찌게 되고, 특정 제품만 먹게 되는 다이어트 방법은 평생 그런 식생활을 유지하기 어렵기에 금방 요요현상이 찾아오는 사람이 많았다.

나도 시합 시즌 때나 평소에도 몸에 관심이 많기에 다양한 다이어트 방법들을 직접 체험해보고 주변에서 하는 것을 많이 봐왔다. 웬만한 다이어트는 다 해보았다고 생각한다. 그중 가장 많은 사람들이 궁금해하고 논란의 중심이 되는 다이어트 방법들을 함께 생각해보고 무엇이, 왜 문제가 되고, 그 방법들이 도움되는 사람은 어떤 사람인지, 어떻게 도움이 되는지, 어떻게 이용하면 건강에 무리되지 않게 장점을 살릴 수 있는지 몸으로 직접 느낀 것들을 고백하고자 한다 .

# 1 고기와 치즈를 마음대로 먹고 살 빼는 고지방 다이어트

요즘 방송에서도 대대적으로 가장 이슈가 되었던 고지방 다이어트(LCHF-Low Carbohidrato High FAT)! 말 그대로 탄수화물을 적게, 지방을 많이 먹는 식단이었다. MBC스페셜 '지방의 누명'를 보고 내가 지금껏 알고 있던 영양학적 지식에 충격을 받았다. 그렇다면 정말 건강하다고 자부하는 사람(인바디 100점짜리 몸＝윤태식)이 하면 어떻게 되는지 궁금하여 시도해 보았다. 일반인보다 체지방율이 적은 나에게도 적용이 가능한 식단인지 1주일간 가볍게 체험을 해보았고, 혈액검사, 소변검사 등 의학적인 검사는 배제하고, 체성분변화(오차범위 허용)와, 사진, 그리고 개인적인 느낌들을 적으며 실험해 보았다.

이 실험은 절대적으로 고지방 다이어트 방송이 나오고 운동하러 오신 분들의 질문이 줄줄이 이어져 더 급하게 해보게 되었다.

**Q** 고지방 저탄수화물 다이어트가 정말 효과가 있나요?!

**A** 음. (방송에서는 비만자들에게 적용했지만 일반인. 또는 체지방율이 표준 이하인 사람들에게 적용해도 괜찮을까, 하는 의문이 들었다)

**Q** 고지방 다이어트 저 지금 해봐도 될까요?

**A** 음⋯⋯ 잠시만요.

**Q** 선생님, 제 친구가 해봤는데 진짜 효과가 있다는데, 문제는 없을까요?

**A** 음…… (도저히 안되겠다) 제가 직접 해보고 말씀드릴게요.

이렇게 쏟아지는 질문에 선생으로서 답을 드리기 위해서라도 1주일간 실험을 해보기로 결단을 내렸다. 몸이 망가지진 않을지 걱정이 앞섰지만 시합이 없는 상황에서 먼저 경험해보고 알려드려도 좋을 것 같다는 생각을 했다. 난 평소 식단 조절과 규칙적인 생활, 주 6회의 운동(웨이트와 유산소 운동)을 한다. 평상시의 체지방율은 약 7% 미만을 유지한다. 이러한 상황에서 식단만 바꿨을 때의 몸의 변화는?

### 고지방 다이어트 1일

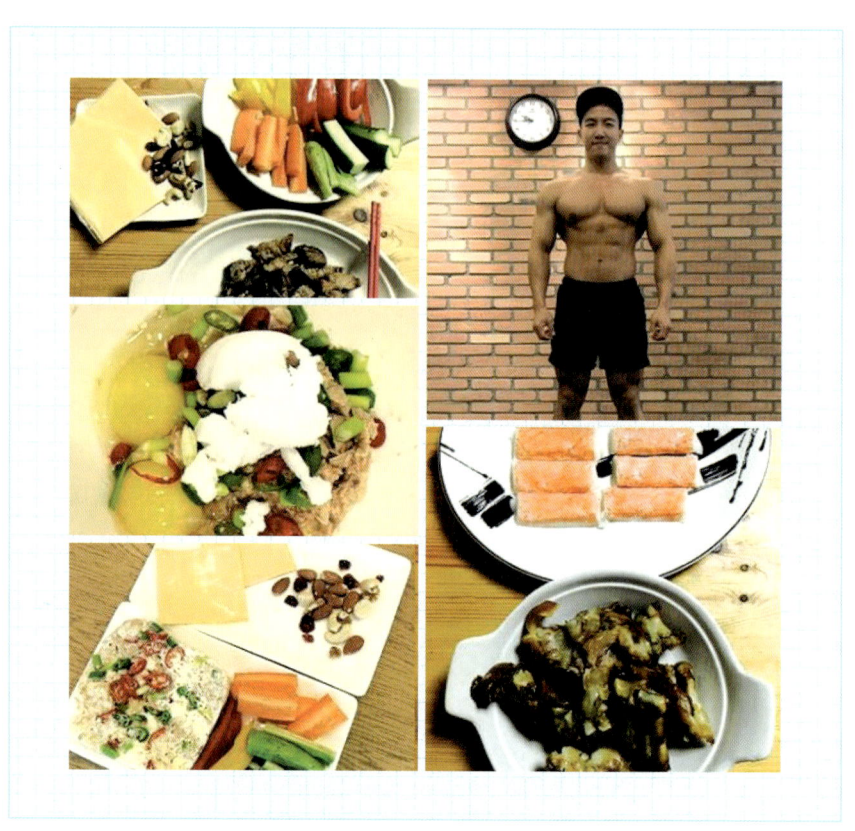

**1일차 특징**

- 신난다.
- 이래도 되나 싶다.
- 스테이크에 버터조절 실패로 거의 목살 튀김에 가깝다.
- 집안에 그을음이 가득하고 버터냄새가 진동한다.
- 맛은 있다.
- 살이 찌는 느낌이지만 어색한 거라고 믿자.
- 설거지가 힘든다. 기름 범벅.
- 탄수화물이 그리 생각나지는 않는다.
- 오전 운동할 때 땀에서 돼지기름 냄새가 난다.
- 시합 준비 중 벤딩기간(몸 안에 글리코겐을 완전히 고갈시키는 무탄수, 무지방식단)보다는 확실히 힘이 있다.
- 느끼함과 소화불량을 느낀다.
- 변이 묽고 기름지다.
- 얼굴에 기름이 가득하다.
- 웨이트 트레이닝할 때 근육에 자극이 많이 오는 것 같다.
- 아침에 눈이 부어 있다.

| **1일차 식단(10/6)** | |
|---|---|
| 09:00 | 돼지목살 200g, 버터 30g, 치즈 2장, 견과류, 각종 야채 |
| 13:00 | 닭 가슴살 70g, 참치 100g(기름 그대로), 계란 2개, 청양고추 1개, 홍고추 1개, 파 1개, 코코넛 오일 2Ts, 치즈2, 견과류, 각종 야채 |
| 17:00 | 닭 가슴살 70g, 참치 100g(기름 그대로), 청양고추 1개, 치즈 2장, 견과류, 각종 야채 |
| 21:00 | 족발, 게맛살 |

## 고지방 다이어트 2일

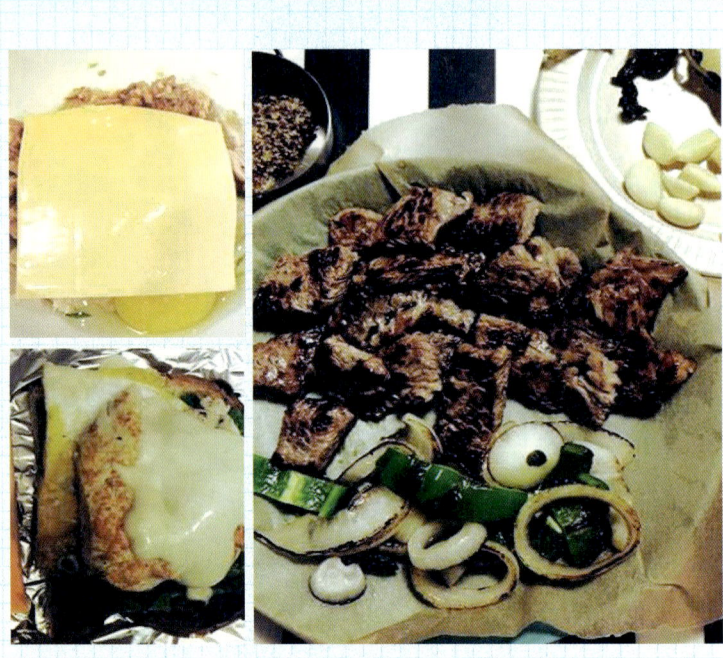

### 2일차 특징

- 아침에 눈꺼풀이 무겁다.
- 이마에 반질반질 기름기가 있다.
- 콜라 같은 탄산음료가 마시고 싶다.
- 속이 쓰리고 니글거린다.
- 포만감은 느껴진다.
- 평상시 3시간에 한 번씩 단백질과 탄수화물 식사를 했는데 고지방 식이요법은 4시간마다 먹어도 배가 안 고프다.
- 탄수화물이 부족한 탓인지 계속 졸리고 피로하다.
- 복부에 피부두겹이 두껍게 잡히는 것 같아 혹시나 살이 찌는 것은 아닐까 불안한 마음에 운동을 더 강하게 하는 것 같다.

| 2일차 식단 | |
|---|---|
| 09:00 | 삼겹살 150g, 오이 1개, 파프리카 1개, 치즈 2장, 견과류 |
| 12:00 | 운동 후 단백질 보충제 1잔 |
| 13:00 | 참치 150g(기름 안뺀 것), 계란 1개, 코코넛 오일 1TS, 치즈 1장, 오이 1개, 파프리카 1개 |
| 17:00 | 닭 가슴살 100g, 마요네즈 듬뿍, 바질페스토소스, 계란 2개, 치즈 1장, 식빵 반 조각 |
| 21:00 | 삼겹살 100g 이상, 쇠고기 등심 150g, 양파 반 개, 피망 반 개(코코넛 오일에 구움), 치즈 1장 ,알타리무 1개, 마늘 8개 |

## 고지방 다이어트 3일

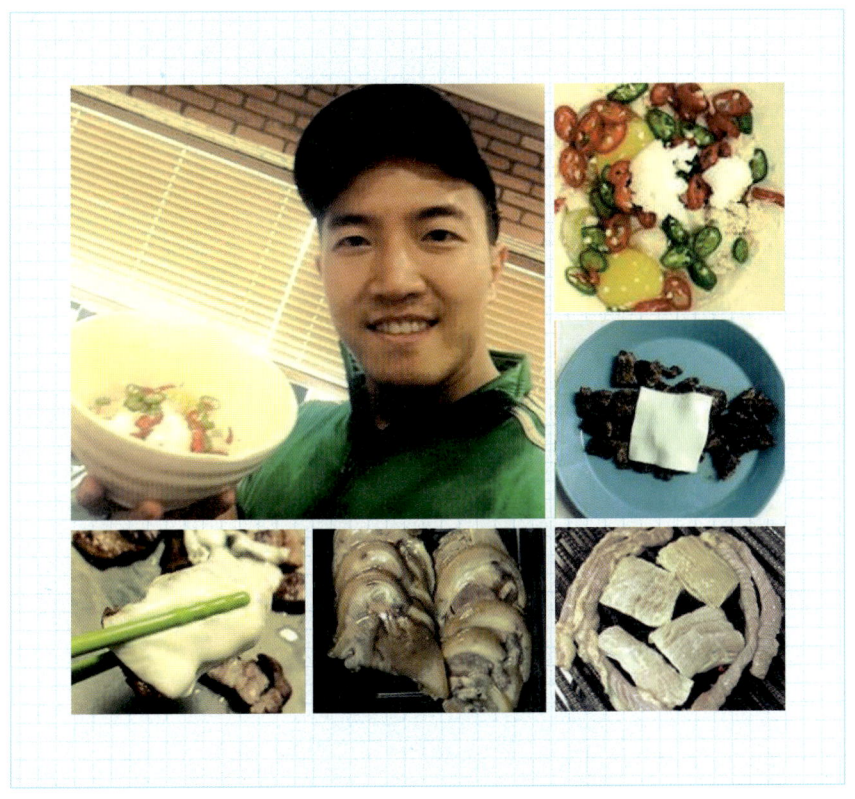

**3일차 특징**

- 느끼하다. 지겹다.
- 사이다 등 다른 음료 없이 음식을 먹기 힘들다.
- 다음 끼니가 걱정이 된다.
- 곱창이랑 양을 물과 드셔 보신 분 계신가요?
- 몸 안에 지방감지 센서 작동으로 분명히 운동을 더 강하게 하게 된다.

| 3일차 식단 | |
|---|---|
| 09:00 | 등심 200g, 치즈 1장, 요거트 1개 |
| 13:00 | 참치 100g(기름 안 뺀 것), 닭 가슴살 50g, 계란 2개, 코코넛 오일 2TS, 청양고추 1개, 홍고추 1개(느끼해서) |
| 17:00 | 족발 150g, 각종 야채 |
| 21:00 | 곱창 100g, 양 100g, 오이, 당근 |

## 고지방 다이어트 4일

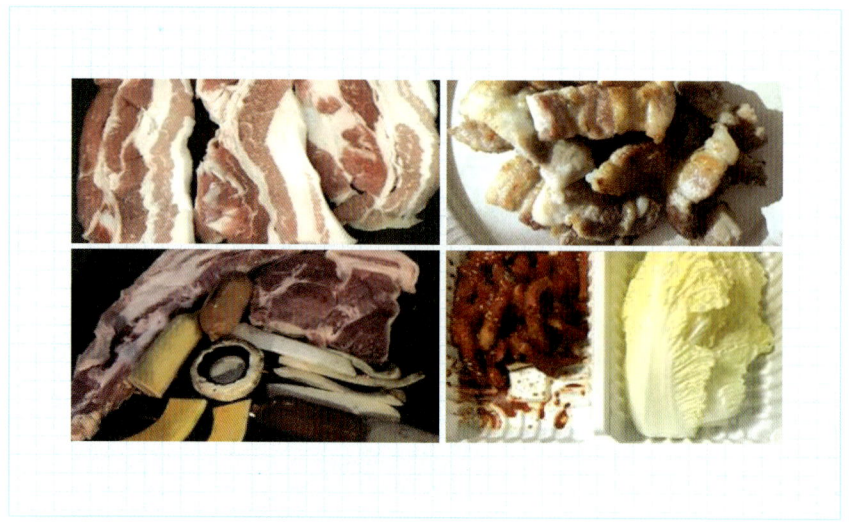

**4일차 특징**

- 아침부터 기름진 삼겹살.
- 얼굴이 부어 있다.
- 평상시 생각 안 나던 쌀이나 면 등 탄수화물이 땡긴다.
- 식비가 많이 들어간다.
- 복부 주변 피부두겁이 많이 잡히는 듯하다.
- 배탈이 났다.

| 4일차 식단 | |
|---|---|
| 09:00 | 삼겹살 150g, 각종 야채 |
| 13:00 | 족발, 보쌈, 배추, 양배추 |
| 19:00 | 오겹살 150g, 목살 100g 각종 야채, 버섯 |

## 고지방 다이어트 5일

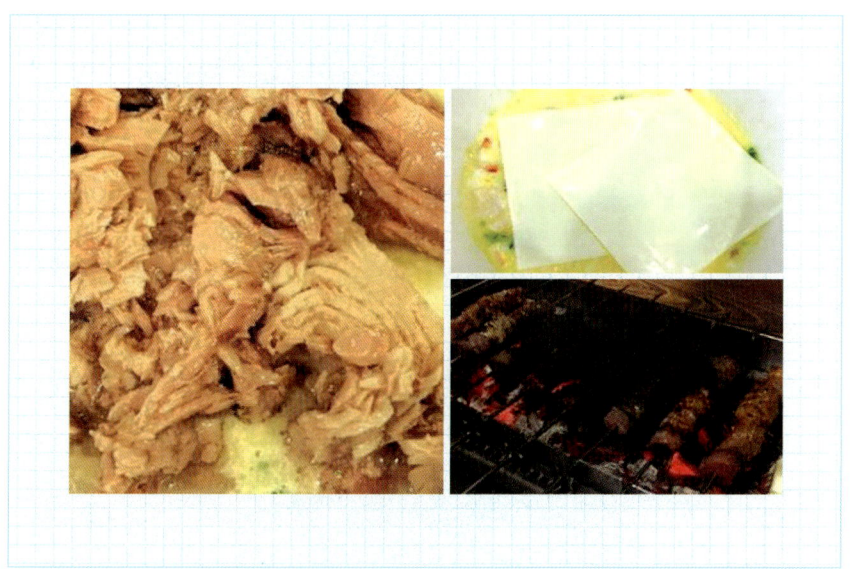

**5일차 특징**

- 점점 적응이 되어가는 것 같다.
- 무엇을 먹을지 고민이 많다.
- 얼굴이 붓고 살이 찌는 것 같은 느낌이 있다.

| 5일차 식단 | |
|---|---|
| 09:00 | 닭 가슴살 70g, 참치 100g(기름 그대로), 코코넛 오일 2TS, 치즈 2장, 호두 10알 |
| 13:00 | 닭 가슴살 100g, 계란 3개, 버터 30g, 치즈 2장, 각종 야채 |
| 17:00 | 계란 3개, 치즈 2장, 각종 야채 |
| 21:00 | 양꼬치 20개, 통마늘 5개 |

## 고지방 다이어트 6일

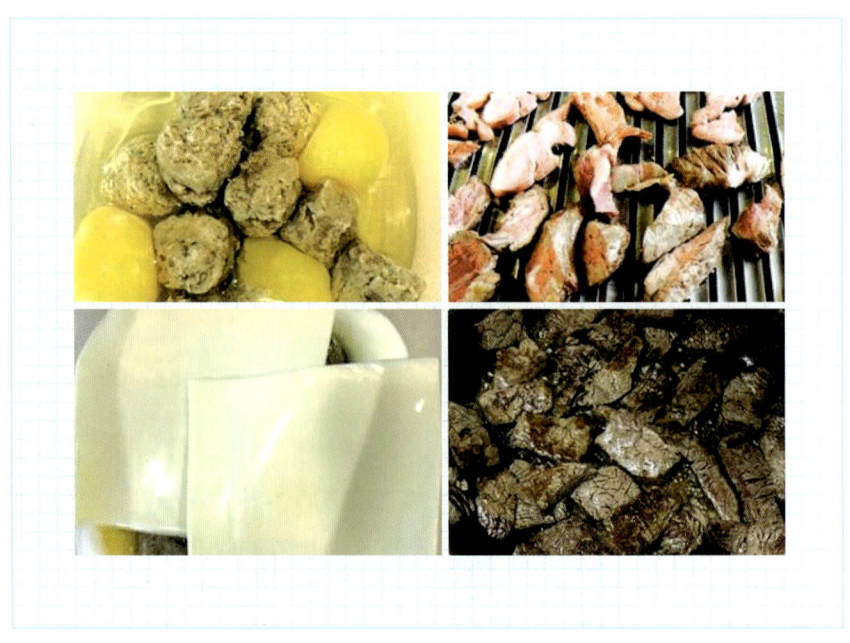

## 6일차 특징

- 빨리 끝나길 바라게 된다.
- 더 먹고 싶은 고기가 없다.
- 다양한 다른 음식이 먹고 싶다.
- 살이 찌고 있다는 걱정이 든다.

| 6일차 식단 | |
| --- | --- |
| 09:00 | 소고기 등심 200g, 버터 20g, 각종 야채 |
| 13:00 | 참치 150g(기름 그대로), 코코넛 오일2TS, 계란 2개, 청양고추 1개, 홍고추 1개, 치즈 2장 |
| 17:00 | 소고기 볼 100g, 코코넛 오일 2TS, 계란 3개, 치즈 2장 |
| 21:00 | 오리고기 150g, 등심 100g, 각종 야채 |

## 고지방 다이어트 7일

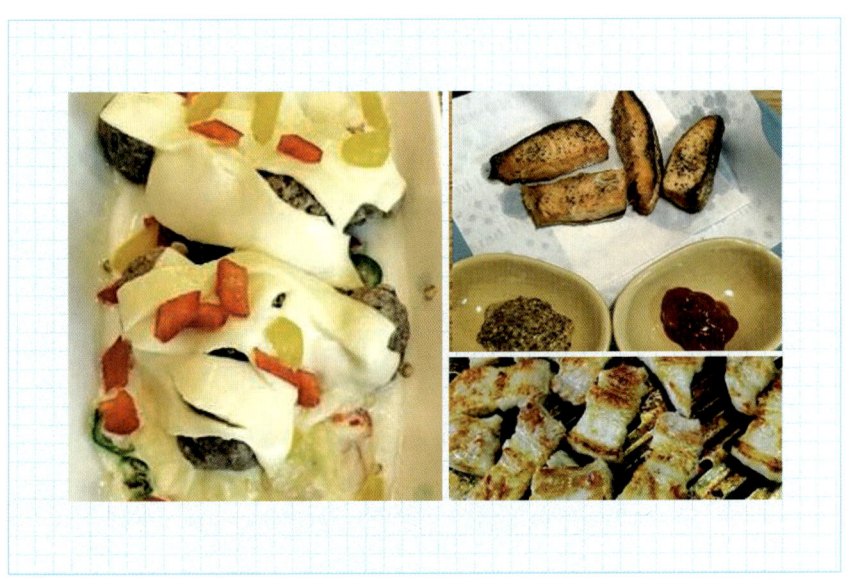

**7일차 특징**

- 드디어 끝이다
- 먹고 싶은 게 많아진다
- 빵, 밥, 탄산음료, 맥주 한 잔이 간절하다.
- 고기가 당분간 먹고 싶지 않을 것 같다.
- 인바디 체크를 빨리 해보고 싶다.

| 7일차 식단 | |
|---|---|
| 09:00 | 소고기볼 100g, 코코넛 오일 2TS, 현미 30g, 치즈 2장 |
| 13:00 | 버터구이 연어 200g |
| 17:00 | 소고기볼 100g, 계란 2개, 코코넛 오일 2TS, 치즈 2장, 청양고추 1개, 파프리카 반 개 |
| 21:00 | 삼겹살 200g, 각종 야채 |

## 고지방 다이어트 체험 종합 평가

### 1) 탄수화물 금단 현상

식사할 때 탄수화물을 줄여야 한다는 것에 대한 강박이 있어서 그런지, 매시간 탄수화물에 대한 갈망이 느껴졌고, 심지어 평상시 잘 먹지 않던 케이크나 라면, 김치볶음밥, 콜라 등이 생각났다. 그리고 지방을 의식적으로 섭취해야 한다는 것 또한 강박으로 다가와 식사를 구성할 때마다 부담을 느꼈다. 생활하는 데 지장이 있을 정도로 큰 불편함은 없었지만 탄수화물이 없어서 그런지 피로도 느껴졌다. 평소보다 졸음이 더 많이 오고, 순간순간 기억을 깜박깜박하는 모습도 있었다. 갈증을 많이 느껴 탄산수를 정말 많이

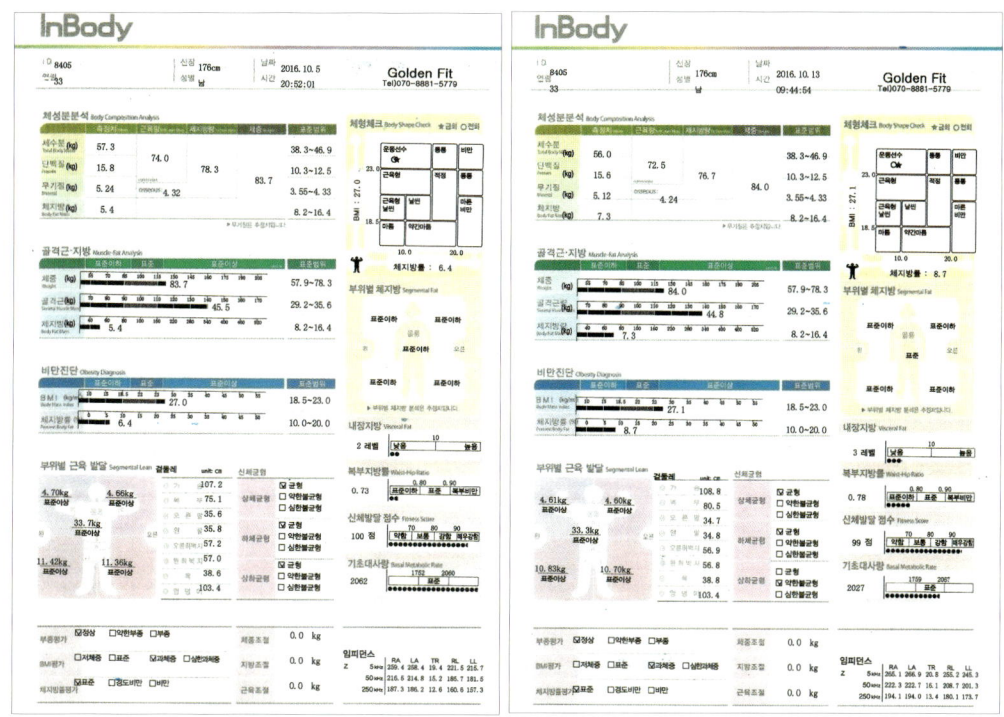

고지방 다이어트 인바디 Before　　고지방 다이어트 인바디 After

마신 것 같다.

## 2) 몸의 변화

최초 2~3일차까지는 설사(기름기 가득한)를 했고, 그 이후로는 별 반응이 없었다. 복부 주변의 피부두겹이 점점 두꺼워짐을 느꼈다. 주변 사람들도, 매일 보는 센터 내 선생님들도 얼굴이 약간 부은 것 같다는 말을 했다. 인바디의 결과에도 부정적인 변화가 있었다. 1주일 체험만으로는 과학적인 근거가 불충분하고, 인바디의 오차범위가 있기 때문에 이 다이어트 방법이 잘못됐다고 말하기는 어렵다. 또한 다이어트 시작하는 시기에 체성분이 나쁘지 않은 상태였기 때문에 얼마나 좋아질 수 있을지 의문이었지만 실제로 기간 동안 운동도 더 열심히 했음에도 불구하고, 인바디 결과는 나빠졌다.

### 3) 제 점수는요

아무리 좋은 다이어트 방법이 있다고 해도 무언가를 제한한다는 상태는 심리적으로도 불편함이 있는 것 같다. 하지 말라는 거 더 하고 싶고, 먹지 말라는거 더 먹고 싶다.

단, 오랜 기간 살을 빼지 못했던 고도 비만자나 다이어트가 꼭 필요한데 방식이 힘들어서 지친 분들에게는 아주 짧은 기간 자극제로 경험해 보는 것을 추천할 수 있지만, 나의 개인적인 느낌과 견해는 평생 이렇게 다이어트하기는 힘들 것 같다는 생각이 들었다. 다시 한 번 느낀 것이지만 배부르게 먹고 싶은 거 다 먹으며 원하는 몸을 만들 수는 없다.

다이어트 식단이라고 해서 닭 가슴살과 고구마만 먹는 것을 추천하지 않는다. 때로는 짜장면이나 삼겹살, 술도 한잔하며 육체와 정신적 건강을 함께 가져가는 것이 정말 중요하다.

# 2 고기를 마음껏 먹는
# 황제 다이어트

고지방 다이어트와 비슷하다. 밥, 떡, 빵과 같은 탄수화물을 전혀 먹지 않고, 단백질과 지방은 마음껏 먹는 다이어트방식이다.

좋은 점은 탄수화물을 적게 먹어 혈당이 낮아지고, 지방분해를 촉진한다는 장점이 있다. 그러나 고지방 다이어트처럼 큰 함정이 있다. 이 다이어트를 장기간 지속시, 계속해서 낮아지는 혈당 때문에 뇌 기능 및 업무능률 저하가 우려된다. 과다한 단백질 섭취는 체내에 흡수되는 과정에서 몸에 해로운 질소 노폐물을 내놓는데, 질소 노폐물이 너무 많이 생기면 신장을 상하게 할 수도 있다. 많은 양질의 단백질을 공수하려면 우리의 주머니 사정에도 분명 악영향을 미친다. 또한 다량의 동물성 지방섭취로 고지혈증 유발 위험이 있다.

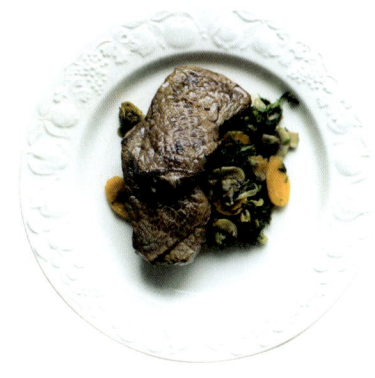

# 3 2주간 쭉 해야 하는
# 덴마크 다이어트

삶은 달걀, 채소 등을 이용한 고단백, 저탄수화물, 저열량 식이요법이다. 여성 연예인들이 많이 하는 다이어트라고 해서 유명해진 다이어트 방식인데, 아무리 살펴봐도 나와 함께 운동하는 스타들은 결코 이런 극단적인 방법을 사용하지 않는다.

계란이나 자몽, 블랙커피 위주의 식단으로 소금이나 설탕을 최대한 절제하고, 주로 굽거나 찌는 요리법으로 조리를 한다. 보통 2주 동안 실행하는데 만약 단 한 끼라도 계획된 식단에서 벗어나면 처음부터 다시 시작해야 한다. 식이요법 후에도 감자, 쌀, 옥수수 등의 탄수화물이 함유된 식품을 먹으면 안 된다. 정말 무시무시한 다이어트인 것 같다.

하루 섭취하는 열량을 700~900kcal로 제한하기 때문에 체중감량 효과가 크지만 대부분은 체수분의 손실로 일어나는 것이다. 이 부분이 가장 큰 함정일 수 있다. 이 다이어트의 좋은 점은 평소 섭취 열량의 절반 이하로 단기간 체중 감량에 효과가 크고, 탄수화물을 적게 먹어 혈당을 낮춰준다는 것이다. 하지만 지방보다는 체수분이 빠져 나가기 때문에 일시적인 효과가 대부분이다. 만약 일시적으로 다이어트를 하고 싶다면 잠시는 추천할 수 있지만, 2주의 다이어트 기간이 지난 뒤 다시 원래의 생활로 돌아가는 순간 요요현상은 시간 문제일 것이다. 나는 평상시 운동하시는 분들께 식단을 권유할 때 염분에 대해서는 관대한 편이다. 이것은 염분의 농도를 많이 구성한다는 뜻은 아니다. 적절한 염분의 섭취는 꼭 필요하다. 보통 다이어트 식단을 생각하면 무염식의 맛없는 음식을 먹어야 한다고 상상하기 쉬운데, 이것은 다이어트에 대한 잘못된 편견이다. 나는 오랜 기간 시합에 나가 보았고, 여러 가지 방식의 다이어트도 테스트해 보았다. 나는 시합을 준비하면서 염분을 100일 동안 끊어도 보았고, 또 다른 시합에서는 염분을 약 10일간 끊어도 보았다. 시합기간 보디빌더 선수들이 염분을 줄이는 이유는 수분조절을 하기 위해서인데 시합 전 염분을 끊고, 시합 1~2일 전 수분을 끊으면, 일시적으로 피부가 얇아지고 무대 위에서 근육이 더 선명해 보이기 때문이다. 하지만 시합이 끝난 뒤 다시 염분 섭취를 하게 되면 빠른 시간 안에 원래 상태로 돌아가거나, 조금 더 많은 양의 염분을 섭취하게 되면 부종이 생길 수 있다.

이런 이유로 잠시 동안의 덴마크 다이어트는 일시적 효과를 볼 수 있지만, 장기간 지속되는 다이어트가 아니기 때문에 요령껏 조절해야 한다.

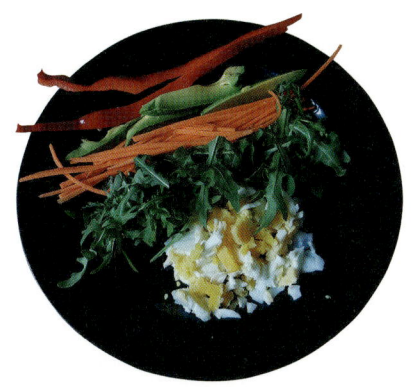

# 4 한 음식만 매일 먹어야 하는 원푸드 다이어트

과일, 채소, 달걀 중 한가지 식품만 먹는 방법으로, 같은 식품만 먹는 지루함으로 식욕이 감소할 수 있다. 만약 아무리 달걀을 좋아하는 사람이라 할지라도 하루 종일, 1주일간 내내 달걀만 먹는 다이어트를 시도한다면 달걀은 정말 꼴도 보기 싫은 음식이 될 수도 있다. 좋은 점은 한가지 음식만 먹게 되어 뭘 먹을지 고민하지 않아도 되고, 식욕이 감소하면서 섭취하는 열량이 줄어드는 효과를 볼 수 있다는 것이다. 이에 반해 나쁜 점은 영양 불균형과 근육량의 지속적 감소를 가져와 기초대사량이 낮아져 요요현상이 쉽게 나타난다.

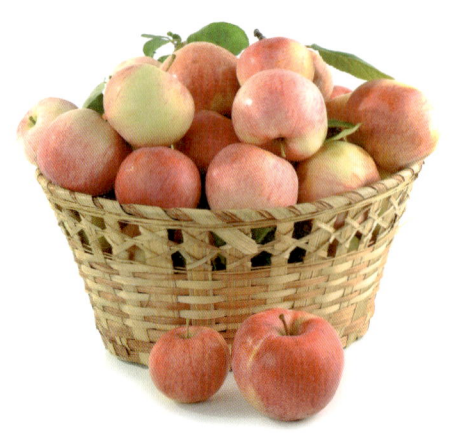

# 5 하루 한 끼를 레몬주스로 대체하는 레몬 디톡스 다이어트

약 3~7일 동안 레몬주스만 먹거나 하루 한 끼를 레몬주스로 대체하는 방법이다. 이 다이어트의 좋은 점은 몸 속 독소를 해독시켜 노폐물을 배출하면 대사가 촉진되어 지방분해에 도움을 준다는 것이고, 나쁜 점은 하루 500kcal 이하의 초 저열량식을 하게 되어 체수분과 근육 위주로 빠져 요요현상을 초래하게 된다는 것이다. 성장기나, 청소년기, 영양 섭취가 제대로 이루어져야 하는 임산부에게는 상당히 위험할 수 있다. 사실 이 다이어트는 그 누가 하더라도 체중이 줄지 않을 수는 없을 것이다. 실제 레몬의 칼로리는 매우 적고, 삼시세끼를 먹는 일반인에게 극단적으로 칼로리를 제한하는 디톡스 다이어트로 체중이 줄지 않으면 이상한 일이 아닐 수 없다. 지방의 감소보다 근육의 감소가 더 큰 불이익이 될 수 있기 때문에 꾸준히 건강을 지키고자 하는 다이어터라면 이 방식이 도움이 되지 않을 것 같다.

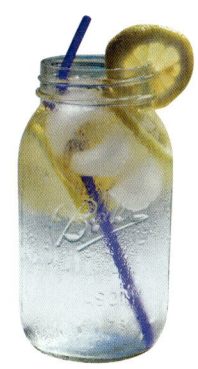

여러 가지 다이어트 방법을 늘어놓았지만 앞서 이야기한 많은 방식의 다이어트는 극단적인 방법들이 많았다. 스포츠영양코치 자격증(NSCA)을 취득한 나로서는 어떤 한 영양소를 제한하는 다이어트는 추천하지 않는다. 우리 몸에 필요한 필수 영양소가 있는데 필수 5대 영양소(물을 포함하면 6대 영양소)를 모두 섭취해 주어야 한다. 필수 5대 영양소에는 탄수화물, 지방, 단백질, 무기질, 비타민이 있다. 한 끼의 식사를 구성할 때 이 필수 영양소가 모두 포함되어 있도록 구성해야 영양 불균형을 초래하지 않는다.

단, 이 필수 영양소들을 어떤 형태로 구성하느냐에 다이어트의 성공과 실패가 분명히 나눠진다. 탄수화물을 선택할 때는 흡수가 느린 것으로 선택해야한다. 물론 운동 직전이나 직후 탄수화물이 빠르게 흡수되어야 할 때는 흡수가 빠른 것을 요령껏 섭취해야 하지만(예를 들면 운동전과 직후에 한 개의 바나나 정도의 과당 섭취) 평상시에는 고구마나 현미밥, 통밀이나 오트밀 등의 흡수 속도가 느린 탄수화물을 섭취하여서 지방으로의 빠른 전환을 막아야 한다.

단백질의 선택에서는 양질의 단백질을 선택하면 되는데 지방이 많지 않은 살코기나 계란, 콩류(두부), 생선과 같은 양질의 단백질을 선택해야 하고, 그 양의 조절에도 신경을 써야 한다. 단백질의 일일 권장량은 남성과 여성, 그리고 웨이트 트레이닝을 하는 사람과 하지 않는 사람으로 구분해서 나누어지는데, 아래 표와 같이 단백질 1일 권장량을 확인하면 된다.

**단백질 1일 권장량**

|  | 일반 남자 | 일반 여성 | 운동하는 남자 | 운동하는 여성 |
|---|---|---|---|---|
| 몸무게 1kg당 | 0.8~1g | 0.4~0.5g | 1.6~1.8g | 0.8~1g |

예를 들어 운동을 하는 80kg의 남성의 경우를 생각해보자. 하루 단백질

권장량을 계산해본다면 80kg×약 1.8g, 하루 약 150g의 단백질을 섭취하여야 한다. 하루에 단백질 150g인데 어떤 귀차니스트께서 한방에 단백질 150g을 먹으면 하루에 한번만 먹어도 되냐는 질문을 하신 적이 있었다. 정말 그러면 편하겠지만 우리 몸은 그리 호락호락하게 넘어오지 않는다.

연인에게 아침에 출근할 때 길게 전화 통화했다고 점심 먹고, 퇴근해서 저녁 먹고 잘 때까지 연락 한 번 없으면 섭섭해하지 않을까? 사랑하니까 계속 보고 싶고, 생각나고, 꾸준히 챙기게 되듯 내 몸도 사랑하는 마음과 같은 태도로 대해야 한다.

내가 한 번에 흡수할 수 있는 양 이상의 단백질을 먹는다면 그 잉여 에너지는 중성지방으로 전환되어 복부 주변에 쌓이거나, 또는 배설되거나 둘 중의 하나의 형태로 돌아가게 된다. 비싼 단백질 챙겨 먹고, 뱃살이 더 찌거나 없애버리는 부작용이 발생할 수 있는 것이다.

그래서 시간을 나누어서 먹어야 하는데, 하루 24시간 중에 잠들어 먹지 못하는 시간과, 잠들기 직전과 직후 뒤척이는 시간을 약 9시간으로 잡는다면 우리에게 주어진 식품을 섭취할 수 있는 시간은 약 15시간 정도가 된다. 사람마다 조금씩 차이는 있겠지만 소화와 흡수의 시간을 따졌을 때 근 손실이 없이 식사할 수 있는 시간 차이는 약 3~4시간으로 나눌 수 있다. 3~4시간마다는 규칙적인 시간에 식품을 섭취해 주어야 한다는 것이다.

150g의 단백질을 우리가 깨어 있는 15시간 동안 3시간마다 먹는다면 단백질 30g씩 5회 식사를 하면 150g의 권장량을 채울 수 있게 된다.

그렇다면 단백질 30g의 양은 어떻게 알 수 있을까? 닭 가슴살로 예를 들자면, 닭 가슴살 무게 100g 안에 들어 있는 단백질이 약 20~24g 정도가 있다. 그렇다면 닭 가슴살로 단백질을 구성한다면 한 끼 식사에 닭 가슴살의 무게 약 130~150g을 구성해야 한다는 것이다.

닭 가슴살 한 조각을 약 100g으로 보기 때문에 150g을 먹어야 한다면 닭 가슴살 1조각 반을 먹어야 하는 것이다.

다른 육류(살코기)들도 대부분 비슷하게 g당 단백질 함량으로 생각하면 된다.

지방의 선택에서는 동물성 지방을 일부러 섭취할 필요는 없다. 일반적으로 섭취하는 단백질(육류)에 소량의 지방이 있기 때문이다. 우리 몸에 중성 지방으로 축적되는 속도가 느린 식물성 지방으로 지방의 섭취를 대체한다. 식물성 지방에는 요즘 떠오르는 아보카도나 견과류 등으로 대체하면 건강한 지방 식단을 구성할 수 있다.

무기질과 비타민은 각종 야채나 해조류에도 많이 함유되어 있는데, 우리가 알고 있는 다이어트 식단에서 여러 가지 다양한 색깔의 야채를 구성하면 좋다.

그리고 필수 6대 영양소 안에 포함된 물! 물의 섭취도 중요하다. 물은 식사 직전과 직후는 피하는 것이 좋다. 이는 위에서 소화를 돕는 위산의 농도를 옅게 만들고 융털의 작용을 방해하여 소화 흡수율을 낮출 수 있기 때문이다. 식사 직전 약 30분과 직후 약 30분의 시간은 피하고 평상시의 시간에서 의식적으로 많은 양의 수분을 섭취하는 것이 좋다.

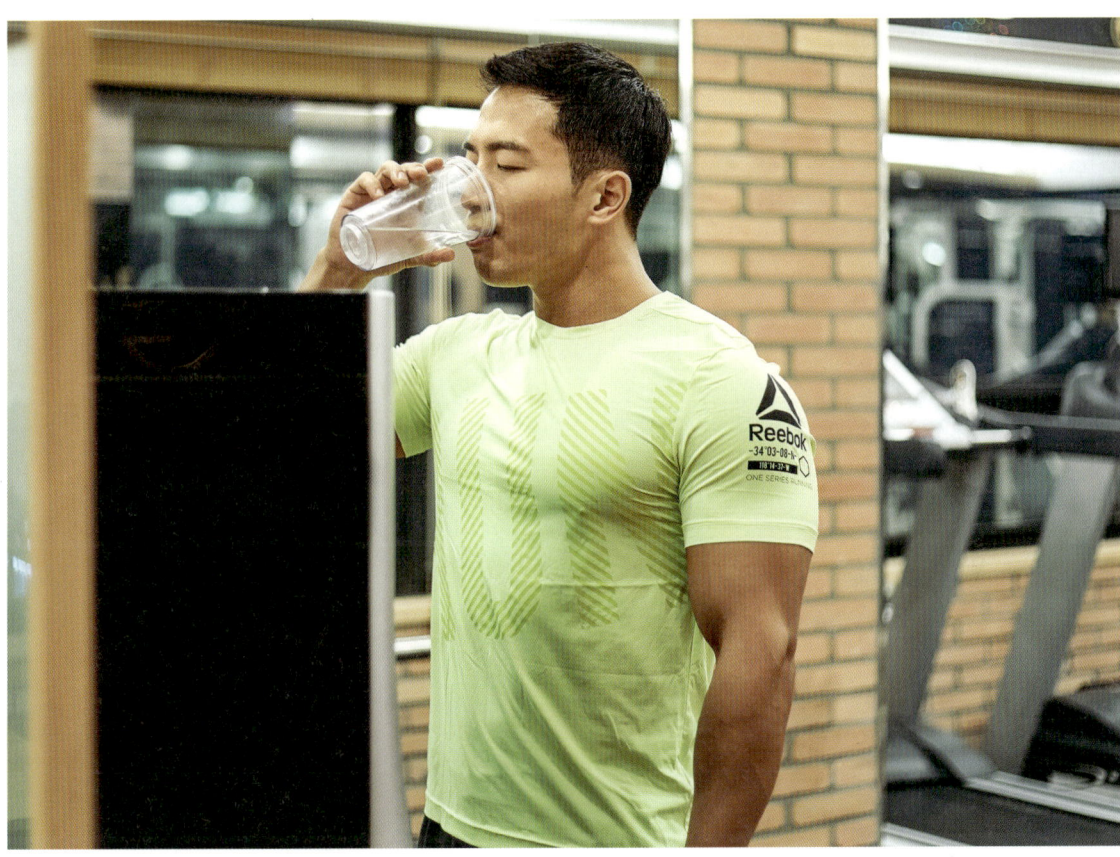

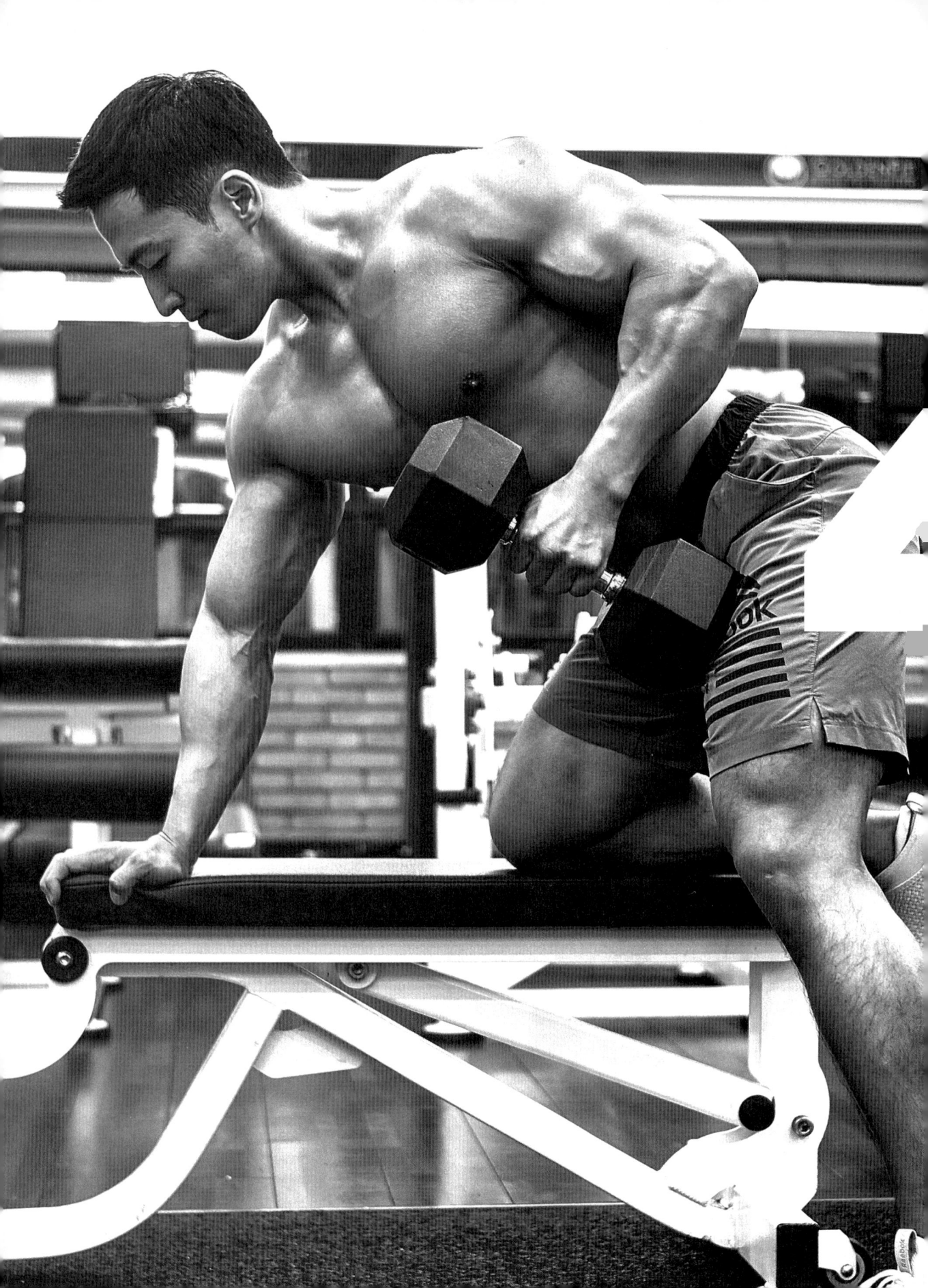

# 운동의 왕도,
# 근육을 알자!

4

STAR BODY WARS

직업이 트레이너인 나에게 많은 분들이 질문을 하신다. 가족, 친척, 친구들, 회원님들, 심지어 일터가 아닌 자리에서 처음 만난 분들조차도 나의 직업을 아는 사람이라면 누구든지 평소 궁금했던 운동과 건강에 대한 질문을 많이 하신다.

"몸은 어떻게 하면 좋아질 수 있어요?"

"밥은 어떻게 먹어야 해요?"

"운동은 꼭 해야 하나요?"

"웨이트 트레이닝 안 하고는 몸을 만들 수 없나요?"

"술 마시면 안 되나요?"

다양한 질문들이 쏟아져 나온다. 예전에는 이런 질문을 받으면 건강에 관심이 많은 것이 너무도 좋아서 구체적으로 세세하고 친절하게 설명을 드렸다. 질문 하나하나에 아주 성심성의껏, 모르면 그 자리에서 찾아서 말했고, 설명에 부족함이 느껴지면 나중에 전화라도 해서 설명했었다. 하지만 이상한 것을 느꼈다. 분명히 이렇게 자세히 설명을 드렸고, 잘 알겠다고 고개까지 끄덕이시던 많은 분들이 다시 만나면 똑같은 질문을 또 하신다.

"근력 운동을 꼭 해야 하나요? 단백질은 먹어야 하나요?"

물론 나에게 질문했던 분들이 모두 그런 것은 아니지만 이제 나도 방어적인 상태가 된다. 정말 간절히 원해서 물어보는 사람과 그냥 심심해서 물어보는 사람들로 나누어서 반응하게 된다. 답변을 간절히 원하고, 정보를 쉽게 얻기 힘든 상황이라면 친절히 답변을 드리지만, 그렇지 않은 상황이라면 이렇게 대답한다.

"요즘 방법을 몰라서 못하는 사람은 없죠. 헤헤헤."

SNS가 발달하여 정보가 넘치는 요즘에는 몰라서 다이어트를 못한다는 건 핑계같지만, 아무리 정보가 넘쳐나도 실행에 옮기지 못하는 분들이 많다.

# **1** 내 근육을 안다는 것

근육을 알아야 운동이 쉽다는 것은 여러 가지 의미가 있는데, 근육의 모양, 기시점과 착지점(해부학)을 알면 더 효과적인 운동을 할 수 있다. 예를 들어 어깨 운동 중 전면 삼각근의 운동을 한다면 전면 삼각근의 구조를 알아야 한다. 프론트 레이즈(Front Raise)가 전면 어깨운동이라고 해서 무턱대고 덤벨이나 바벨을 앞으로 들어 올리면 부상을 당하거나 운동의 효과가 적을 수 있다.

전면 삼각근이라는 근육의 시작점은 쇄골의 외측 1/3지점에서 시작해서, 상완 골(위팔뼈) 조면에서 끝난다. 이렇게 위치를 알았다면, 그 근육의 결대로 중량부하를 느끼도록 움직여 주면 된다. 각 부위별로 복잡한 움직임들이 있을수 있지만 근육의 모양과 그 근육이 담당하는 움직임을 인지한 상태에서 운동을 진행한다면 더 효과적인 운동을 할 수 있다.

또한 근육의 성장은 근육의 손상과 직접적인 연관이 있다. 근력 운동을 하게 되면, 운동할 때 발생하는 급성 근통증과, 운동 후에 나타나는 알이 베기는 현상인 지연성 근통증(Delayed Onset Muscle Soreness)이 나타나게 된다. 하지만 일반인들은 근력 운동을 진행하다가 근육에 통증이 오기 시작하면 중량을 내려 놓는다. 예를 들어 대표적인 하체 운동인 스쿼트를 진행하다가 다리가 아프면 그 세트를 중단하고 휴식을 취한다.

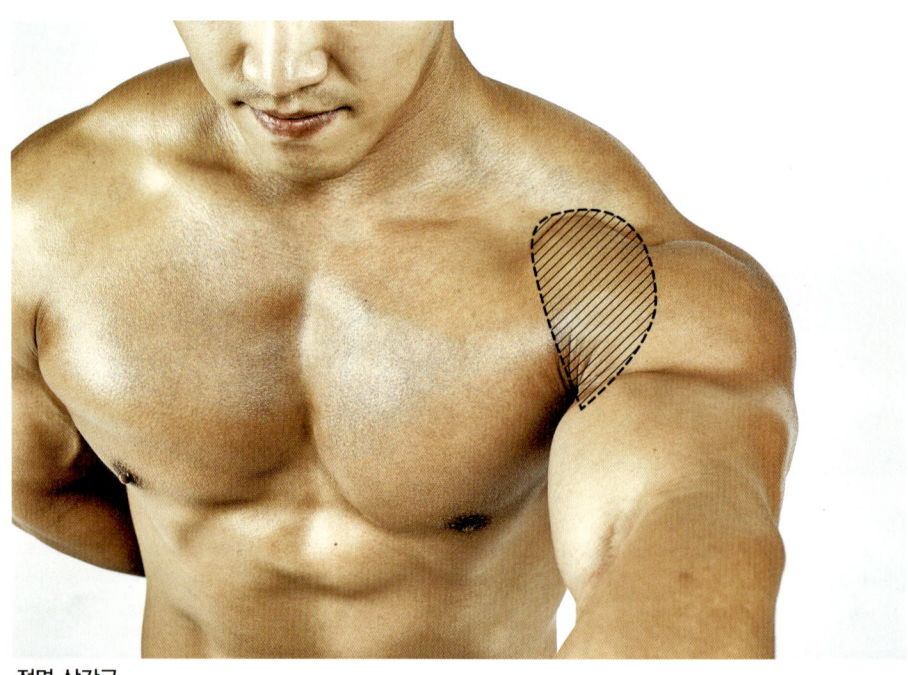

전면 삼각근

하지만 운동 시 다리가 아프기 시작하는 급성 근통증의 시점에서 더 '악으로 깡으로' 버텨야 해당 부위의 손상을 얻을 수 있다. 나의 경우, 웨이트 트레이닝의 세트를 진행하다가 급성 근통증이 찾아오는 시점이 오면 '아 지금부터 시작이구나'라고 생각하며 그때부터 더 집중한다. 또 가끔은 고문을 참아내는 영화 장면을 상상하면서 실패 지점까지 연속한다. 여기서 실패 지점이라고 함은 급성 근통증을 이겨내고, 계속 진행하다가 더 이상 같은 각도에서의 움직임이 나오지 않는 시점을 이야기한다.

매 세트간 실패 지점을 경험하고, 그 세트를 이겨냈을 때 확실한 지연성 근통증을 경험하게 된다. 그러나 이러한 근통증만 만들어 냈다고 효과적인 근 성장을 이뤘다고 보기는 힘들다.

근육은 손상이 일어나고, 충분한 영양이 공급되고, 충분한 휴식이 이루어질 때 완벽한 성장을 기대할 수 있다. 운동을 지도할 때 회원님들이 포기하려는 순간 말씀드린다.

"포기하지 마세요. 지금부터입니다. 그분이 오셨습니다. 반갑게 맞이하세요."

이런 말씀을 확실한 포인트에서 해드리면 당장 포기하시려다가도 몇 개는 더 참고 이겨내신다. 트레이너나 보조자가 필요한 이유도 여기에 있을 수 있다. 실패 지점까지 세트를 이끌어내고 나아가 더 이상 할 수 없는 시점인 실패 지점이 왔을 때 2~3개 정도를 더 할 수 있도록 도움을 주는 강제 반복을 할 수 있다. 이렇게 근육의 손상을 잘 이겨내려면 근육 성장의 원리를 알아야 한다. 또한 근육의 성장에는 충분한 영양도 꼭 필요하다. 집을 짓는다고 가정해보자. 집을 짓기 위해서는 꼭 필요한 준비물이 있다. 집의 구조를 만들어주는 철골과 시멘트일 것이다. 우리의 뼈는 집을 지을 때 필요한 철골이라고 가정한다면 단백질과 탄수화물 등 필수 영양소들을 시멘트라고 볼 수 있다. 시멘트의 원활한 공급이 없으면 튼튼한 집을 만들 수 없고, 철골 역할을 하는 뼈도 보호하기 힘들 것이다. 시멘트 가루만 있다고 해서 철골에 붙지 않을 것이다. 물과 적절히 혼합되어서 딱딱하게 굳어지게 되는데, 그 물은 운동이라고 보면 된다. 아무리 양질의 단백질을 먹는다고 해도 운동을 통한 근육의 손상이 없다면 성장을 기대하긴 힘들 것이다.

또 중요한 것은 휴식이다. 시멘트가 제대로 굳기 전에 또 다른 물이나 시멘트가 들어간다면 제대로 원하는 모양대로 만들어지지 않을 것이다. 집을 지을 때도 시멘트가 잘 굳을 수 있도록 도와주는 것이 필요하듯, 근육도 휴식이 필요하다. 이런 이유 때문에 분할 트레이닝이라는 운동이 필요하다.

분할 트레이닝은 근육들을 날짜별로 나누어서 훈련하는 것을 이야기 하는데 예를 들면 이렇다. 몸에서 훈련부위를 크게 8가지로 나누어 본다. 가슴, 등, 어깨, 이두, 삼두, 하체, 복부(옆구리), 허리 물론 훨씬 더 많은 세부적인 근육들이 있지만 편의상 큰 부위로 나누어 보고, 요일별로 분할하여서 트레이닝한다.

**요일별 분할 트레이닝 예시**

|  | 월 | 화 | 수 | 목 | 금 | 토 | 일 |
|---|---|---|---|---|---|---|---|
| 운동 부위 | 가슴 | 등 | 어깨 | 가슴 | 등 | 어깨 | 휴식 |
|  | 삼두 | 이두 | 하체 | 삼두 | 이두 | 하체 |  |
|  | 복부 | 허리 | 옆구리 | 복부 | 허리 | 옆구리 |  |
|  | 유산소 | 유산소 | 유산소 | 유산소 | 유산소 | 유산소 |  |

위의 표는 하나의 샘플이지만 분할 트레이닝의 프로그램에는 정답이 없다. 몸이 적응할 때쯤 나름의 센스 있는 방법으로 변화를 주어도 좋다. 중요한 것은 이 분할 트레이닝이 운동 부위의 휴식 시간을 주기 위함이라는 것

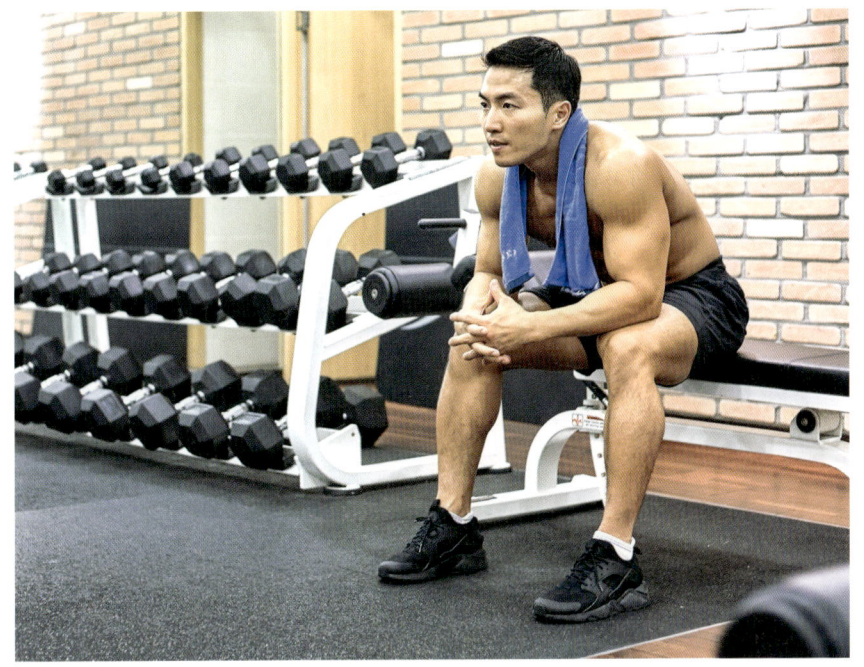

이다. 표에서처럼 가슴과 삼두, 복부 운동을 월요일에 했다면 화요일과 수요일에는 타깃 머슬을 바꿔 다른 부위를 손상시키는 동안 휴식을 취해 주는 방법이다. 충분한 휴식이 있었다면 또 다시 물을 뿌리고 시멘트를 덧붙인다고 생각하면 쉽다. 몸은 정말 솔직한 친구이다. 노력은 배신을 하지 않고, 언젠가 어디선가 고스란히 나타난다. 어렸을 적 미술시간에 찰흙으로 사람을 만들어본 적이 있을 것이다.

짧은 시간 건성건성 덕지덕지 찰흙을 만든다면 디테일하고 예쁜 사람은 나오기 힘들 것이다.

지루하고 힘들어도 꾸준히 뚜렷한 목표와 의지를 갖고 시간과 노력을 투자한다면 100% 마음에 들진 않더라도 원래 상태보다는 100배 나은 모습일 것이다.

웨이트 트레이닝이 지루하다고 해서 대충 적당히 한다면 적당히 좋아지다가 정체한다.

자신이 볼 때는 더디고 변하지 않는 것 같지만 꾸준히 노력하면 어느 순간 완벽에 가까워진 모습을 발견할 것이다. 정말 변하지 않는다면 가슴에 손을 얹고 생각해 보아야 한다.

정말 열심히 그리고 잘 훈련했는지, 아니면 다른 것을 먹고 있는 것은 아닌지…….

위의 내용처럼 운동과 영양, 휴식은 꼭 필요한 3대 요소인데, 여기에 정신력이라는 요소가 함께 들어맞는다면 더 큰 시너지를 발휘할 수 있다.

운동할 때에도 참고 이겨내는 정신력, 영양을 섭취할 때에도 먹고 싶어도 참고, 먹기 싫어도 먹어야 하는 의지와 정신력, 휴식도 마찬가지로 적절히 취해 주는 정신력이 필요하다.

# 2 웨이트 트레이닝은 각도와 속도!

앞서 근통증에 대해서 소개했는데 근통증은 급성 근통증과 지연성 근통증으로 나눌 수 있다.

급성 근통증은 운동을 할 때 바로 나타나는 근통증이고, 지연성 근통증은 운동 후 하루 이틀 뒤에 나타나는 근통증이다. 쉽게 말해서 운동 부위 근육에 알이 배기는 현상이다. 근육에 제대로 된 손상이 있어야 제대로 된 성장을 기대할 수 있듯이 가장 중요한 것은 운동을 잘 해야 한다. 무엇이든 열심히 하는 것도 좋지만, 효율적으로 요령껏 잘하는 것도 중요하다.

무턱대고 다짜고짜 운동 강도를 높인다고 해서 모든 이들이 몸이 좋아지진 않는다. 오히려 부상을 야기시키고, 건강을 해칠 수 있다. 근육의 성장을 기대하는 웨이트 트레이닝은 급성 근통증을 바로 느낄 수 있도록 운동하는 것이 중요한데 이 급성 근통증으로까지 유도하는 것이 중요하다. 부싯돌로 불을 붙이려 할 때를 상상해보자. 같은 곳을 계속해서 긁어내야 표면이 뜨거워지고 불을 지필 수 있다. 만약 처음 긁었던 곳과 두 번째, 세 번째 긁어내는 곳이 다르다면 불을 지피기는커녕 손만 아플 것이다.

하지만 집중해서 같은 곳을 계속해서 긁어낸다면 몇 번만으로도 효율적으로 불을 지필 수 있을 것이다. 이처럼 근육의 움직임을 이해하고 그 각도와 일정한 속도를 유지해야 한다. 웨이트 트레이닝 세트를 진행하는 동안에는 내가 기계처럼 똑같은 각도와 일정한 속도로 운동을 해야 한다는 것이

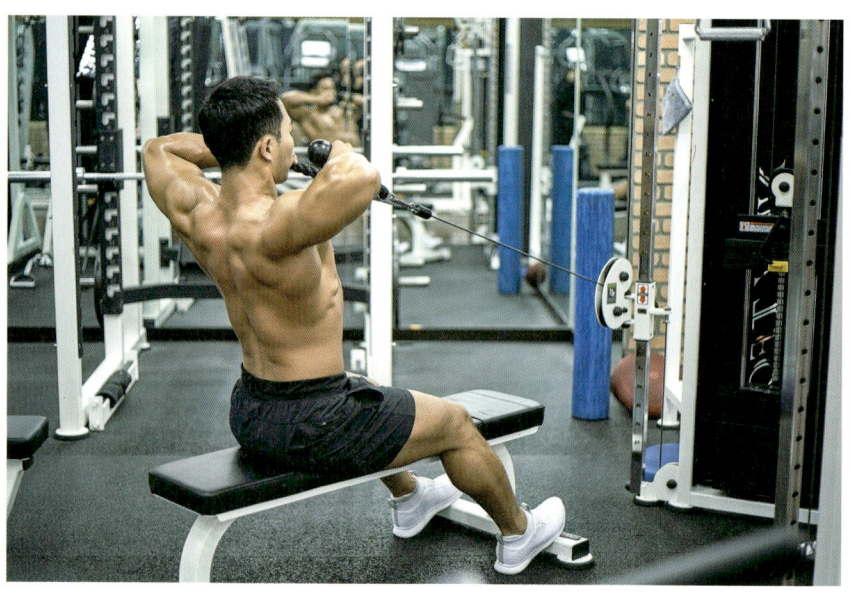

다. 운동을 지도하다 보면 어떤 분은 힘이 들어도 잘 참고 견디시는 분이 계시고, 어떤 분은 조금만 힘이 들어도 바로 포기한다. 그리고 일정한 속도를 유지하다가도 힘이 들기 시작하는 시점부터 반복 속도가 늦어진다거나, 개수와 개수 사이에 잠깐 쉬었다가 진행을 한다거나, 반동을 일으킨다거나, 여러 가지 꼼수가 생길 수 있는데, 정직한 운동만이 내 몸을 더 발전하게 해줄 수 있다. 웨이트 트레이닝이 단순하고 지루하다고 생각하는 사람들이 많다. 하지만 알면 알수록 신기하고 재미있는 운동이다. 횟수마다 똑같은 각도와 일정한 속도를 유지하면서도 동시에 근육이 터질 것 같고, 타들어가는 느낌이 드는 최고점에서 정신을 차리고 집중을 한다는 것 또한 웨이트 트레이닝이 갖고 있는 매력인 것 같다.

# **3 지방**이
## 찌고 빠지는 순서

사람마다 체형이 다르고, 지방이 분포되는 부위가 다르다. 다리에 지방이 많은 사람, 팔에 지방이 많은 사람, 복부에 지방이 많은 사람, 몸통은 말랐는데 팔다리가 두꺼운 사람, 몸은 말랐는데 얼굴에 지방이 많은 사람 등등. 여러 형태의 체형이 존재한다. 이것은 선천적으로 유전적으로 타고난 체형일 수도 있고, 후천적으로 생활습관이나 환경적인 요인에 의해서 체형의 변형이 일어났을 수도 있다.

어디 부위에 지방이 분포되어 있던 간에 대부분의 사람들은 자신의 몸에 지방이 많이 있는 것을 싫어한다. 건강학적으로나, 미적으로 지방은 반갑지 않은 손님이다.

나에게 운동을 배우는 분들도 여러 가지 체형을 가지고 있다. 다이어트를 하는 대부분의 여성들은 질문한다. 뱃살만 뺄 수 있는 방법은 없나요? 전 팔뚝 살만 빼고 싶어요. 허벅지 살은 어떻게 빼요? 등등 부위별로 살을 빼고 싶어 하신다.

하지만 우리 몸의 지방은 거의 비슷한 분포로 빠진다. 복부 운동을 한다고 뱃살이 빠지고, 팔뚝 운동을 한다고 팔뚝 살만 빠지지 않는다는 것이다. 물론 다이어트를 하면서 관심 부위의 운동을 집중한다면 그 부위의 탄력을 갖출 수는 있을 것이다.

"저는 뱃살을 빼고 싶은데 빠지라는 뱃살은 안 빠지고 자꾸 얼굴 살이랑 가슴살이 빠져요. 어쩌죠?"

일반적으로 지방이 빠지는 패턴은 이렇다. 위에서부터 아래로! 찌는 패턴은 아래서부터 위로! 여성 분들에게는 화가 나는 일이 아닐 수 없다. 얼굴살이 빠진다? 나이 들어 보여 싫고, 가슴이 빠진다는 건 있을 수도 있어서도 안 되는 일이다. 하지만 사람마다 조금씩은 차이가 있겠지만 대부분의 패턴은 얼굴부터 아래로 차례차례 빠진다. 만약 얼굴과 가슴에 지방이 빠졌다면 조금 더 기다리며 다이어트를 해야 한다. 그러면 그 다음은 뱃살이 빠질 순서이다.

반대로 얼굴이 쪘다면? 죄송하지만 그 아래 신체 부위는 말할 것도 없이 살쪘을 것이다.

# 4 올바른
## 운동의 순서

"웨이트 트레이닝을 먼저 해요?"

"유산소 운동을 먼저 해요?"

"운동 전에 스트레칭을 하는 게 좋나요?"

운동 순서에 대한 질문을 많이 받는다.

정답은 그때그때 다르다. 운동 목적이 어디에 있느냐에 따라서 웨이트 트레이닝을 먼저 할 수도, 나중에 할 수도 있다.

일반적으로 웨이트 트레이닝은 근육량 증가와 체지방 감소에 목적을 둔다. 만일 이런 경우라면 운동의 순서는 워밍업 → 웨이트 트레이닝 → 유산소 운동 → 스트레칭 순으로 하면 된다.

처음에는 가볍게 워밍업 개념으로 유산소 운동을 5~10분 정도를 하고, 본 운동의 개념으로 웨이트 트레이닝을 약 1시간 정도 한다. 웨이트 트레이닝으로 몸 안에 저장된 탄수화물을 사용하고, 다음으로 지방을 연소시키는 시점일 때 유산소 운동을 진행해서 에너지 대사 과정의 시너지효과를 유도하는 것이다. 강도 높은 웨이트 트레이닝 이후에 유산소 운동으로 지방 연소를 효과적으로 해서 근육량은 증가시키고, 지방은 없애는 순서이다. 마무리로 스트레칭을 5~10분 정도 진행하면 된다.

워밍업은 정말 중요한 과정이다. 본 운동 전에 체온을 1°C 정도 올리면 관절이 부드러워지고, 몸의 유연성도 증가한다. 따라서 고강도의 근력 운동

시에 부상의 위험을 막아준다. 또한 워밍업 동안에 대뇌의 흥분 수준이 높아져서 격렬한 움직임이나 심리적 압박에도 대비할 수 있다. 그리고 운동이 끝나고 난 뒤 괴로운 상태, 즉 데드 포인트를 가볍게 하기 위해서도 도움이 된다. 하지만 대부분의 사람들은 이 워밍업을 간과한 채로 바로 본 운동에 들어가지만 나는 회원님들께 꼭 말한다. PT를 받는 시간 전에 10분 정도 미리 오셔서 가볍게 걷고 계시라고. 그럼 정각에 제가 트레드밀로 가겠다고 말씀드린다.

실제로 수업을 받으시는 회원님들은 미리 와서 성실히 워밍업을 진행하시고, 만약 워밍업 시간이 없는 경우라면 피티 프로그램 안에 약간 체온을 올릴 수 있는 유산소성 프로그램을 넣어서 운동 시 발생할 수 있는 위험을 감소시킨다. 이처럼 워밍업은 정말 중요하다.

다음으로 운동 목적이 체력 증진이라면 운동의 순서는 달라질 수 있다. 마라톤이나 사이클 선수, 철인삼종 경기를 하기 위해 체력 훈련을 목적으로 하는 사람이라면 워밍업 이후에 심폐 훈련을 먼저 하기도 한다. 운동의 목적이 근육량의 증가에 있는 것이 아니라 특수한 목적에 포커스를 맞춘다면 힘이 많이 남아 있는 시점, 즉 운동 초반에 그 힘을 집중시켜야 한다. 이런 경우에는 워밍업 → 심폐훈련 → 간단한 근력 운동 → 스트레칭 순으로 진행하면 된다.

스트레칭을 먼저 하느냐 나중에 하느냐에 대한 질문도 많이 있다.

이것도 마찬가지로 정답이 있는 것은 아닌데 근력 운동 전에 과한 스트레칭은 오히려 근육이 느슨해진 상태를 만들 수 있기 때문에 근력 운동이 모두 끝나고 스트레칭하길 권한다.

스트레칭도 종류가 다양하다. 스스로 하는 능동적 스트레칭과 상대방이 해주는 수동적 스트레칭, 동작을 멈춘 상태로 유지하는 정적 스트레칭과 반

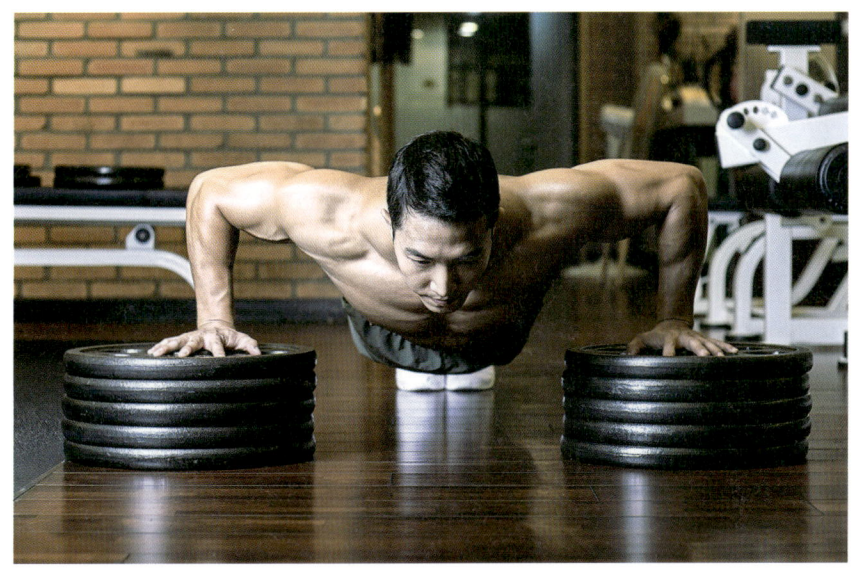

동을 사용하는 동적 스트레칭, 자가근막 스트레칭, 고유감각 신경근 촉진 등
여러 가지의 스트레칭이 있지만 운동 이후에 운동을 진행했던 해당 부위에
대한 스트레칭을 본인의 여건에 맞추어 진행하면 좋다.

웨이트 트레이닝의 순서에 팁! 부족한 부위를 먼저 한다.

예를 들어 등 운동을 하는 날에는 등 근육 중 부족한 부위를 먼저 하는 것
이다. 등 근육이 하나처럼 보이지만 등에는 상부, 중앙, 하부 등 근육이 있
고, 등 근육의 바깥쪽과 안쪽 등등으로 등 부위를 세분화시킬 수 있다. 만약
등 근육의 하부가 부족할 시에는 등에 힘이 많이 남아있을 운동 초반에 벤
트 오버 로우(Bent over row)나 데드리프트(Deadlift)와 같은 등 하부에 자극을
줄 수 있는 훈련을 먼저 진행하는 것도 좋은 방법이 될 수 있다. 근육 훈련
루틴을 본인이 구성한다고 생각하면 무작위로 운동의 종류를 구성하는 것
이 아니라 내가 부족한 곳에 포커스를 둔 훈련 루틴을 구성해야 한다.

# 5 나의 약점을
## 알아라

대부분 사람들은 신체의 강점이 되는 부위의 운동을 잘하고, 또 즐겨 한다.

예를 들어 팔이 두꺼운 사람이 있다면 그 사람은 팔운동을 좋아하고, 팔운동 시에 느낌을 잘 찾고, 운동 루틴에 팔운동도 많이 들어가 있을 것이다. 하지만 강점을 부각시키는 것도 좋지만 강점이 너무 부각되면 그것이 오히려 밸런스를 무너뜨리는 악영향을 가져올 수 있다.

민소매 티셔츠에 반바지를 입은 남자가 지나간다.

이두근과 삼두근, 쉽게 말해서 팔이 엄청나게 두껍다. 우와, 탄성을 지르며 그 남자의 뒷모습을 보니 다리는 젓가락처럼 얇다. 두껍고 강한 팔 근육이 우스꽝스럽게 보일 수 있는 상황을 만들 수 있다.

가슴 근육은 큰데 팔이 얇은 사람, 상체는 좋은데 하체가 약한 사람, 종아리는 두꺼운데 허벅지는 얇은 사람 등등. 여러 형태의 몸들이 존재하지만 강점을 부각하기보다는 본인의 약점을 알고 이를 극복한다면 더 멋진 몸, 밸런스가 좋은 스마트한 느낌의 몸을 만들 수 있을 것이다.

또한 눈에 보이는 몸이 다는 아니다. 한눈에 보이지 않는 능력들, 심폐지구력, 순발력, 유연성 등 당장 눈에 보이지 않는 신체 능력들도 있다. 예를 들어 근육이 어마어마하게 크고, 강인한 몸을 갖고 있는 사람이 자신의 신체를 이용해서 10분을 뛰지 못하고, 순발력이 떨어지고, 너무 뻣뻣하고 유연하지 못할 수 있다. 하지만 이런 사람이 심폐 훈련과 순발력 훈련, 유연성 훈련도 해서 여러 능력을 모두 갖추고 있다면 스마트 밸런스 바디를 갖게 될 것이다.

본인이 약점을 잘 모르겠다면 본인의 몸을 사진 찍거나 A4용지에 자신의 몸을 그려 보는 것도 방법이다. 그리고 부족한 부분을 빨간펜으로 그려본다.

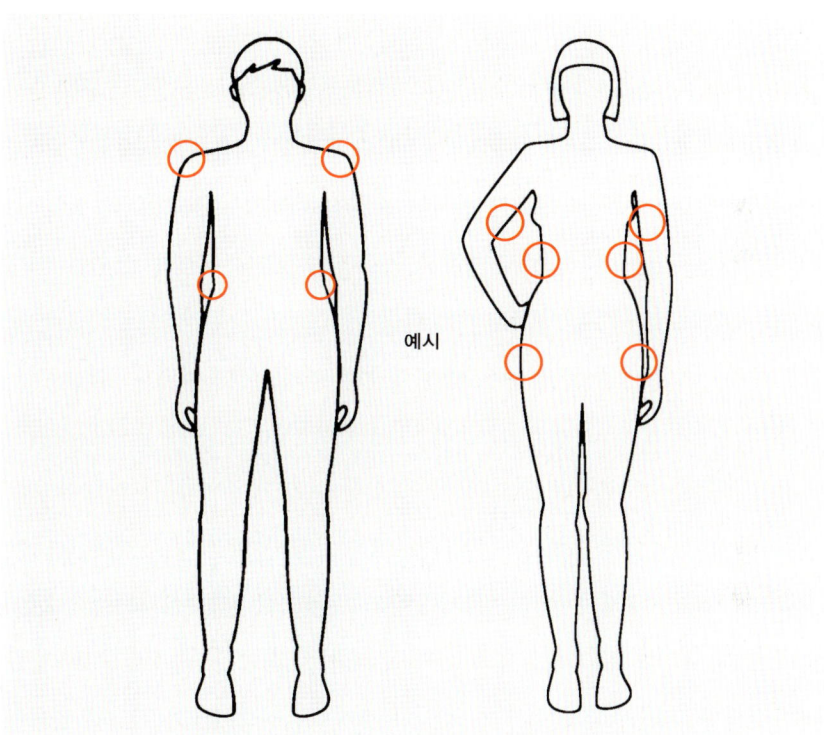

예시

부족한 부분이 있다면 그 사진이나 그림에 빨간 펜으로 체크를 하고, 운동을 계획할 때 약점을 극복하는 루틴을 적용시킨다. 또한 자신의 신체 능력 중 부족한 능력을 체크하고 트레이닝 방법을 계획한다. 예를 들어 근력, 근지구력, 순발력, 유연성, 민첩성, 평형성, 전신 지구성, 심폐 지구력 등의 체력 중 부족한 체력을 평가해서 조금 더 매력 있는 몸을 만들어 보자.

# 6 누구에게나 정체기는 찾아온다

나는 20살 때부터 웨이트 트레이닝을 시작했다. 현재 나이가 34세이니까 약 14년 정도를 쉬지 않고 규칙적으로 해왔다. 사랑니를 뽑았을 때도 치과 의사 선생님께서 운동을 쉬라고 했지만 최대한 머리로 가는 압력을 줄인 채로 운동을 했다. 군대에 있을 때에도 운동을 지속했다. 나는 군 생활을 소대장으로 지냈는데 훈련을 나가도 소대원들을 재우고 혼자 적어도 30분은 팔굽혀 펴기나 점프 스쿼트와 같은 맨몸 운동을 하고 잠에 들었다. 밤을 지새는 당직 근무가 있는 날에는 밤을 새고 난 뒤 다음날 오전에 근무취침이라는 취침 시간을 주지만 난 그 시간에 꼭 운동을 하고 근무취침에 들어갔다. 술자리가 있어서 술을 많이 마신 다음날에도 운동을 빼놓지 않았다. 운동을 하는 스트레스보다 운동을 안 하고 찝찝한 마음으로 있는 스트레스가 나에겐 더 크기 때문에 힘들어도 항상 운동을 빼먹진 않는다. 하지만 이렇게 운동이 중요한 나에게도 슬럼프는 있었다. 웨이트 트레이닝을 할 때 온몸에 힘이 안 들어가고, 땀을 조금이라도 내고 싶은데 나지 않고, 온몸이 천근만근 무거워 운동이 손에 잡히지 않을 때가 있다. 이럴 때 나만의 정체기 극복법이 있다.

## 1. 평소보다 짧고 굵게 운동을 한다

운동 시간이 길고, 적어도 1시간 정도의 웨이트 트레이닝과 30분 이상의 유산소를 매번 하기에는 심적으로 부담이 될 수 있고, 컨디션이 안 좋은 날에는 지긋지긋하게 지루하고 싫은 시간이 될 수 있다. 이럴 때 짧고 굵은 운동으로 30분 안에 모든 운동을 끝낸다는 마음으로 운동을 시작한다. 이런 정체기에 접어 들었을 때는 매번 같은 방식으로 하는 것이 아니라 웨이트 트레이닝 시 중량을 마음껏 올려보고 세트 수를 줄이기도 한다.

새로운 방식이기 때문에 긴장감도 들고 신선하게 운동을 해치울 수 있다. 이렇게 시간을 짧게 하지만 굵게 진행을 하면 나의 잠재력이 나올 수도 있고, 다음날 새로운 자극에 더 큰 근통증을 만나볼 수도 있다.

### 2. 새로운 과제에 도전한다

정체기라는 것은 몸이 피로해서 올 수도 있지만 늘 같은 일상에서 찾아오는 매너리즘에서도 비롯될 수도 있다. 나는 개인적으로 이런 시기에 새로운 도전거리를 만들거나, 주변 동료들과 미션을 만들어 보기도 한다. 기간을 정하고 동료 선생님들과 팀을 구성해서 체성분의 변화를 측정하고, 팀웍을 발휘해서 서로간의 동기부여를 만들기도 한다. 또한 SNS나 주변의 인물들에게 소소한 나의 목표를 말하기도 한다. 예를 들면 10일간의 다이어트를 도전해보고 정체기를 극복할 수 있도록 하는 것이다. 혼자만 생각하고 스스로 밀어 붙이기에는 뒷심이 부족하다는 것을 알기 때문에 나를 위해 주변에 떠드는 것이다.

### 3. 환경을 바꿔 본다

좋아하는 장르의 노래를 들으며 운동을 한다. 휴대폰에 내가 좋아하는 장르의 노래를 잔뜩 다운받아서 준비해두고, 잡음이 들리지 않는 헤드폰을 끼고 운동할 때 나만의 세계에 빠져 들어본다. 노래 가사 속의 주인공이 되어보기도 하고, 때로는 신나게 때로는 슬픈 감정으로 운동을 해보기도 한다. 이 럴 때면 나도 모르는 힘이 나오는 것 같다.

### 4. 뜨거운 음료를 마시며 워밍업한다

이 방법은 내가 시합을 준비할 때 했던 방법인데 따뜻한 커피나 뜨겁다고 느껴질 정도의 물을 마시면서 워밍업을 하면 땀이 나기 시작하는 시간을 앞 당길 수 있다. 땀이 제대로 나기 시작하면 운동의 반은 성공했다고 볼 수 있 다. 평상시 운동을 시작하고 10~15분 뒤에 땀이 나기 시작했다면 뜨거운 음료를 먹고 운동할 때는 5~10분 안에 땀이 터져 나올 수 있다. 땀이 나며 체온을 조절하기 시작하면 엔돌핀과 교감 신경의 반응으로 더 힘을 내서 운 동을 마무리할 수 있다. 뜨거운 물은 워밍업 시간을 단축할 수 있다.

### 5. 맛있는 식사를 한다

치팅이란 매순간 닭 가슴살과 고구마 등 맛없고, 먹는 것 자체가 스트레스 인 경우에는 먹고 싶었던 음식들을 마음껏 먹어보는 방법이다. 맛있는 음식 을 먹고 떨어진 혈당을 높여준다면 코르티졸의 수치를 줄이고, 몸과 마음이 편안해질 수 있다.

여기서 중요한 것은 치팅 식사가 너무 잦거나, 엄청난 양의 폭식으로 이 어지면 안 된다. 말 그대로 치팅이 되어야 한다. 다이어트를 하던 사람이 매 시간 다이어트 식단을 먹다가 한 번 먹고 싶은 음식을 먹는다면 우리 몸은 그 치팅 식사를 다이어트 식사로 속게 된다. 치팅 다음 식사가 중요하다. 우 리 몸은 한 번 속지 두 번 속지는 않는다고 생각하면 이해하기 쉽다. 그래서 약 3~4일에 한 번씩 맛있는 것을 먹고, 다시 다이어트식으로 돌아가야 한 다. 또한 한 번 먹을 때 위장의 크기가 늘어날 정도로 많은 양을 먹어서는

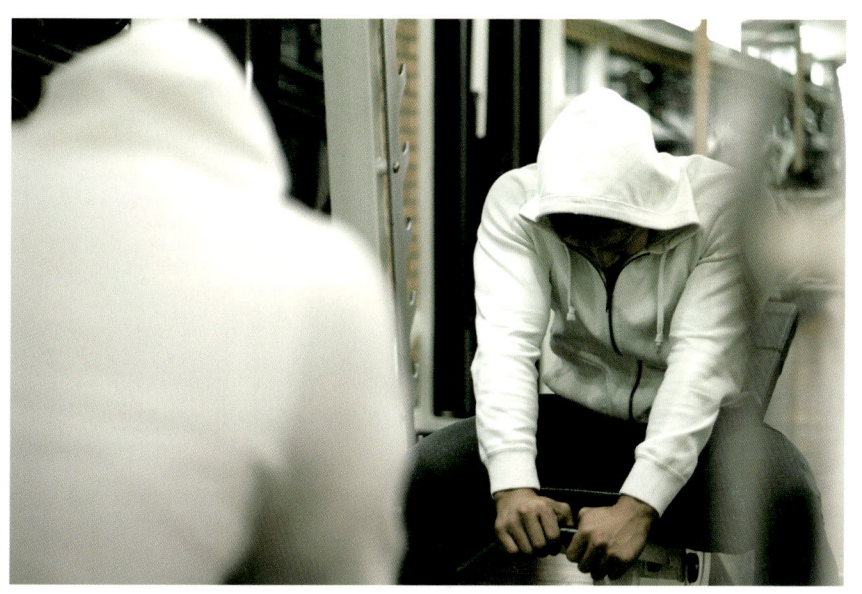

안 된다. 한번 늘어난 위장은 쉽게 제자리를 찾기는 힘들다.

이렇듯 전문 트레이너인 나도 운동하기 싫은 날이 있고 스트레스를 받는다는 것이 작은 위로가 되었으면 좋겠다. 배우 공유 씨도 운동을 즐기지만 재미없게 운동하는 것은 싫어한다. 본인이 좋아하는 노래를 들으면서 운동하고, 가끔은 듣고 싶은 음악을 직접 선곡하기도 한다. 또한 운동 슬럼프에 도달했을 때에는 새로운 운동화나 운동복을 구입해서 또 다른 동기부여를 갖기도 한다.

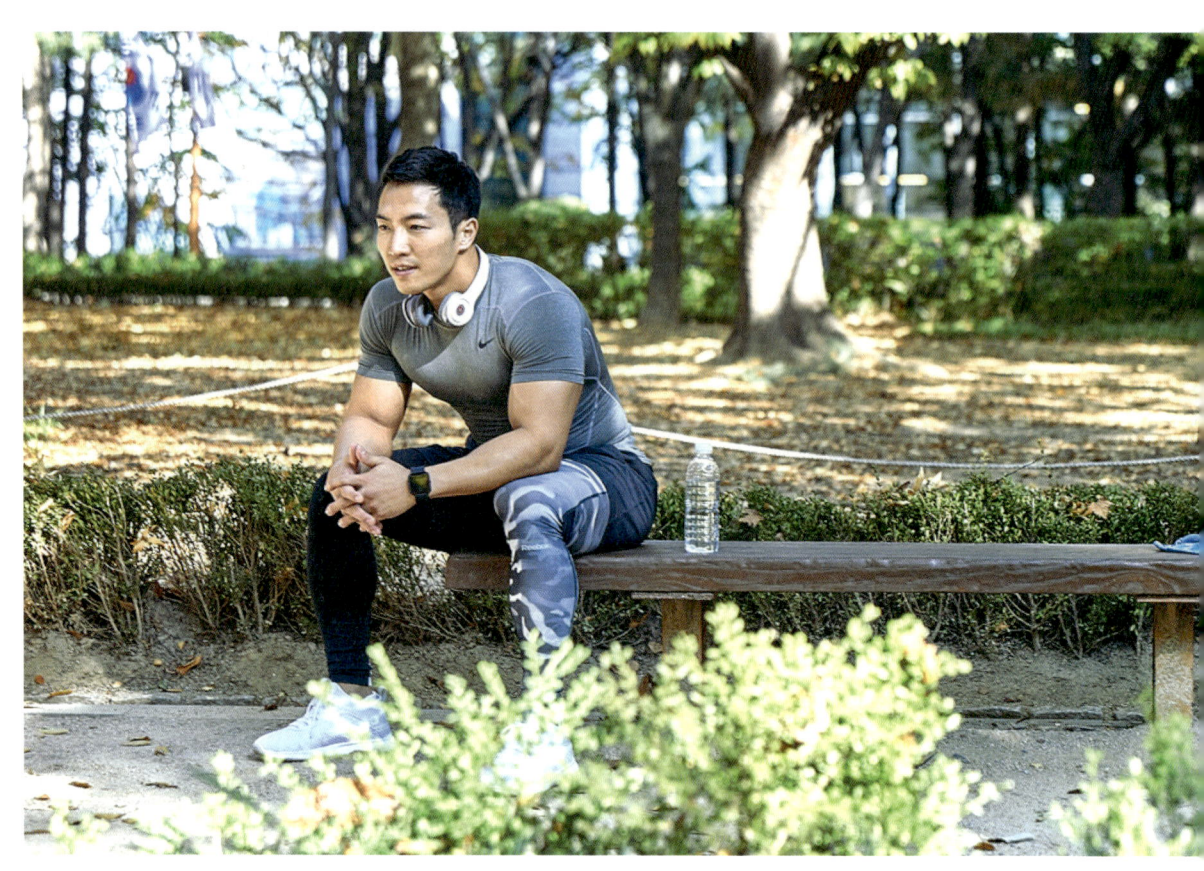

**태식쌤의 쇼핑 노하우**
# 운동화라고 다 같은 운동화가 아니다

## 1. 운동화 선택 시 고려사항

### 발등과 발가락이 불편하지 않은지 확인한다

발등과 발가락이 압박받으면 발에 혈액순환이 제대로 이루어지지 않을 뿐만 아니라 통증이 생길 수가 있다. 신발을 신었을 때 발을 오므릴 수 있다면 적당한 사이즈다.

### 뒤꿈치를 잘 잡아줄 수 있는 신발을 선택한다

뒤꿈치가 제대로 고정되어 있지 않으면 신발이 벗겨질 수 있다. 잘못된 신발 선택으로 이런 상황이 계속되면 신발이 벗겨지지 않게 하려고 이상하게 걸어 발에 통증이 생길 수 있다. 운동화를 선택할 때는 신발 끈을 묶지 않은 상태에서 뒤꿈치를 들어 올려 신발이 벗겨지지 않는지를 확인해야 한다. 또한 발가락을 신발 앞 끝까지 밀어 넣었을 때 뒤꿈치 쪽에 새끼손가락 하나가 들어갈 정도의 사이즈를 선택한다. 또한 까치발을 들었을 때 힐 부분이 딸려서 같이 올라오는 경우 맞는 사이즈의 신발이다.

### 운동화 안쪽을 확인한다

운동화 안쪽이 딱딱하거나 걸었을 때 불편한 부분이 있거나, 튀어나온 부분이 있으면 피부에 찰과상을 입을 수 있으며, 걸음걸이에도 문제가 될 수 있다. 안감이 부드러운지, 운동화 안쪽은 문제가 없는지 확인한다.

### 운동화는 양쪽을 모두 신어본다

대부분의 사람들은 운동화를 한쪽만 신어보고 선택을 한다. 양쪽 발이 완벽하게 같은 사람은 없다. 따라서 운동화를 선택할 때는 양쪽 모두를 신어보고, 걸어보고 선택을 하는 것이 좋다. 특히 두 발의 크기가 차이 나는 사람은 큰 발 사이즈에 맞춰야 편안한 신발을 고를 수 있다.

### 양말을 신은 상태에서 운동화를 신어보고 선택한다

양말을 신은 상태에서 보통 운동화를 신기 때문에 신발 구매 시에는 꼭 양말을 착용 후 운동화를 신어보는 것이 좋다.

### 신발은 저녁 무렵에 구매하는 것이 좋다

신발을 신고 하루종일 생활하는 일이 많은 일반인은 오후에 발이 붓는 일이 많다. 그러므로 오전보다 저녁에 운동화를 구매하는 것이 좋다.

## 2. 운동별 운동화 선택 요령

예전에는 운동화 하나로 뛸 때도 신고, 배드민턴 칠 때도 신고, 족구할 때도 신는 만능화였지만 요즘은 운동별로 필요한 기능이 다르기 때문에 많이 세분화되어 나와 있다. 운동을 할 때는 안전과 건강을 위해서 용도에 맞는 운동화를 선택해주는 것이 가장 좋다.

### 런닝화

① 신발을 신은 후 발가락 부분에서 발뒤꿈치 부분으로, 반대로 발뒤꿈치

부분에서 발가락 부분으로 체중 이동을 시켜보고 달릴 때의 다리 움직임을 재현하면서 체크한다.

② 런닝화의 바닥 쿠션은 30mm 정도의 두께가 필요하다. 단 너무 두꺼운 것은 안정성이 떨어진다.

### 워킹화

① 올바른 걸음걸이 시 발뒤꿈치부터 지면에 닿기 때문에 워킹화는 발뒤꿈치의 쿠션성이 뛰어난 신발을 선택하는 것이 좋다.

② 나머지 사항은 런닝화 선택 방법과 비슷하다.

### 웨이트화

① 웨이트 트레이닝화는 하체와 발바닥이 단단히 고정이 되어 있어야 하므로 밑창이 얇고 쿠션이 들어가면 하체의 안정성이 크게 떨어지기 때문에 쿠션 없이 단단해야 한다.

② 운동 시 신발 자체가 땀 배출을 잘 할 수 있어야 하고 하체가 안정성을 가질 수 있도록 바닥이 미끄러워서는 안 된다.

③ 웨이트의 종목에 따라서 발목의 움직임을 제한하지 않는 것이 좋을 수 있다. 발목을 잡아주면서 안정성을 중시한다면 발목이 있는 신발을, 발목 부분이 없어 움직임을 제한받지 않는 부분을 중시한다면 발목이 없는 신발을 선택하는 것이 가장 좋다.

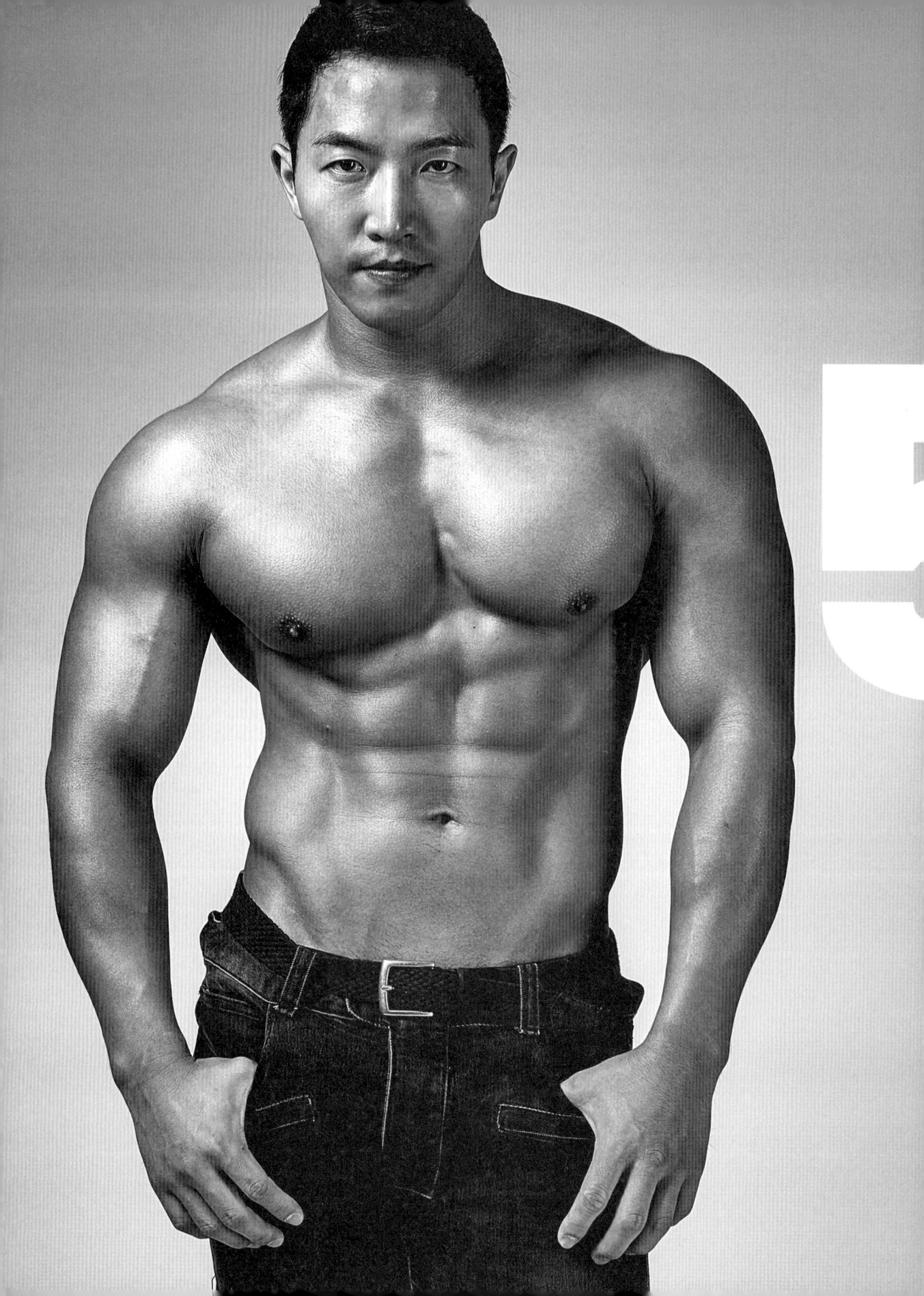

# 스타들이
# 나와 다른 점을
# 찾아라!

5

5

STAR BODY WARS

'마이 보디가드'라는 프로그램을 할 때였다. 100명의 다이어터를 모집했고, 약 16주 정도 운동과 영양에 대한 정보를 전달하며 Before에서 After를 만들어내는 방송이었다.

비만도를 측정해서 M, L, XL, XXL 존으로 나누고 존별 트레이닝을 진행했다. 미디움 존부터 투엑스라지 존까지 각 존별로 25명씩 4개 존이 있었다. 매일 아침 한강에 이들이 모여서 맨몸 운동과 러닝을 했고, 주말에는 내가 운영하는 헬스장에서 참가자들에게 훈련을 시켰다. 운동을 경험해본 참가자부터, 태어나서 처음 운동을 하는 참가자도 있었다.

그들이 다이어트를 결심한 사연들은 다양했다. 패스트푸드점에서 아르바이트를 하는데 유니폼이 맞지 않아서 해고당한 분, 좋아하는 남자한테 고백을 했는데 뚱뚱하다는 이유로 거절당한 분. 몸무게가 너무 많이 나가서 체중계가 측정을 못해 지금까지 자신의 몸무게를 몰랐던 분 등, 수많은 사연을 가진 참가자들이 있었다. 그 인원들에게 운동을 시키면서 많은 고충들이 있었다. 실제로 짜임새 있는 프로그램을 경험해보지 못했고, 굶어서 빼려는 잘못된 다이어트 상식이 많이 있었다. 나는 빨리 효과를 보고 애프터를 만들어 내야 한다는 욕심이 생겼다. 그래서 프로그램 초반에는 이 인원들이 최대한 많은 칼로리를 뺄 수 있도록 훈련 강도와 극단적인 식단을 제공했다. 그들의 몸을 많이 움직이게 했고, 몸으로 들어가는 칼로리를 많이 제한했던 것 같다. 하지만 합숙 훈련이 아니고, 자유로운 상태에서의 진행이었기 때문에 아무리 많은 칼로리를 쓰게 하고, 혹독한 훈련을 진행해도 집에 가는 길에 편의점에 들러서 입안 가득 칼로리 높은 것들로 채우고 나면 도로 아미타불이 되어버렸다. 어렸을 적 부모님이 "오락실에 가면 안 된다", "당구장에 가지 말아라", "담배 피우면 안 된다" 등 많은 제약을 하셔도 어디선가 마음먹고 하려면 다 하더라. 육체적으로 먹는 것을 조절하고, 많은 칼로리를 쓴다고 해서 그것이 오래가는 다이어트는 아니고, 평생 유지하기 힘들다. 왜 내가 다이어트를 해야 하는지, 그리고 구체적인 방법과 이론적인 배경이 있는 것인지, 외로운 다이어트를 할 때 의지하고 현재의 고충과 상황을 알고 있는 정신적 지주 같은 존재가 필요하다. "먹지마! 운동해! 더 힘들게 해"라는 말들은 오히려 다이어트를 힘들게 하고, 행여 다이어트를 성공했다가 요요를 경험한 후 다시 다이어트를 결심하려는 사람들에게도 정신적인 부담을 안겨 주게 된다. 힘들지 않은 다이어트는 없다. 하지만 그 힘든 고통들을 이겨낼 수 있는 마음을 먼저 움직이는 것이 성공적인 다이어트의 첫 걸음이다.

많은 사람들은 몸짱이 되길 원한다. 그러기 위해서는 운동과 식단을 빼놓을 수가 없다. 운동 초보자들은 운동과 식단은 곧 괴로운 것이라는 선입견을 갖고 있다.

힘들게 운동해야만 하고, 근통증이 견디지 못할 정도로 아프기만 하고, 식단은 무염식의 닭 가슴살과 고구마, 그리고 야채만 먹어야 하는 힘든 과정일 뿐이라는 선입견 속에서 선뜻 다이어트를 시작하지 못하고, 마음을 닫는다. 하지만 몸이 움직이기 전에 마음을 움직이는 것이 먼저다.

타고난 몸 비율이나 몸매가 좋은 스타들도 있지만, 그들도 사람이라 조금만 관리를 안 해주면 우리와 같이 살찌고 축 처진 살을 갖게 되는 것이다. 일반인보다 쉽게 살을 빼는 것도 아니다. 일반인보다 규칙적이지 않은 생활 패턴이 있기에 더 쉽게 몸이 망가질 수 있는 환경을 갖고 있다. 대사로만 말하는 게 아니라 몸으로 말하고 몸을 보여주는 직업을 갖고 있기에 더 독하고 숨 쉬는 순간순간 더 치열하게 몸을 만들 뿐이다.

# **1** 운동을 해야 하는
## 분명한 이유를 찾는다

일단 다이어트는 본인이 재미있어야 한다. 이 재미는 본인이 만들어낼 수 있다.

재미를 만들어내기 위해 딱 한 달 정도만 최선을 다해 적극적인 노력을 해보는 것이다.

한 달이라는 시간은 완벽한 몸을 만들기에는 짧은 시간이지만 생활패턴이나 적응력, 그리고 어느 정도의 몸의 변화(컨디션, 체지방의 감량, 근력의 증가)가 일어나는 시기이다.

이 시기에 재미를 보는 사람은 더 큰 탄력을 받을 수 있다. 처음에 재미를 보기까지의 시간이 힘들지만, 내 몸에서 긍정적인 변화가 일어나는 재미를 보고 나서는 멈출 수 없는 가속도가 붙기 시작한다.

나는 먹지 말라고~ 먹지 말라고, 운동하라고~ 운동하라고 목이 닳도록 외쳐도 미동도 없던 회원님이 한번 재미를 보고 나서는 먹으라고~~ 먹으라고 해도 안먹고, 운동 좀 쉬라고~ 쉬라고 해도 안 쉬고 달리는 모습을 많이 봐왔다.

운동이란 누구의 경험을 듣거나, 책으로 보고 대신 느끼는 것이 아니다.

본인이 적극적인 노력을 하면 분명한 변화를 볼 것이고, 그 한 달 동안의 변화에 재미를 느껴 스스로 이 매력에 꽂히게 될 것이다.

내 주변에 전국 여러 개 지점의 식당을 운영하는 친하기도 하고 운동도 함께 하는 형님이 계시다. 처음 뵈었을 때부터 퍼스널 트레이닝의 경험이

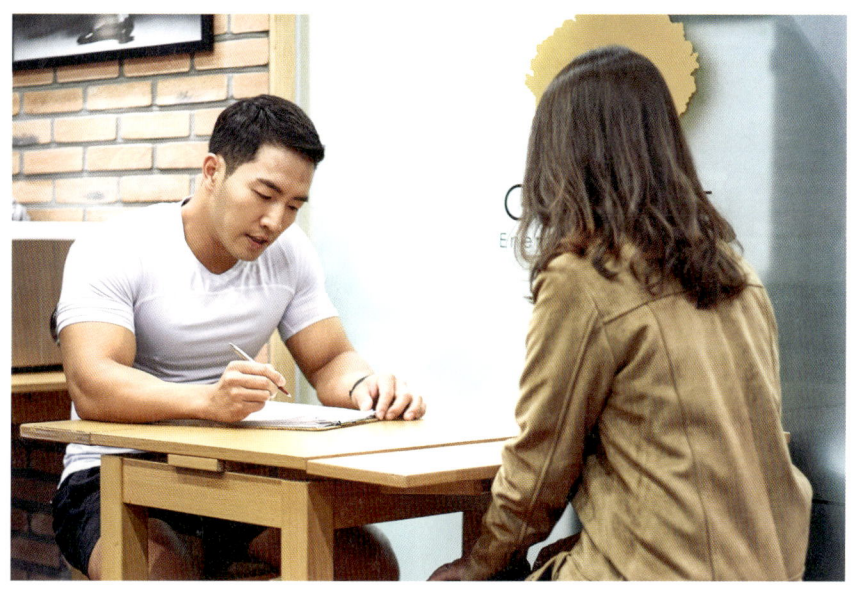

많으셨고, 운동 능력도 매우 뛰어나시고, 기본적인 체력과 운동량이 엄청난 분이였다. 하지만 그런 많은 운동량에 비해서 그리 좋은 몸을 갖고 계시지는 않았다.

처음 운동 시작 전 맞춤 프로그램을 짜기 위해 생활습관을 물었는데 강도 높은 운동을 1주일에 6회 이상 하는 데 음주도 6회 이상 하고 계셨고, 식당 운영을 하시니까 메뉴 개발을 위해 맛있고 고칼로리의 음식을 자주 섭취하셔야 했으며 특히 식탐도 문제가 될 만큼 많았다. 여러 상황을 종합해볼 때 살이 빠지기에는 적합하지 않은 여건을 갖고 계셨다. 하지만 본인의 몸을 더 건강하고 강하게 만들려는 의지가 있는 것은 분명했다. 운동을 시작하고 식단을 드리면서 식단에 대한 기본적인 이론을 설명 드렸고, 운영하는 식당에서도 먹을 수 있는 음식을 골라 드리고, 나름의 음식들을 먹으면서도 다이어트할 수 있는 이론적인 지식을 설명해 드렸다.

본인에게 의지가 있었기 때문에 설명하는 내용들을 다른 사람들보다 더 빠르게 이해하시고, 바로 실행에 옮기기 시작했다. 그의 이해력과 실행하는 추진력은 남달랐다. 예를 들어 점심시간에 그가 운영하는 레스토랑으로 가서 안심 150g과 고구마 150g, 그리고 각종 야채를 드시라고 하면 본인이 먹은 내용을 사진으로 찍어서 보내 주시고, 하루 종일의 식단을 짜드리면 특별히 크게 벗어나지 않는 선에서 최선을 다해 지켜내셨다. 이렇게 몇 달이 지났다. 조금씩의 변화가 나타나기 시작했고, 그의 주변에서는 다들 칭찬 릴레이가 펼쳐졌다.

"사장님 몸이 너무 좋아지셨네요."

"무슨 일이 있으셨던 거예요?" 등등 몸이 많이 좋아졌다는 말들을 많이 들으셨다. 본인 스스로는 많은 변화를 느끼지 못했지만 주변인들의 칭찬과 몇 달 전 사진 속의 본인과 지금의 모습이 다르다는 것을 느끼고 운동의 매력에 꽂히기 시작했다.

그는 허리 디스크가 있고, 습관성 탈골 수술을 한 상황이었다. 좋은 몸을 만들기 위해서는 강도 높은 운동을 진행해야 한다. 트레이너인 내가 그의 더 큰 부상을 방지하기 위해서 강도를 낮추려고 하면 안 아픈 각도로 하더라도 강도를 높이길 원했다. 이미 몸이 좋아지는 재미를 본 상황이라 오늘은 운동을 쉬라고 해도 계속해서 운동을 하겠다고 고집 부렸고, 오늘은 먹어도 된다고 해도 철저하게 식단을 관리했다. 나와 함께 술자리를 한 적도 있다. 술을 마시더라도 안주를 하나도 먹지 않는 그의 모습을 보고 역시 '본인이 꽂혀야 한다'라는 말을 다시 한 번 확신하게 되었다. 내가 운영하는 피트니스 센터에서는 1년에 1~2회 정도 회원님을 대상으로 '바디챌린지'라는 대회를 연다. 운동 전후의 체성분 변화량이 많은 회원님들께 센터에서 상을 드리는 시스템이다. 그는 최근 열렸던 골든핏 바디챌린지에서 당당하게 남자 1등이라는 큰 상을 받아가셨다.

여러 지점의 식당을 운영하면서 수많은 음식들을 보고, 먹어야 하고, 여러 사람을 만나야 하고, 술자리도 많고, 눈코 뜰 새 없이 바쁜 사장님도 이 운동의 매력에 꽂히고, 본인 스스로 변화에 재미를 느끼면서 아직도 관리 중에 있다.

최근에는 본인의 직업과도 연결시켜서 다이어터들이 마음껏 먹을 수 있는 메뉴를 만들고, 많은 사람들이 건강한 음식을 먹으며 즐거운 다이어트를 할 수 있도록 다이어트 레스토랑까지 오픈했다. 아무리 주변에서 운동이 재미있다고 해도 내 몸이 좋아지지는 않는다. 본인이 꽂혀야 하고, 꽂히면 아무도 말릴 수 없는 기적 같은 일이 벌어진다.

# 2 여배우들만의
# 뷰티 데이가 있다

나는 지금껏 공민지, 김지원, 임수정, 권진아, 이다해, 제시, 한채아, 박경림, 이수영 님 등 정말 아름다운 여러 여성 연예인 분들과 트레이닝했다.

그녀들은 조금 많이 먹었거나, 조금 나태해진 것 같으면 죄책감에서 벗어나기 위해 뷰티 데이를 만들어 즐긴다. 그분들에게도 분명 운동이란 것이 즐거운 것만은 아니지만 누가 시켜서 하는 것도 아니고 이왕 하기로 했다면 나를 위한 투자라고 생각하고 그 시간을 마음껏 즐기는 것으로 보일 만큼 최선을 다한다.

다비치의 강민경 씨를 예로 들면 나와 운동을 시작하기 전에도 이미 타고난 몸매로 여러 매체나 인터넷에 '몸짱' 연예인으로 사랑받고 있었다. 하지만 타고난 외모라고 관리를 안 하는 것이 아니다. 스케줄이 많아서 피곤할 텐데 잠깐 시간 빌 때나, 아무리 바쁜 공연이나 신곡 준비 중일 때라도 주 3회 이상은 꼭 운동을 하고, PT까지 받을 시간이 없다면 유산소 운동이라도 꼭 나와서 땀을 흘리고 돌아간다.

그녀는 생각보다 맛있게 먹는 것을 많이 좋아한다. 하지만 관리를 해야 하는 시점이라면 인스턴트 음식이나 탄수화물, 자극적인 음식을 먹지 않는다. 본인이 맛있는 음식을 좋아하기 때문에 스스로 맛집을 찾아 다니고, 때로는 직접 집에서 하기 어려운 음식도 손수 만들어 먹는다. 나는 맛있는 음식을 마음껏 먹는다는 그녀에게 물었다.

내가 양을 조절해야 하는 것 아니냐고 물으면 그녀는 해맑게 웃으며 말한다.

"운동은 평생 해야 하잖아요. 세상에 이렇게 맛있는 음식이 많은데 어떻게 항상 참고 살죠? 먹을 때 먹고 운동 열심히 할래요."

참 맞는 말이다. 실천하기 어려운 말이기도 하기에 놀랄 수밖에 없다. 밖에서 보면 맛있는 것을 원 없이 많이 먹는데도 살이 안 찌고 아주 예쁜 몸을 유지한다며 부러워하거나 시기, 질투할 수도 있다. 하지만 스타들은 그녀들만의 진짜 아름다움을 위한 또 다른 노력을 분명히 하고 있다. 그것을 바로 봐야 한다.

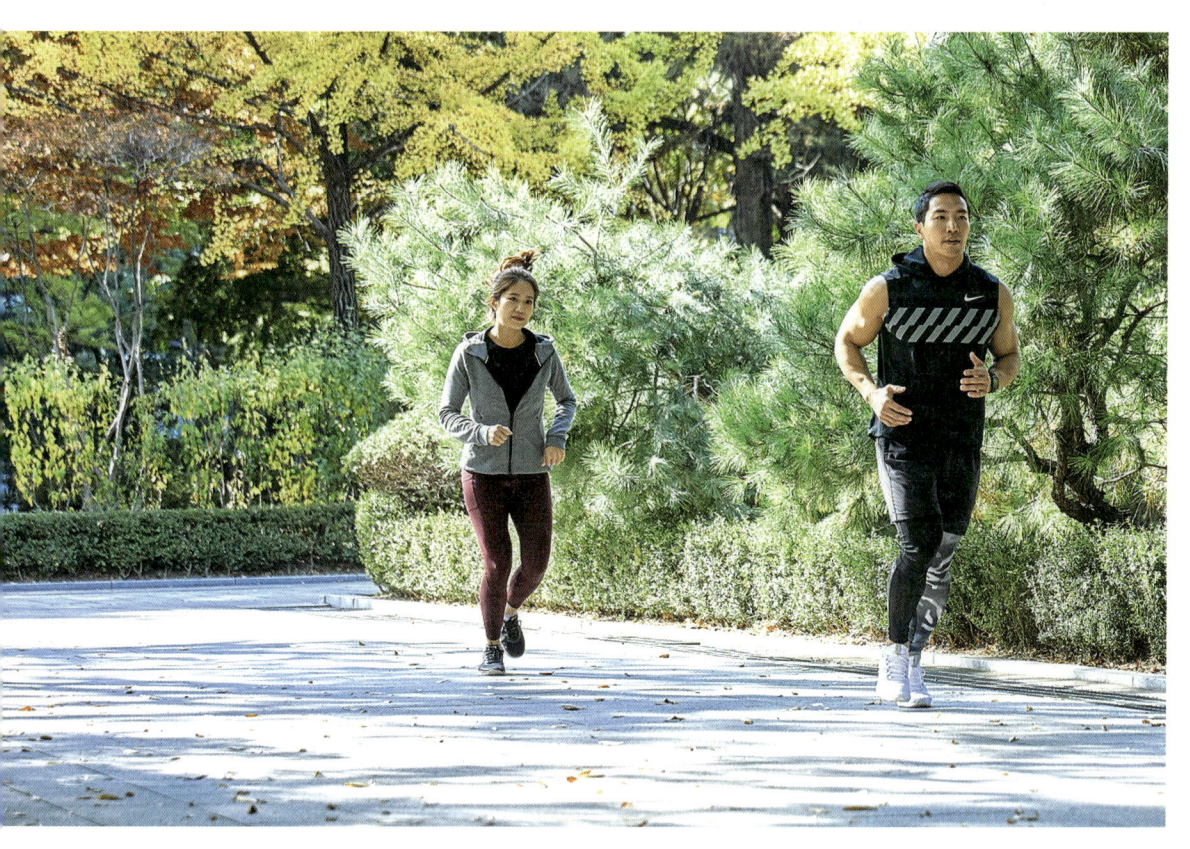

**TIP**

## 강민경식 맛있게 먹고 운동하는 뷰티 데이

### 1) 많이 먹은 다음 날에는 항상 공유(공복 유산소)를 한다

여기서 공유란 공복 유산소를 이야기한다. 아침에 눈을 뜨자마자 가능한 가장 빠른 시간에 식사를 하지 않고 유산소 운동을 하는 것을 이야기 하는데, 강민경 씨는 오전 스케줄이 있다면 아주 이른 새벽에도 센터에 나와서 유산소 운동을 한다. 죄책감이 많은 날은 공복 유산소를 2시간도 하는 모습을 본다. 그녀가 만약 아침 일찍 유산소를 하고 있다면 나는 '아~ 전날 많이 먹었구나~'라고 생각한다.

> **주의사항 ★** 공복 유산소의 장점은 지방이 효율적으로 연소되기도 하지만, 단점으로는 근 손실이 생기기도 한다. 그래서 공복 유산소 운동이 끝난 직후에는 단백질 위주의 식사를 해야 한다.

### 2) 칼로리와 자기 몸 컨디션을 파악한다

센터 문이 열리자마자 강민경 씨가 오셔서 유산소 운동을 하고 가셨단다. 대단한 사람이다. 그때 얼마나 바빴는지 알기에 더 놀랐다. 어느 정도의 이론적인 지식이 기반이 되고 실천할 수 있는 의지가 있기 때문에 가능한 일이다. '이 정도의 칼로리를 먹었으니 어느 정도를 운동하고 칼로리를 소비하면 다시 돌아갈 수 있겠다'라는 것이 머릿속에 새겨져 있기에 언제나 누가 봐도 예쁜 몸을 유지할 수 있는 것 같다. 맛있는 음식을 많이 먹는 다음 날은 거의 하루 종일 관리를 한다.

### 3) 뷰티 데이를 위한 3단계 실천법

공복에 유산소 운동, 선생님과 함께 하는 웨이트 운동, 피부관리(마스크팩), 마사지, 반신욕 등 죄책감이 들 만한 행동을 한 다음에는 이를 만회하기 위해 뷰티 데이를 만든다.

그녀의 웨이트 트레이닝에는 확실한 포인트가 있다. 힙 라인을 위한 운동들이다. 타고난 훌륭한 골반의 라인이 있지만 후천적인 노력도 그녀의 몸매를 말해준다.

#### 주 3회 정도의 웨이트 트레이닝은 필수 코스

그 안에는 힙을 위한 다양한 종류의 웨이트 트레이닝 프로그램이 항상 들어간다. 그리고 큰 근육 부위(가슴, 등, 엉덩이) 위주로 운동을 하고, 상대적으로 작은 부위(어깨, 이두, 삼두)의 운동은 짧게 들어간다. 팔이나 다리가 두꺼워지게 하기보다는 전체적으로 굵은 바디라인을 위한 트레이닝을 진행한다.

#### 염분 많이 섭취한 날은 칼륨이 들어있는 식단

염분이 높은 음식을 먹은 다음날에는 붓기를 제거하기 위해 포타슘(칼륨)이 많이 들어 있는 칼륨 보충제를 먹거나, 칼륨이 많이 들어 있는 식단을 먹는다. 칼륨은 몸 안의 있는 나트륨을 밀어내어 붓기를 제거하고 부종을 예방할 수 있다. 그러나 지나친 칼륨 섭취는 심장, 신장질환 등 부작용을 초래할 수 있으니 주의해야 한다. (칼륨은 일반적으로 알고 있는 다이어트 음식인 채소에 많이 들어 있다.)

**나트륨 칼륨 펌프 ★** 나트륨을 세포 밖으로 내보내고, 칼륨을 세포 내로 퍼들이는 단백질 복합체를 말한다. 즉 나트륨과 칼륨이 서로 펌프 역할을 하는 것이다. 이렇게 나트륨과 칼륨을 서로 이동시키면서 세포의 부피가 커지는 것을 막는다.

### 운동이 끝나면 바로 마스크 팩!

그녀는 피부 관리의 달인이다. 운동할 때는 메이크업이 없이 생얼로 운동을 온다. 그녀는 모공이 보이지 않을 만큼 맑고 투명한 피부를 갖고 있다. 그런 그녀를 관찰하며 느낀 것은 타이밍을 잘 알고 있다는 것이다.

운동이 끝난 뒤 샤워를 마치고 집에 가는 길, 마스크 팩을 붙이고 돌아간다. 처음에는 놀라기도 했는데 그녀의 말에 의하면 운동을 하고, 땀이 난 뒤 샤워를 하고 나오면 피부에 수분이 부족하고 건조해지기 쉽다고 한다. 다른 시기보다 이 시기에 잘 관리를 하면 효과가 배가 되고, 촉촉한 피부, 모공 관리가 된다고 한다. 그녀를 보면 그 효과는 진짜 최고인 것 같다.

# 3 이별의 고통도 운동으로 승화시키는 강한 멘탈!

누구나 한번쯤은 사랑하는 사람과의 이별을 경험해봤을 것이다. 죽을 만큼 사랑했던 사람을 다시 볼 수 없을 거라는 허탈함. 상대방에게 마음을 다 표현하지 못하고 따뜻하게 말 못했던 후회들, 언제나 내 편에서 나의 상황들을 잘 알고 있는 사람과의 이별로 안절부절 못하고 심장이 뛰는 혼자 남은 마음들. 좋았던 기억만 떠올라서 더 힘든 마음들, 함께 찍었던 사진을 보며 생생히 전해지는 그리움들. 그런 아픈 마음 때문에 가슴이 시리고, 잠 못 이루고, 혼자 술을 마시게 되고, 나쁜 생각들이 온통 머릿속을 뒤덮을 수도 있다.

이럴 때 사람들은 친구를 만나서 본인의 이야기를 하거나, 또 다른 이성을 만나 빨리 잊으려 하는 등, 빨리 그 힘든 상황에서 벗어나려 한다. 물론 나쁜 방법은 아니고, 상처 입은 마음이 온전해질 수 있다면 본인의 정신 건강을 위해서도 어떤 방법이든 실행해보는 것도 좋다. 하지만 또 다른 좋은 방법이 운동이 될 수도 있다.

사람이 다 외롭지만 스타는 더 외롭다. 작품 중에는 그 배역으로 살아야 하고, 내 마음을 표현할 수 있는 사람이 주위에 많지 않다. 길거리에서 울고 다닐 수도 없고, 술자리에서 엉망이 될 때까지 취할 수도 없다.

그렇기에 더 그들은 운동에 몰두하게 되는지 모른다. 억울하고 나 자신이 싫어질 때 가장 좋은 해결 방법은 더 잘난 사람이 되는 것이다. 나중에 그나

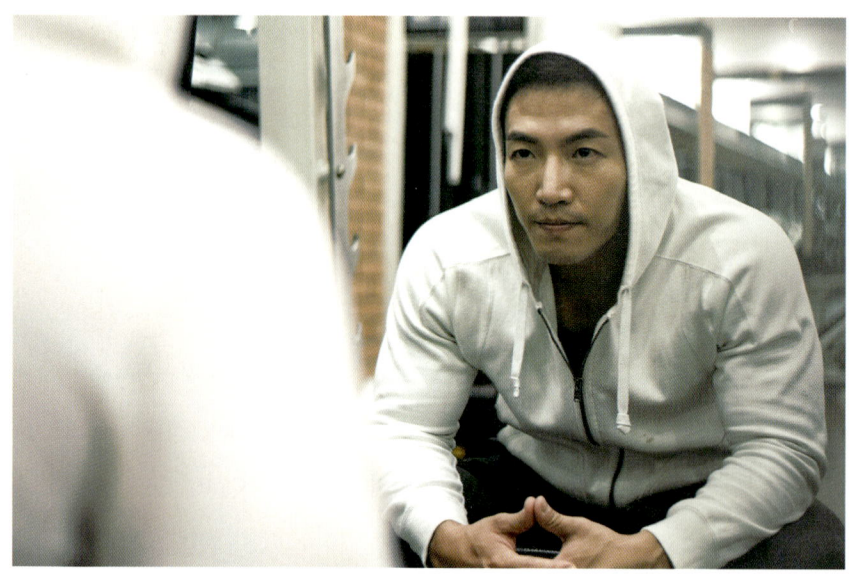

그녀를 지나가다가 마주치더라도 잘 살고 있는 모습을 보여주고 싶다면 가장 쉬운 방법도 운동으로 내 몸을 가꾸는 것이다. 운동을 하면 땀이 나고 잡생각도 안 하게 되어 본인의 정신과 육체가 건강해지게 된다. 이보다 더 좋은 이별 후 처방전이 있다면 나와 보라고 하고 싶다.

이것은 내가 직접 체험한 방법이기도 했다. 연인에게 이별을 통보받은 나도 우울한 마음에 술을 마셔도 보고, 집에서 꼼짝 안 하고 먹지도 자지도 못하던 때가 있었다. 그러다 문득 정신과 진료를 받고 있는 선배님의 말씀이 떠올랐다. 우울증을 극복할 수 있는 좋은 방법은 운동이라는 것이다. 억지로 몸을 일으켜 운동하러 나섰다. 운동을 하고 나니 조금씩 나를 사랑하는 마음이 되살아나고 배가 고팠다. 세상은 살 만한 것이다.

### 1) 우울증 타파 30분 유산소 운동
유산소 운동은 체온 조절을 위해 땀이 흐르게 되고, 이것이 자율신경계에서

교감 신경과 부교감 신경의 비율을 맞춰주는 역할을 한다고 한다. 마음이 우울해지고, 온몸에 힘이 없을 때는 교감 신경의 비율이 높은 것일 수 있다. 교감 신경의 수치가 하이를 치기 때문에 타인의 사소한 말 한마디에 쉽게 상처를 받거나 예민하게 받아들이게 되고, 외부적인 스트레스에 과민 반응하게 되어 잘 흥분할 수 있다. 이런 경우에는 본인의 자각과 정확한 판단이 중요하다. 난 이럴 때 '알아차림의 법칙'을 생각한다. 내가 지금 왜 예민한 건지, 같은 이유의 스트레스를 다른 상황에서도 똑같이 받을 것인지 내가 자꾸만 우울한 생각을 하는 것은 아닌지 스스로에게 물어본다.

예를 들어 상대방에게 "너 얼굴이 좀 부은 것 같아"라는 말을 들었을 때 기분이 좋을 때 들었다면 대수롭지 않게 넘어갈 수 있는 것들도, 스트레스가 높을 때 들으면 화가 나거나 더 예민하게 받아들이게 된다. 이처럼 내가 현재 어떤 상태인지를 알아차리는 것이 중요하다. 우울하고, 나쁜 생각으로 빠져들 때면 바로 알아차리는 것, 그리고 해결 방법을 생각하는 것이 중요하다. 아주 간단한 방법이다.

**운동을 통해서 땀이 난다는 것은 몸 안에서 자율적으로 체온을 조절하는 것이고, 이 체온 조절은 교감 신경과 부교감 신경의 비율에 안정화를 가져온다.**

## 2) 무조건 운동으로 아침 시작을!

나는 지금도 출근 전에 무조건 1시간 30분에서 2시간 정도의 오전 운동을 하고 하루를 시작한다. 만약 일정이 조금 앞당겨지는 일이 있다면 더 일찍 일어나서 꼭 땀을 빼고 하루를 시작한다. 운동을 시작하고 15분에서 20분 정도가 지나고 나면 땀이 흐르기 시작한다. 실제로 땀이 나기 전과 후에 나의 감정에는 변화가 생긴다.

우울한 마음, 저기압의 상태, 하루 일과에 대한 부담감 등 여러 가지 걱정들로 시작하는 아침이, 땀을 흘리기 시작하는 순간부터 달라진다. 건강해지는 마음과 함께 나도 모르게 자신감이 생겨 하루를 시작하게 된다. 그러다 보니 이별을 하거나 힘든 일을 겪어도 극복할 힘을 갖고 있다.

스트레스를 받을 때 음악을 듣거나, 여행을 가거나, 좋은 그림을 보거나, 책을 보거나 여러 형태로 이별을 극복하고 우울한 감정을 해소할 수도 있다. 그런 방법을 써봐도 안 된다면 운동을 해보자. 내가 효과를 톡톡히 보고 있기에 강력 추천할 수 있다.

### 3) '찬뜨' 찬스를 써보자!

또 하나의 교감 신경과 부교감 신경의 비율을 맞추는 방법은 찬뜨! 찬물과 뜨거운 물을 왔다 갔다 하면 체온을 맞추기 위해 교감 신경과 부교감 신경이 요동을 친다고 한다.

그러다가 평상시의 온도로 돌아가게 되면 양쪽의 신경 수치는 정상의 비율로 돌아가게 되고, 우울했던 감정이 어느 정도 회복될 수 있다고 한다. 플라시보 효과일 수도 있지만, 실제로 사우나에서 찬물과 뜨거운 물을 3~4차례 왔다 갔다 해보니 스트레스도 풀리고 마음도 편안해짐을 느꼈다. 그 이후 사우나에 갈 시간이 없을 때는 운동 후 샤워를 하면서 약간 뜨거운 물로 샤워를 하다가 마지막에 찬물로 하는 간이 '찬뜨' 요법을 사용한다.

사랑하는 사람과 이별 후, 또는 여러 가지 스트레스가 있을 때는 주저앉으면 안 된다. 항상 위기 속에는 기회가 있다. 더 멋진 방법으로 위기를 현명하게 극복하면 더 매력적이고 한 단계 더 성숙한 사람이 될 수 있다.

# 4 어떤 환경에서도 운동을 쉬지 않는다

스타들은 국내에 있는 시간과 해외에 있는 시간이 따로 없을 만큼 해외 공연도 많고, 배우들도 해외 로케가 많아서 운동하러 나올 시간이 많지 않다. 그럴 때 운동을 쉬는 데도 몸 관리가 되는 것을 보면 운동은 가끔 해도 된다고 생각할지 모르지만 스타들은 꼭 센터에 나와 운동하지 않아도 운동을 쉬지 않고 호텔의 피트니스 센터를 찾거나 호텔 방에서 자기가 할 수 있는 운동을 한다. 그들이 쉬는 그 공간이 바로 센터가 되는 것이다.

가장 가까이에서 지켜본 씨앤블루의 정용화 씨의 생활 패턴을 보고 있으면 진짜 놀라울 때가 많다. 그는 운동 경력이 그리 많지는 않지만 효율적으로 시간을 활용하고, 식단과 운동을 철저히 진행한다. 그 결과 빠르게 근육의 성장이 생겼다. 운동과 몸에 대한 관심으로 이론적인 지식과 새로운 운동법에 대한 열정이 대단하다. 좋은 몸을 만들기 위해 섭취해야 하는 식단을 찾아 달라는 부탁을 받고 이야기해 주었더니 철저히 지키고 열심히 연구하는 모습을 보며 계획을 짠 나를 뿌듯하게 했다.

하루는 회식 자리에서 술을 마시게 되었는데 회식이 끝난 뒤 운동할 겸 회식 장소부터 집까지 30분 이상 달려가서 보충제까지 마셨다며 인증샷까지 보내는 열정을 보여주었다.

그의 일상은 운동에 맞추어져 있고, 집중되어 있다. 해외 공연이 있어서 출국할 경우에는 해외에서 체류하는 날짜를 확인해서 보충제도 챙기고 해외 숙소의 피트니스 센터 컨디션을 확인한다. 만약 피트니스 센터 컨디션이 좋지 않을 경우에는 호텔 숙소에서도 운동을 진행한다. 의지와 열정만 있다면 덤벨 하나만 있어도 운동할 수 있고, 덤벨이나 다른 기구가 없더라도 맨몸으로도 운동을 진행할 수 있다. 하지만 어느 정도의 경험과 노하우가 있어야 조금 더 효율적으로 시간을 활용할 수 있다.

역시 운동과 건강은 본인의 의지에 달려 있는 것이다. 만약 운동할 공간이나 시간이 없다고 생각하는 사람도 집에서 잠깐의 운동으로 건강한 몸을 기대해볼 수 있는 것이다. 집에서 할 수 있는 운동들은 부위별로 여러 가지가 있다. 더 효과적으로 하려면 세트 수와 시간을 미리 정해두고 하면 된다.

**주의사항 ★** 대신 집에서 짧은 시간에 집중적으로 하는 것이기 때문에 운동할 때는 휴대폰을 보거나 다른 생각을 하지 않는다. 쉬는 시간 체크와 세트 수를 포스트잇이나 종이에 적어가면서 집중적으로 하는 것도 좋은 방법이 된다.

# TOP SECRET

## 스타들의 홈트

가슴 운동
3단계

하체 운동
3단계

등 운동

옆구리 운동

어깨 운동

이두 운동

삼두 운동

복근 운동

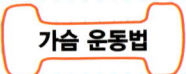 **가슴 운동법**

# 1단계 가슴하부 푸시업

**Lower Chest Push Up**

**1** 손은 벤치에 어깨너비로 지지하고 다리는 땅에 모아 지지한다.

　몸은 어깨, 엉덩이, 뒤꿈치가 일직선이 되도록 만든다.

**2** 푸시업 자세로 내려갔다 올라올 때 이두가 가슴에 닿는다는 느낌으로 밀어주며 올라온다.

　올라올 때 몸의 일직선이 무너지지 않도록 한다.

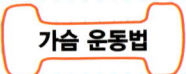

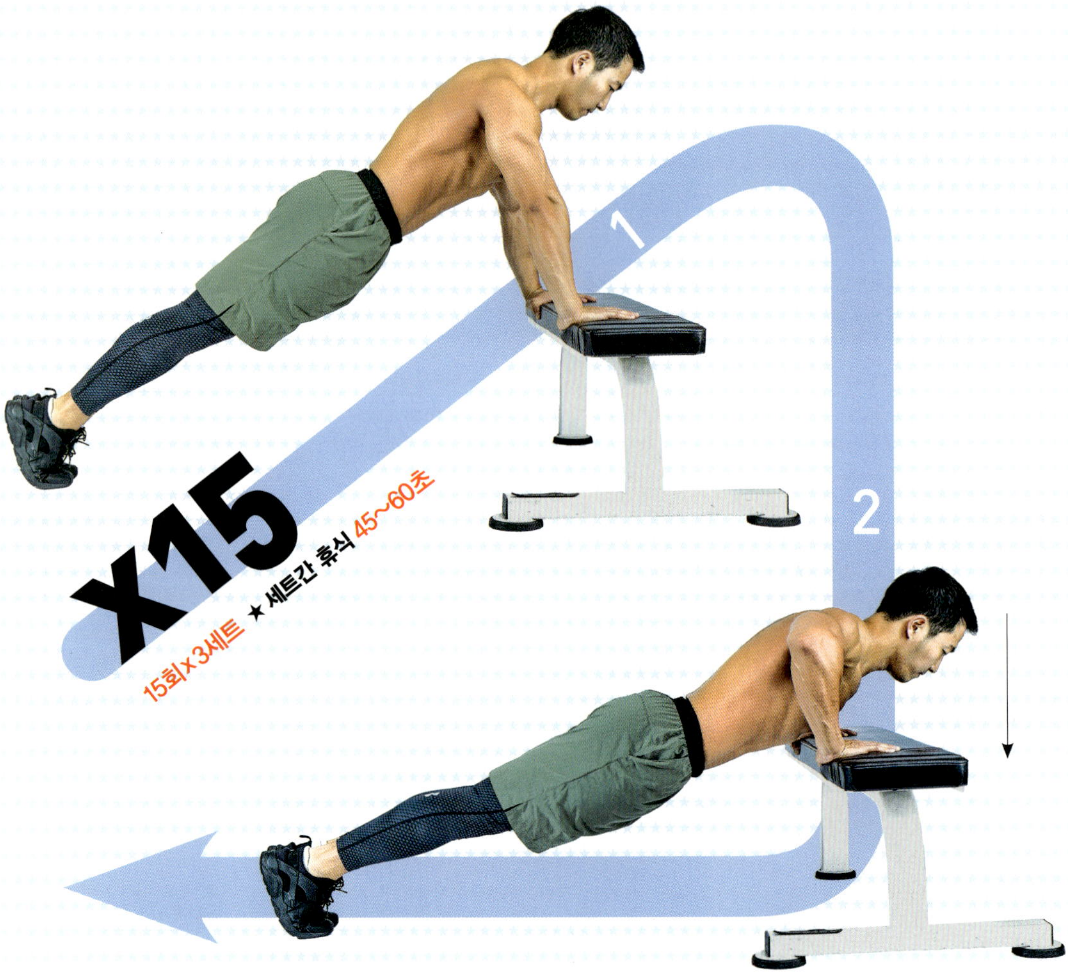

**X15**

15회×3세트 ★ 세트간 휴식 45~60초

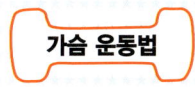 **가슴 운동법** # 2단계 평지 푸시업
**Flat Push Up**

★ 전체적인 가슴 운동

1 손은 바닥에 어깨너비로 지지하고 다리는 모아준다.
　몸은 어깨, 엉덩이, 뒤꿈치가 일직선이 되도록 만든다.

2 푸시업 자세로 내려갔다 올라올 때 이두가 가슴에 닿는다는 느낌으로
　밀어주며 올라온다.

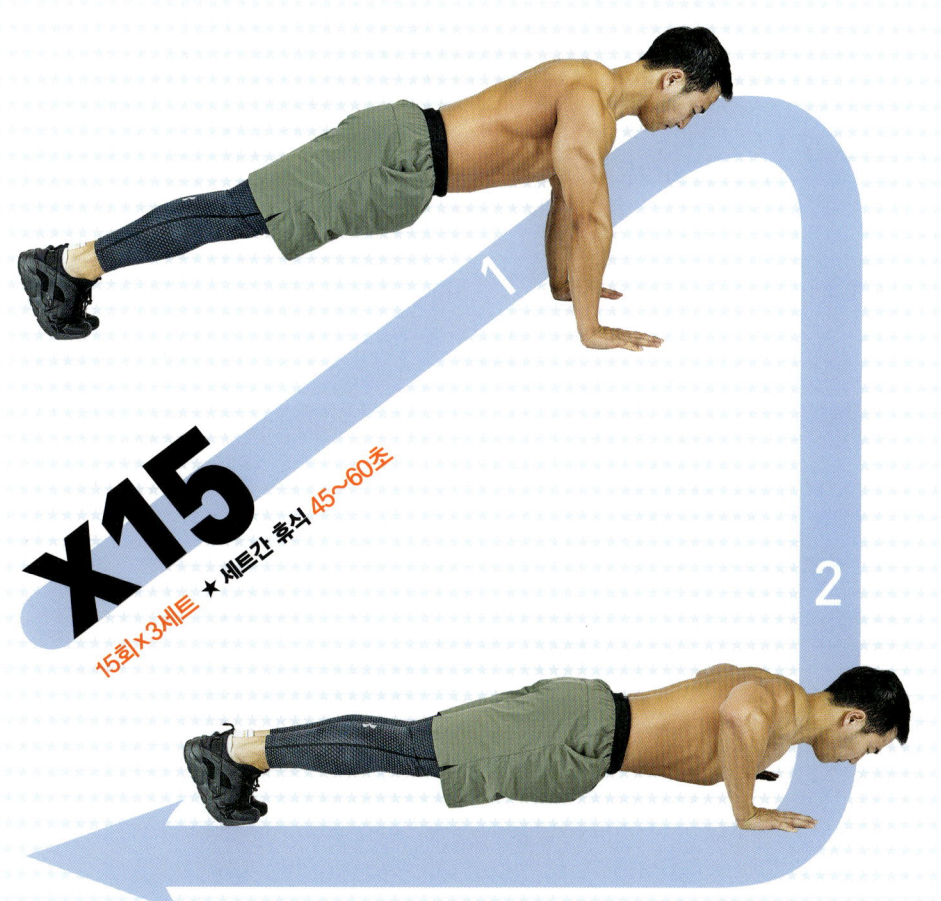

X15

15회×3세트 ★ 세트간 휴식 45~60초

스탭 바디 하프

가슴 운동법

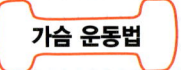

# 3단계 가슴상부 푸시업

Upper Chest Push Up

1 다리를 모은 상태에서 벤치에 올리고 손은 어깨너비로 땅에 댄다.
몸은 어깨, 엉덩이, 뒤꿈치가 일직선이 되도록 만든다.

2 팔을 구부렸다가 올라올 때 이두가 가슴에 닿는다는 느낌으로 밀어주며 올라온다.
올라올 때 몸의 일직선이 무너지지 않도록 한다.

1
2
X15
15회x3세트 ★ 세트간 휴식 45~60초

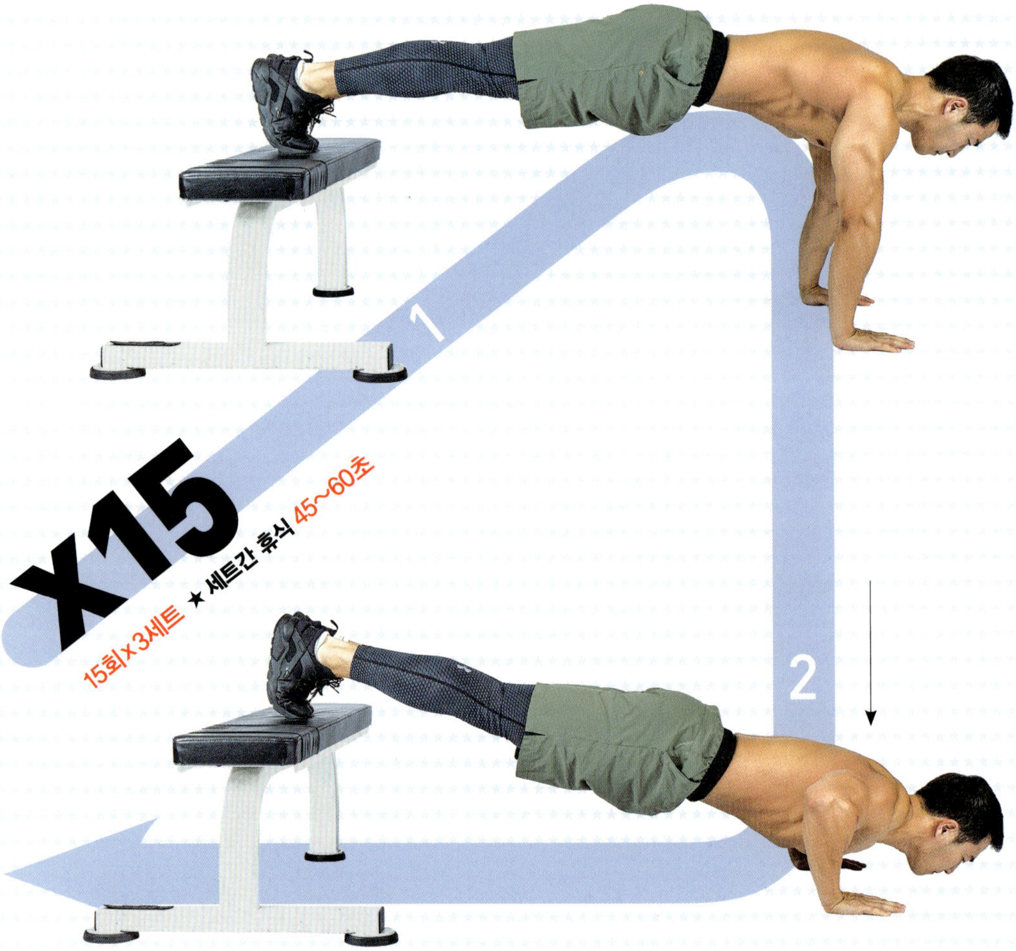

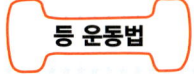 **등 운동법**

# 물병 벤트 오버 로우
**Bottle Bent Over Row**

**1** 물병 두 개를 잡고 손등이 앞을 향하게 한 상태로 다리는 어깨너비로 선다.
무릎을 약간 굽히고 등을 아치형을 만든 후 45도 정도 상체를 숙인다.

**2** 견갑골을 먼저 뒤로 젖히고, 팔꿈치를 구부려 옆구리에 닿는다는 느낌으로 등을
수축한다. 팔꿈치를 먼저 펴고 견갑골을 이완하며 물병을 다시 처음 자세로 돌아온다.

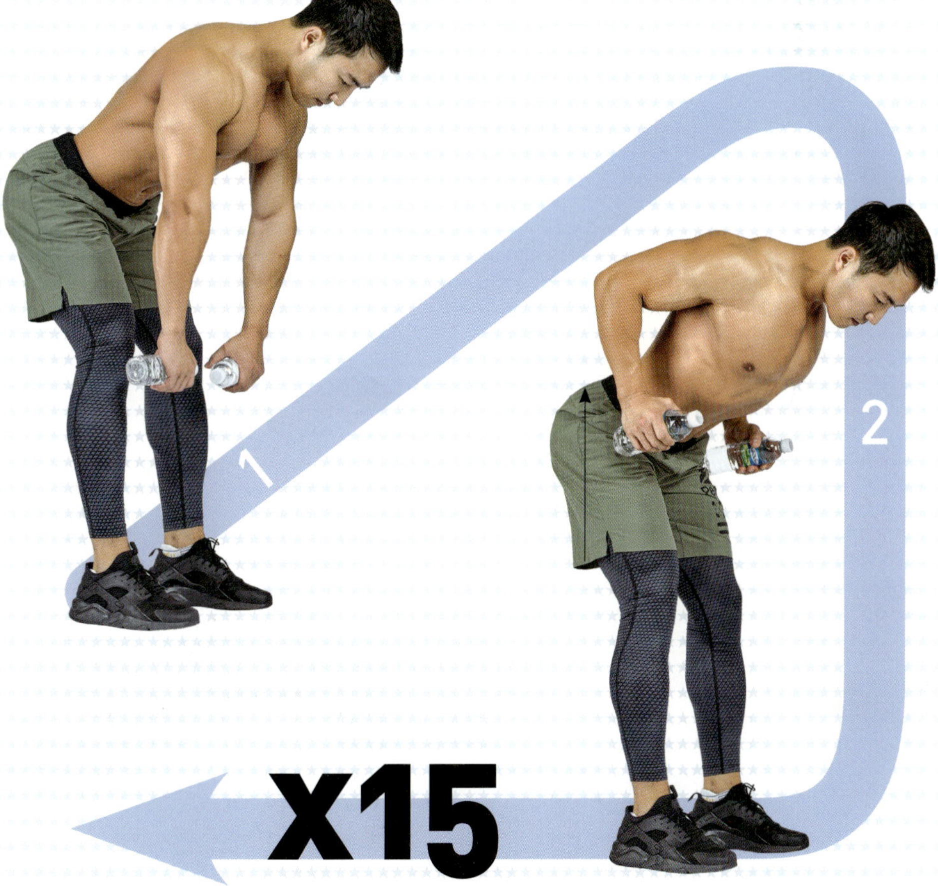

슈퍼 바디 하프

**1**

**2**

# x15
**15회×3세트 ★ 세트간 휴식 45~60초**

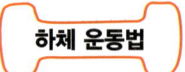 

# 1단계 런지

Lunge

**1** 두 발을 어깨너비로 넓히고 허리에 손을 대고 바로 선다.

**2** 한 발을 앞으로 70~100cm 정도 내밀고 반대쪽 발의 뒤꿈치를 들어준 상태로 선다.

양 무릎의 각도가 모두 90도 정도 될 수 있도록 앉아준다.

이때 상체의 각도가 약간 앞으로 구부려져 체중을 앞쪽 다리로 보내준다.

앞 다리의 뒤꿈치로 바닥을 밀어주는 느낌으로 일어난다.

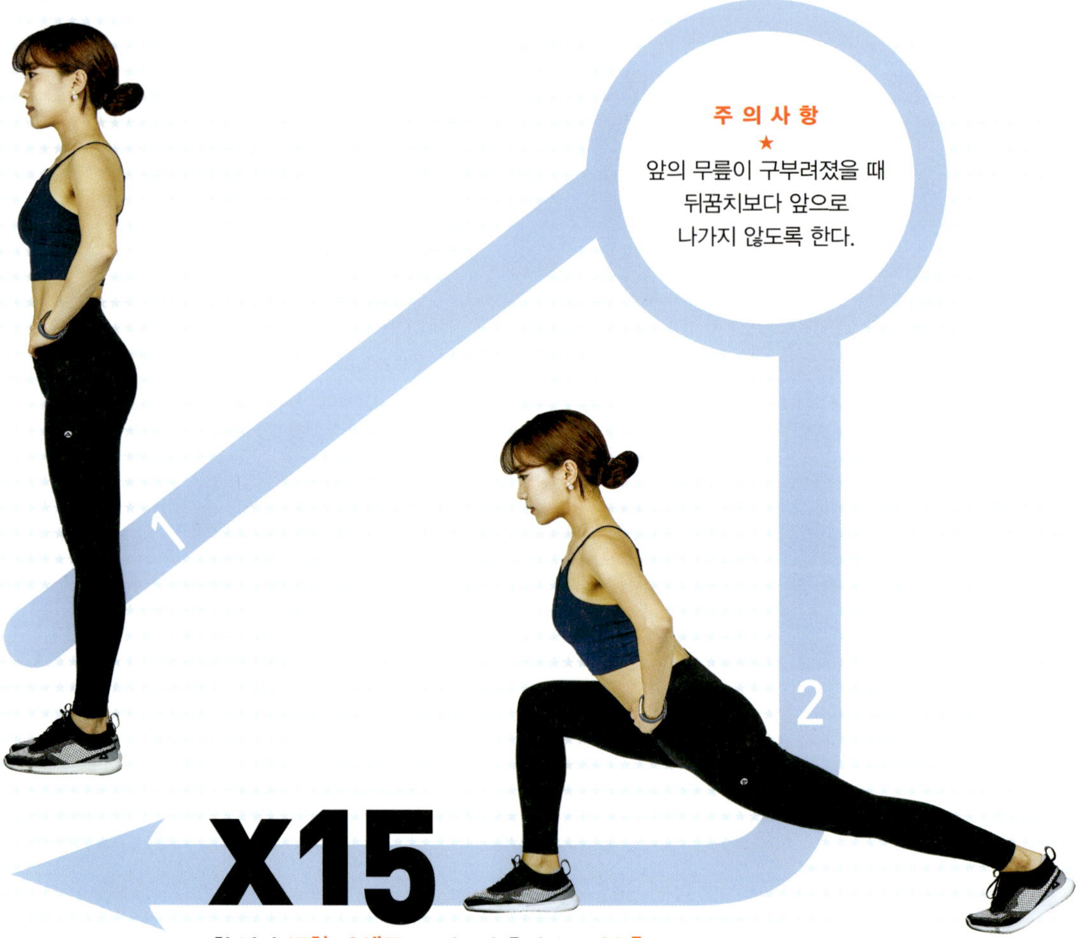

**주 의 사 항**
★
앞의 무릎이 구부려졌을 때
뒤꿈치보다 앞으로
나가지 않도록 한다.

## X15

한 발당 15회×3세트 ★ 세트간 휴식 45~60초

STAR BODY WARS

154—

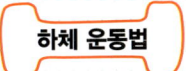

# 2단계 와이드 스쿼트

**Wide Squat**

**1** 다리를 어깨너비보다 넓게 넓히고 양손은 허리에 위치시킨다.
양발의 발끝은 45도 정도 바깥쪽을 보게 만들어준다.

**2** 천천히 무릎을 넓히며 허벅지 안쪽이 스트레칭된다는 느낌으로
무릎 방향은 엄지발가락 방향으로 가도록 구부려준다.
천천히 호흡을 내쉬면서 허벅지 안쪽와 엉덩이에 긴장감을 느끼면서 올라온다.

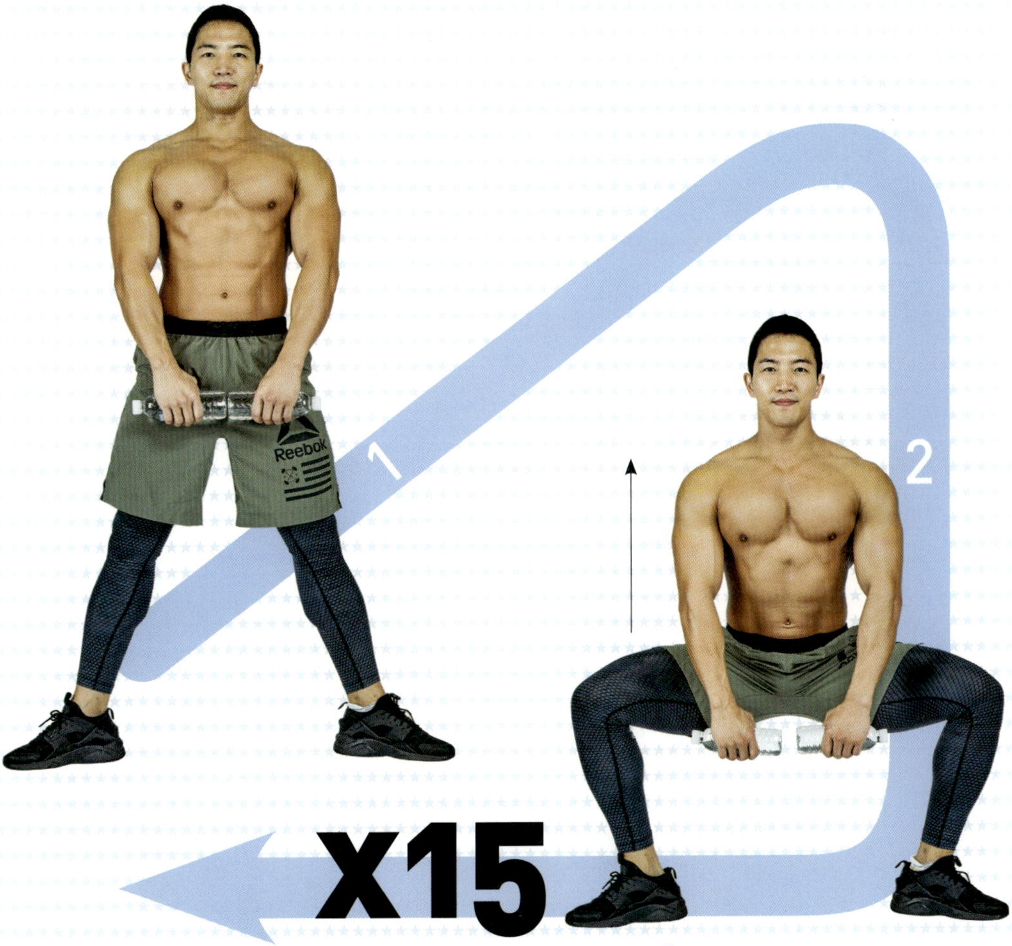

1

2

**x15**

15회 x 3세트 ★ 세트간 휴식 45~60초

스타 바디 하조

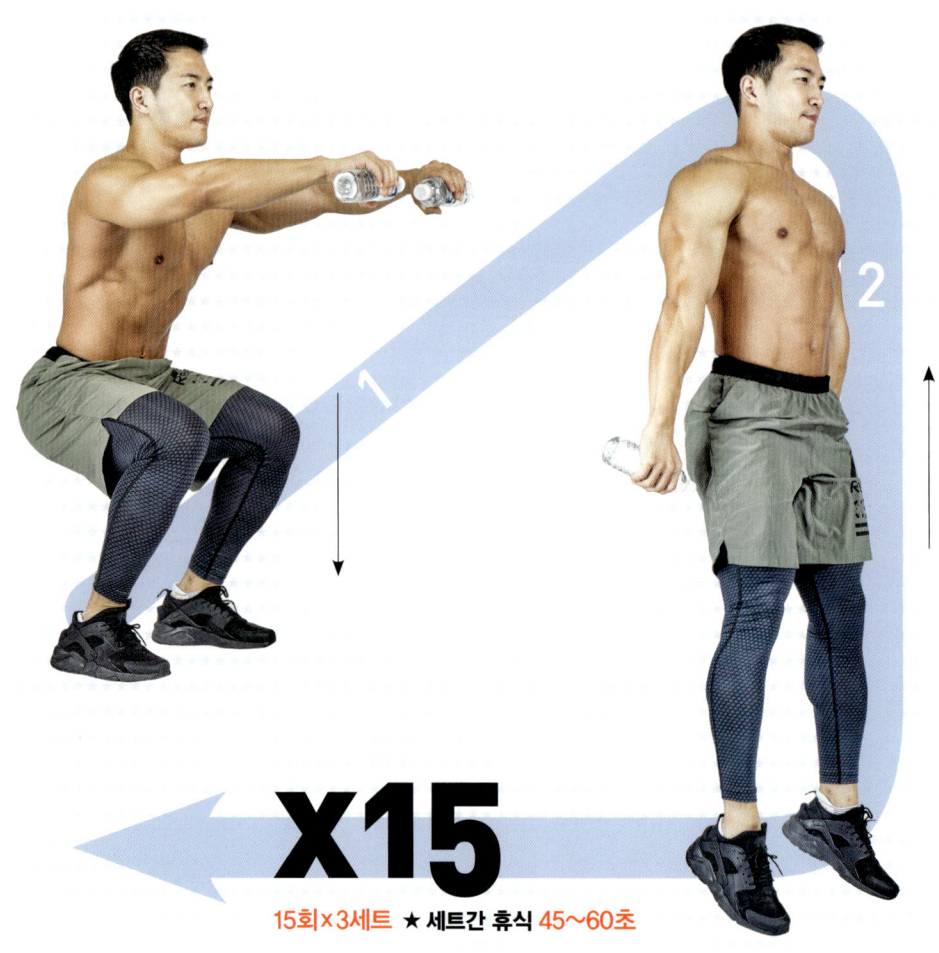

# 3단계 점프 스쿼트

**Jump Squat**

**1** 다리를 어깨너비로 선다. 양팔은 앞으로 나란히 상태를 만들어준다.
허리는 아치형을 만든 상태에서 무릎이 90도 정도 구부려지도록 앉아준다.

**2** 뒤꿈치의 힘으로 바닥을 힘차게 밀어 무릎을 핌과 동시에
땅에서 발바닥이 떨어지도록 점프한다. 이때 양팔은 허벅지 옆으로 오게 한다.

**3** 착지할 때 무릎에 무리가 가지 않도록 사뿐히 착지를 하며 다시 양 무릎을
구부려주며 양 무릎의 각도가 90도를 이룰 때까지 앉는다.

**X15**

15회×3세트 ★ 세트간 휴식 45~60초

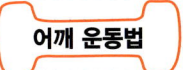

**어깨 운동법** ## 1단계 물병 로테이션

Bottle Rotation

1 손바닥이 하늘을 보게 한 상태로 두 손에 물병을 잡고 팔꿈치는 90도의 각도를
유지한다. 이때 팔꿈치는 옆구리 옆에 위치시키고 옆구리와 팔꿈치의 간격은
주먹 하나 정도로 한다.

2 팔꿈치를 앞뒤 방향으로 움직이지 않게 고정한 상태로 등 근육을 수축하지 않고,
물병을 든 양손은 지면과 수평을 유지한 상태로 양옆으로 로테이션한다.
다시 원래 위치로 돌아오며 동작을 반복한다.

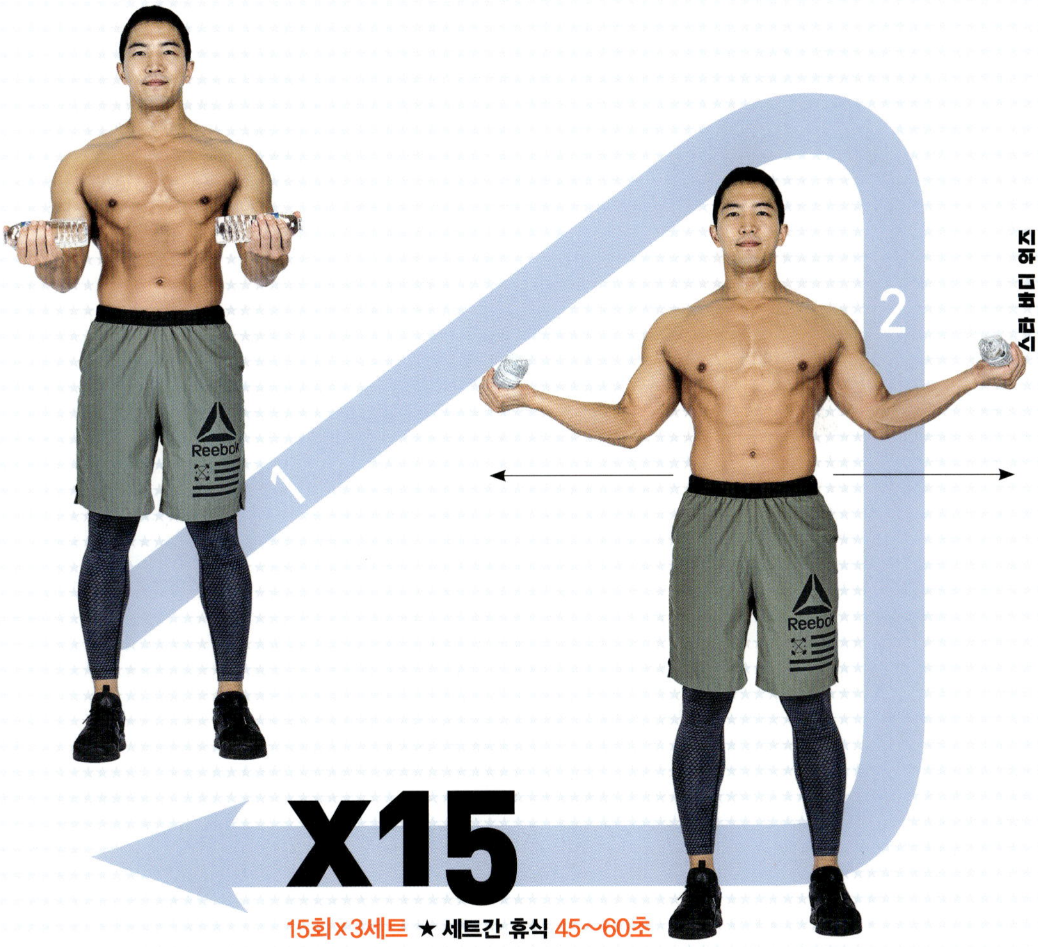

스타 바디 하프

# x15

15회×3세트 ★ 세트간 휴식 45~60초

— 157

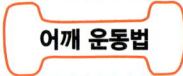 

# 2단계 사이드 레터럴 레이즈
**Side Lateral Raise**

**1** 양손에 물병을 잡고 차려 자세로 선다.

광배근을 펴고 똑바로 서서 팔꿈치를 살짝 구부려 고정한다.

**2** 양손을 바깥쪽으로 들어 올리며 팔꿈치와 손은 어깨 높이까지 평행이 되도록 들어준다.

다시 어깨에 긴장을 유지한 상태에서 천천히 물병을 허벅지 옆으로 내려준다.

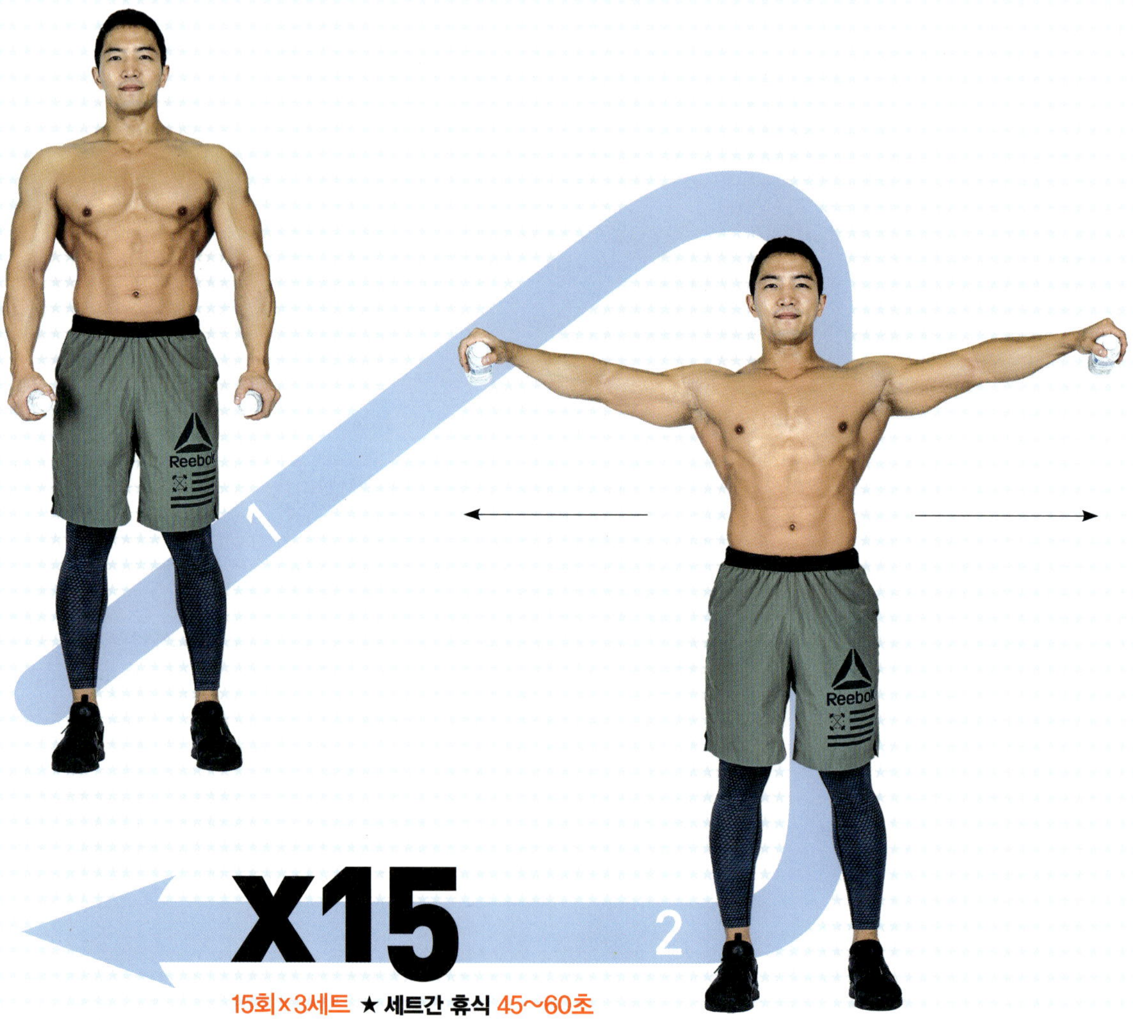

**STAR BODY WARS**

**1**

**2**

# X15
15회 x 3세트 ★ 세트간 휴식 45~60초

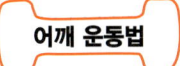

# 3단계 숄더 프레스
**Shoulder Press**

1  물병이 귀의 높이에 위치하고 팔꿈치의 각도가 직각이 되도록 만들어준다.

2  만세 자세를 취하듯 양손을 머리 위로 올린다.

이때 이두근이 귀에 닿는 느낌으로 올린다. 어깨근육이 수축하는 것을 느낀다.

천천히 저항을 느끼면서 물병이 귀와 수평이 되는 지점까지 내려준다.

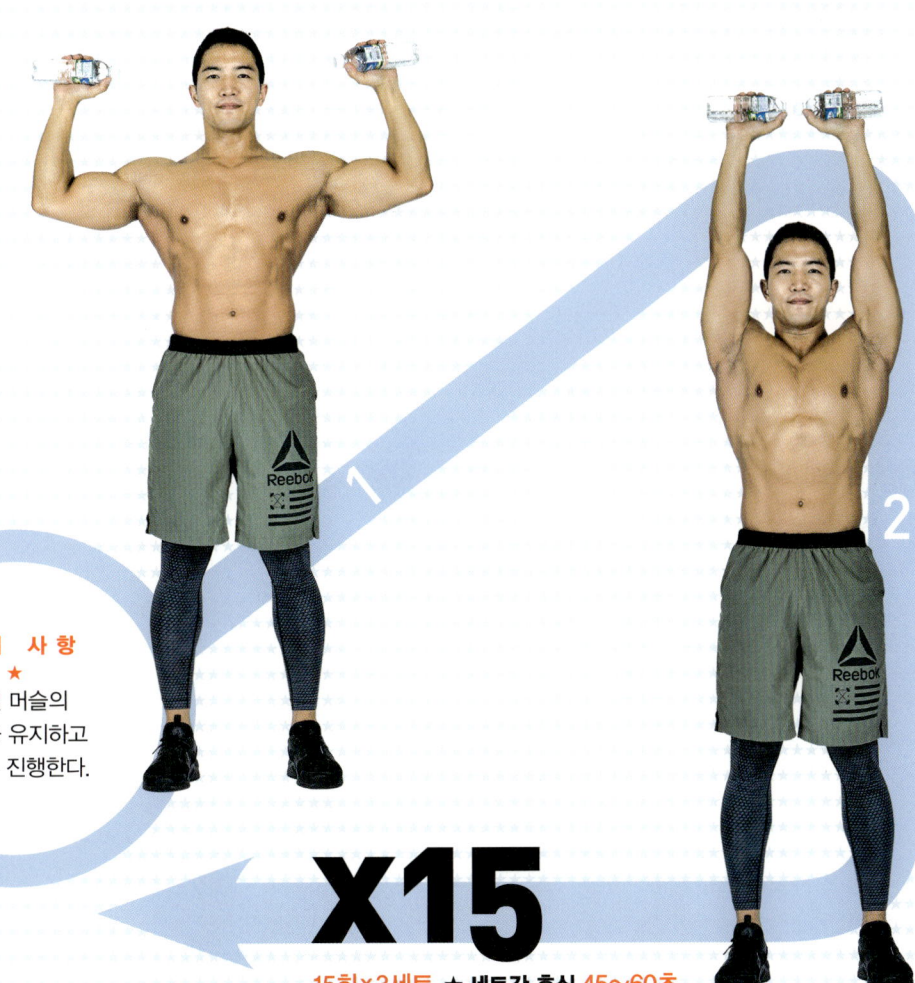

**주 의 사 항**
★
로컬 머슬의
긴장을 유지하고
운동을 진행한다.

# X15
15회×3세트 ★ 세트간 휴식 45~60초

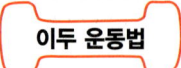 

# 물병 컬
**Bottle Curl**

1  다리는 어깨너비로 넓히고, 손바닥이 정면을 향하게 하고 물병을 잡는다.

2  팔꿈치를 옆구리에 고정시키고 이두근이 수축된다는 느낌이 들만큼 들어 올린다.
   내릴 때에는 이두근에 긴장감을 준 상태로 버티면서 팔꿈치를 펴며 처음 위치로 돌아온다.

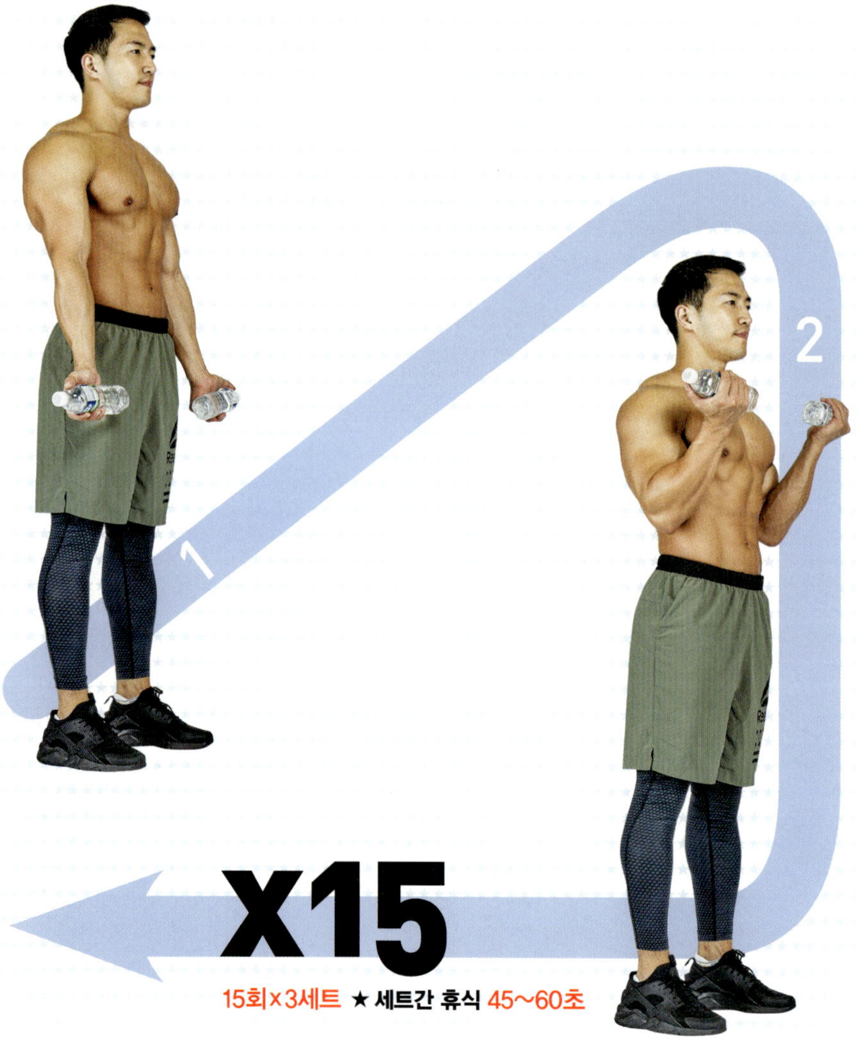

**STAR BODY WARS**

# X15
**15회×3세트 ★ 세트간 휴식 45~60초**

160

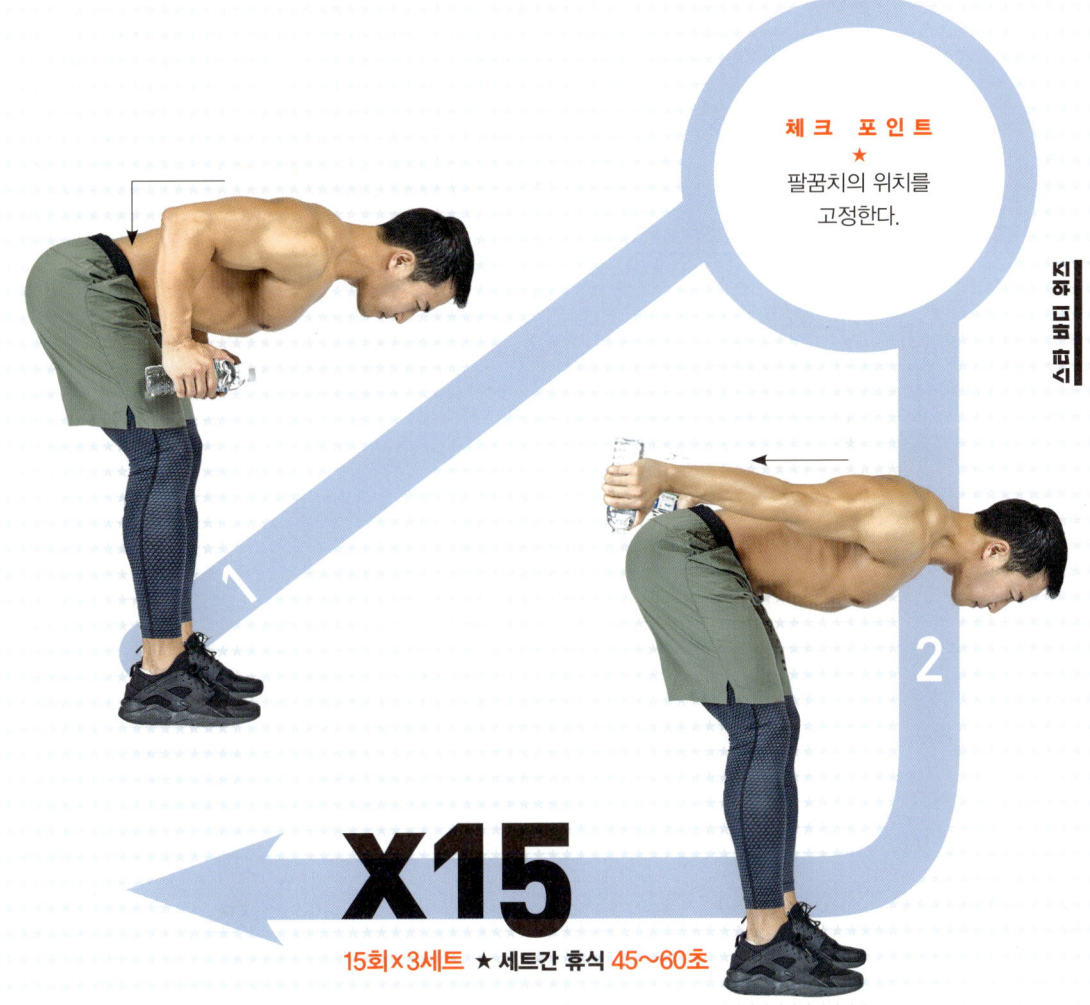

### 삼두 운동법 — 물병 킥 백
**Bottle Kick Back**

**1** 차려 상태에서 양손에 물병을 잡는다.

무릎은 약간 구부리고 상체를 앞으로 90도 정도 숙여준다.

팔꿈치를 구부려 옆구리에 붙여준다. 팔꿈치의 각도가 90도가 되도록 한다.

**2** 팔꿈치의 각도가 180도를 이루도록 양팔을 편다. 팔뚝 뒤쪽 삼두가 수축되는 느낌을 받는다. 천천히 긴장감을 느끼면서 팔을 다시 90도 각도가 될 때까지 구부려준다.

**체 크 포 인 트**
★
팔꿈치의 위치를
고정한다.

스타 바디 하우스

**X15**

15회×3세트 ★ 세트간 휴식 45〜60초

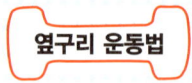

## 사이드 밴드
**Side Bend**

**1** 다리는 어깨너비보다 넓게 넓히고 선다.

한 손에는 물병을, 한 손은 머리 뒤에 위치시킨다.

**2** 물병을 든 쪽 방향으로 상체를 옆으로 구부려서 반대쪽 옆구리가 스트레칭되도록 한다.

물병을 든 쪽의 옆구리는 수축되는 것을 느낀다.

다시 상체를 원상태로 올릴 때 골반이 좌우로 움직이지 않게 한다.

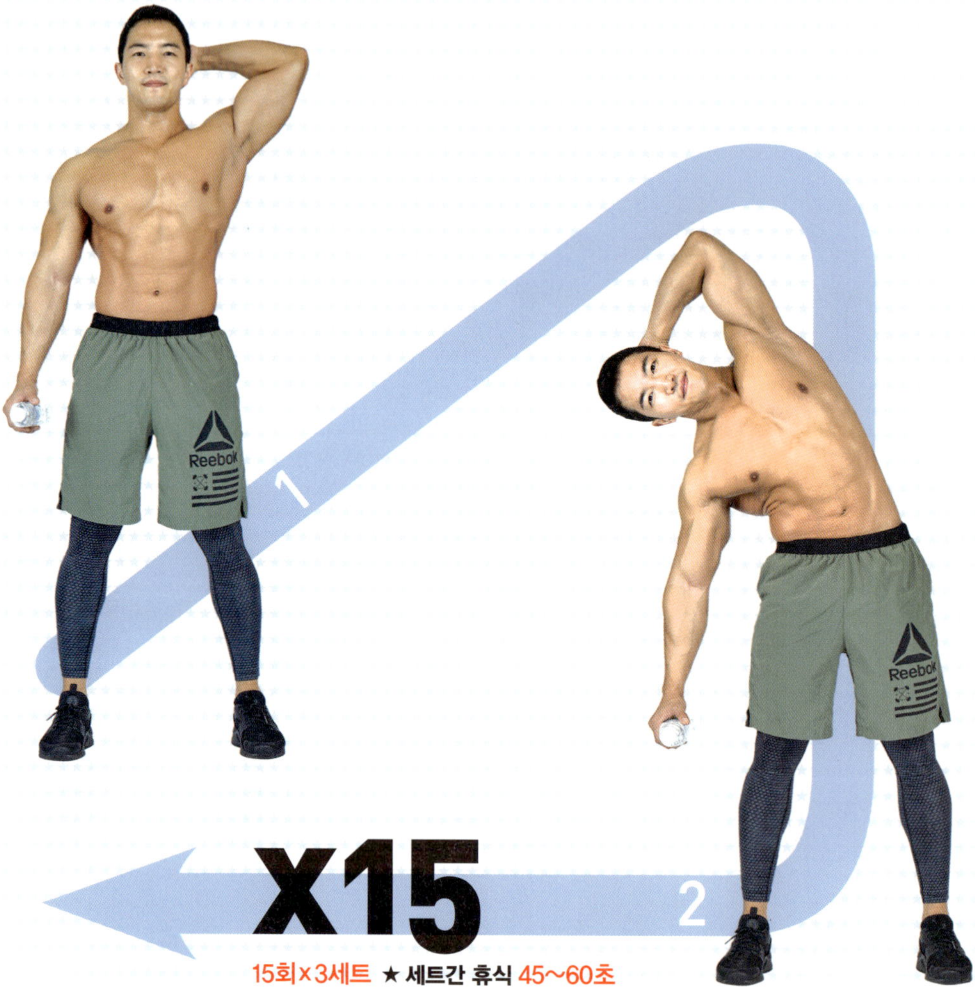

**STAR BODY WARS**

# X15

15회×3세트 ★ 세트간 휴식 45~60초

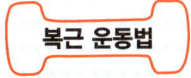 **복근 운동법**

# 레그 레이즈
### Leg Raise

**1** 바닥에 등을 대고 무릎을 편 상태로 눕는다.

양손은 팔을 편 상태로 바닥을 지지하거나 골반 윗부분을 손으로 받쳐준다.

**2** 무릎을 편 상태로 반동을 이용하지 않고 복부의 힘으로 두 다리를 동시에 들어 올린다.

다리를 내릴 때는 다리가 지면에 닿지 않을 정도로만 내린다.

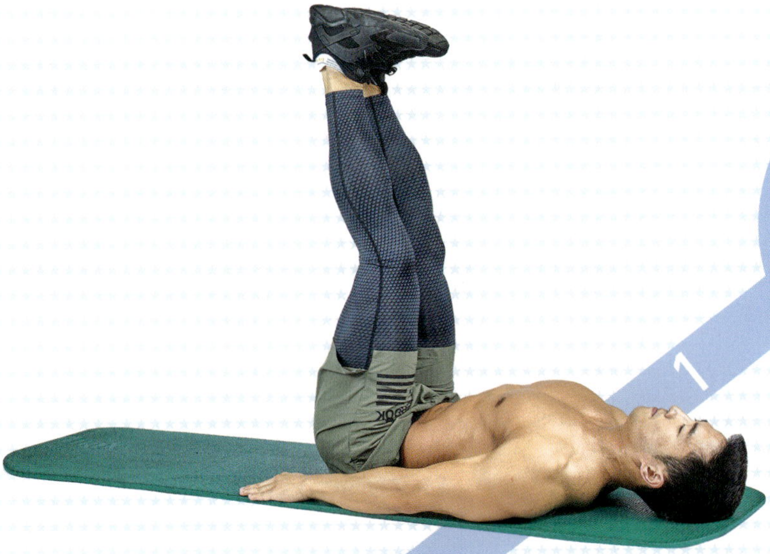

**주 의 사 항**
★
자세를 실시할 때
허리가 지면에서
떨어지지 않도록 한다.

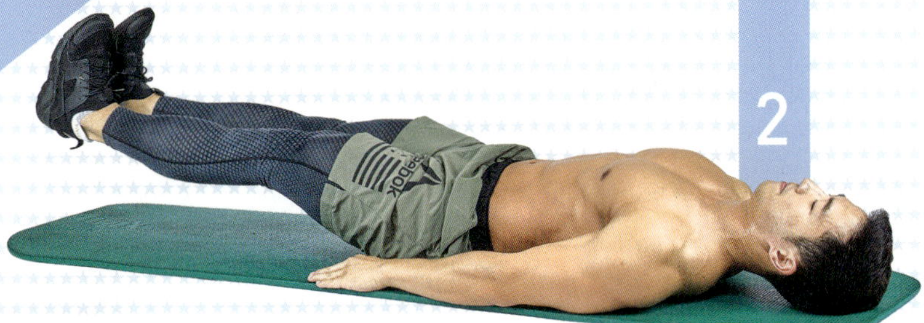

1

2

## X15
**15회×3세트 ★ 세트간 휴식 45~60초**

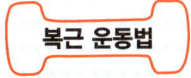

# 스타도 참는 것뿐
# 못하는 게 아니다
## ★ 배우 공유를 통해 살펴보다

스타도 스케줄 없는 날 실컷 맛있는 것 먹을 줄 알고, 하루 종일 집 밖으로 한 발자국도 안 나올 줄 알고, 불규칙한 생활 패턴에 힘들어 하고, 음식의 달콤한 유혹에 시달리고 있다. 그냥 우리와 똑같은 사람이다. 하지만 그렇게 몸을 움직이지 않고 쉬고 있으면 컨디션이 망가지고, 살찌고 탄력도 없어지는 것을 알기에 온 힘을 다해 참는 것이지 절대 게으름과 음식의 달콤함을 몰라서 안 하는 것이 아니다.

내가 지켜본 대단한 자기 관리를 떠올리면 배우 공유 씨가 가장 먼저 생각난다. 벌써 함께한 지 8년인데 어쩌면 이리도 한결 같은지 진짜 닮고 싶은 남자다. 그의 첫인상은 훤칠한 외모의 잘나가는 배우의 모습과는 다르게 동네 형처럼 친근하고 인간적이었다. 남에게는 한없이 친절하고 좋은 모습이지만 자기 관리에서는 무서울 만큼 철저한 사람이다. 지금까지 함께했던 기간 동안 특별한 스케줄이 없다면 거의 매일 운동을 했다. 촬영이 끝난 후에 쉴 법도 한데 매일 운동을 할 정도로 운동을 빠지지 않고 컨디션 조절을 하며 다음 준비에 들어간다. 그렇게 몸이 기억하고 습관으로 만들면서 운동을 즐겨 하셨기 때문에 8년 전 처음 뵈었을 때부터 그의 몸은 이미 일반인들이 흔히 말하는 몸짱의 몸을 갖고 있었다.

내가 본 그의 가장 큰 장점은 집중력이라고 생각한다. 운동을 할 때에는 다음 프로그램이 무엇인지, 다음날의 운동 부위는 어디인지 등 미리 파악하고 준비하는 모습도 보인다.

나와 운동하는 기간 동안 총 2번의 극단적인 다이어트를 진행했다.

첫 번째는 그의 화보 'Monster' 촬영을 위한 준비 때였고, 그 시기에 드라마 '빅'에서 '나비 등 근육'도 공개가 되었다. 두 번째는 영화 '용의자'에서 지동철의 역할 때였다.

그는 영화 '용의자'에 캐스팅되고, 역할에 맞는 이미지를 만들기 위해 극단적인 다이어트를 8주간에 거쳐 쉼없이 이어갔다.

그는 단순히 멋진 몸을 만들어 이슈로 만들고 싶어 하진 않는다. 작품 안의 캐릭터와 하나가 되기 위해서 몸과 마음을 재정비하며 작품을 준비한다. 영화에서 맡은 지동철이란 역할은 북한에서 특수부대 훈련을 받은 요원이기에 여러 신체 능력과 체력, 전투력이 강한 캐릭터를 준비하고 있었다.

아침에 공유(공복 유산소)를 하고, 액션스쿨에서 여러 액션을 연마하고, 다시 센터로 와서 고강도의 웨이트 트레이닝과 유산소 운동을 하며 특수요원이 되기 위한 준비를 했다. 그때는 정말 가족보다 많이 만났던 것 같다.

8주 동안 피트니스 선수들이 시합을 준비하는 정도의 운동량으로 진행했다. 1주일에 6일을 운동하고 하루를 휴식기간으로 두었다. 하루에 오전, 오후 운동으로 2번의 운동을 진행했고, 3시간에 한번씩 닭 가슴살과 고구마, 그리고 야채를 먹어야 하는 자기와의 치열한 싸움인 식이요법도 함께 진행했다.

　그렇게 딱 8주를 하자 그의 등은 거북이 등처럼 갈라졌고(나비 등 근육), 더 넓고 강한 가슴근육, 잔인할 정도로 갈라진 복근이 갖추어졌다. 나는 트레이너로서 욕심이 나기 시작했다. 점점 좋아지는 공유 씨의 몸을 보며 트레이너로서 더 많은 근육량과 더 강렬한 인상을 줄 수 있는 몸을 만들기를 원했던 것이 사실이지만, 역할에 몰입하고 자연스러움을 첫 번째로 생각하는 형의 마음을 이해하며 캐릭터에 맞게 운동을 진행했다.

　하루는 다이어트를 하는 그에게서 전화가 왔다.

　"태식아, 나 오늘 치팅데이인데 꽃등심 먹어도 돼? 그리고 맥주 딱 한잔만 마셔도 돼?" 간절한 목소리였다. 배우도 사람이기에 맛있는 음식을 먹고 싶고, 술도 한잔 하고 싶었을 것이다. 최근 '부산행', '밀정', '도깨비'의 흥행으로 더 바빠지고 많은 팬들에게 사랑을 받는 정말 신 같은 존재이지만, 공유도 사람이다.

　먹으면 살찌고, 운동을 안 하면 몸이 망가지는 사람이기 때문에 더 적극적으로 관리하는 것이다. 작품 준비가 없는 시기에는 식단 조절을 특별히 하지는 않는다. 사람들마다 상대적으로 정도의 차이는 있겠지만 그는 건강하고, 맛있는 음식을 먹되 먹는 양으로 조절을 하고, 매일 땀을 흘리며 기분 좋게 운동을 한다. 그도 사람이기 때문에 가끔 필요한 경우에는 술자리도 한다. 그와 술을 몇 번 마신 적이 있다. 그는 식사를 먼저 하고, 술을 나중에 먹는다. 처음에는 그렇지 않았지만 술과 함께 먹는 에너지원이 지방으로 전환되는 것을 알고 난 뒤에는 술을 마시면서 많은 음식을 먹지 않는다. 술을 먹은 다음날의 해장은 운동으로 한다. 공유 씨는 술을 먹고 난 다음날은 공유를 한다. 후자의 공유는 공복 유산소.

나도 마찬가지다. 술을 먹고, 나쁜 음식을 먹은 다음날은 항상 잉여 에너지의 칼로리와 염분의 농도를 낮추기 위해 오전에 공복 운동을 진행하고, 충분한 수분섭취와 땀을 배출해서 몸 안의 붓기를 가라앉히고 죄책감을 없앤다.

작품을 위해 좋아하는 몇 가지를 포기했던 배우 공유다.

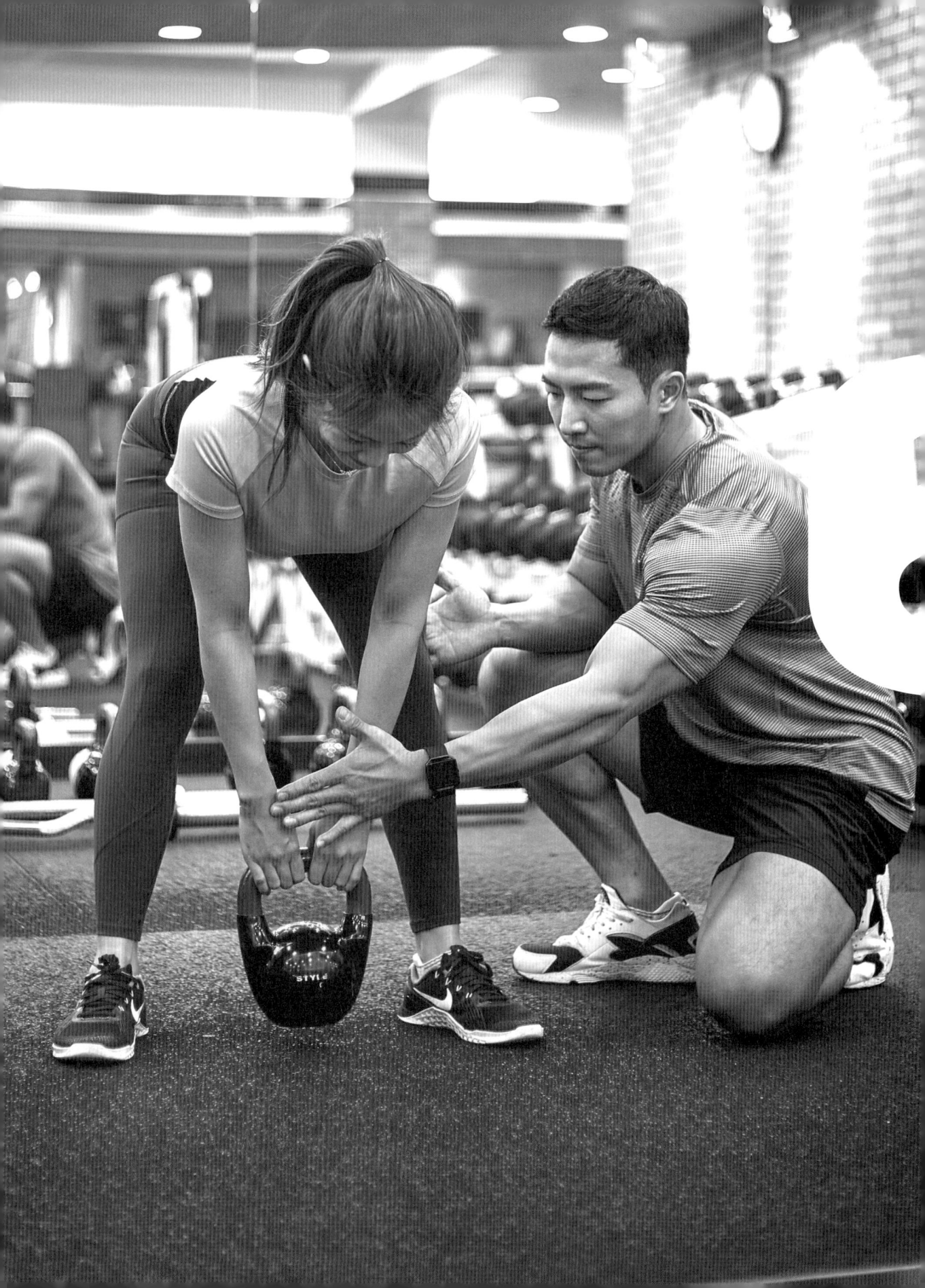

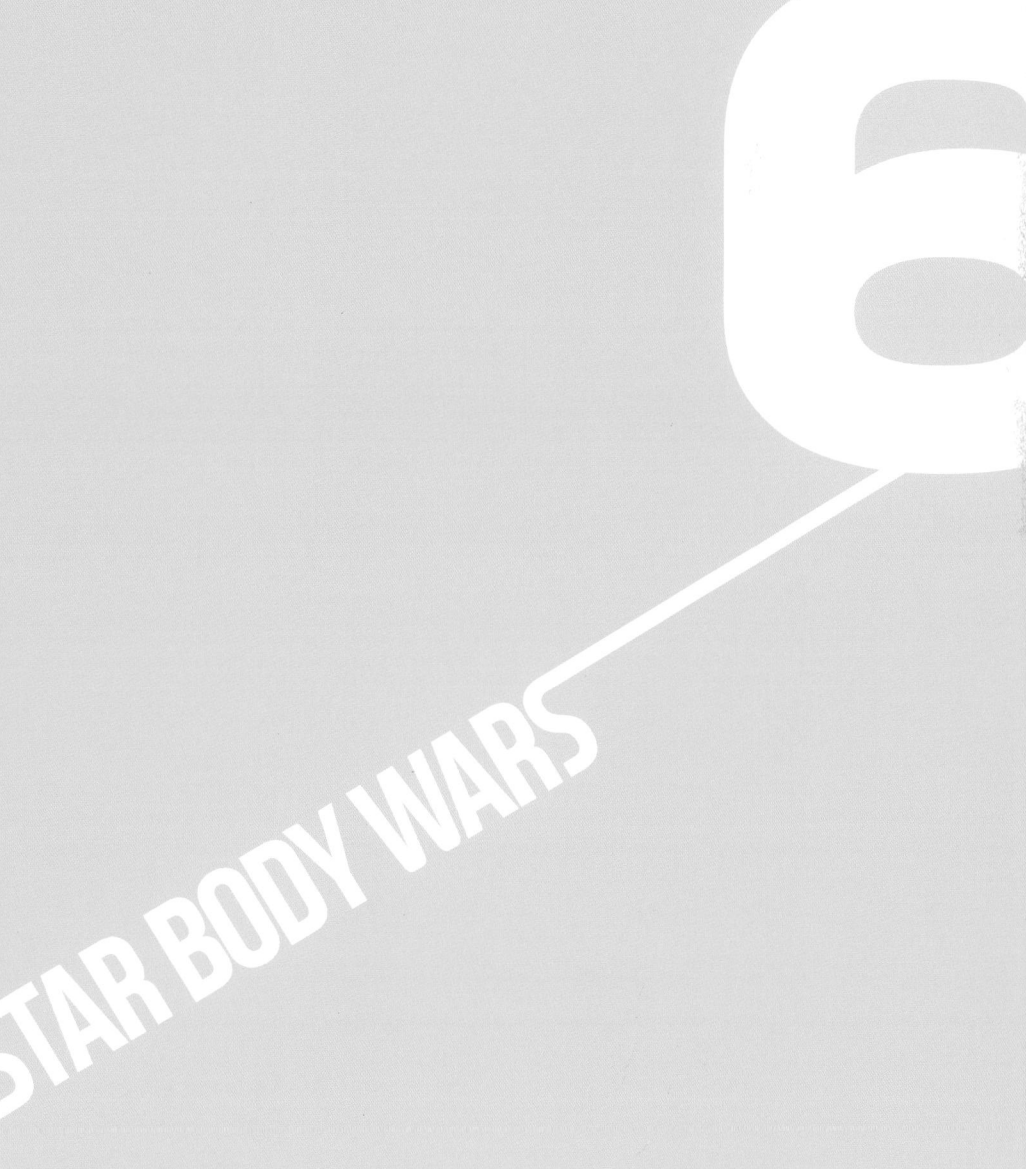

여성들의
다이어트 위

6

STAR BODY WARS

나는 남성이지만 많은 여성 분들과 운동을 하고, 운동 방법을 가르치기 위해 많은 참고서적과 주위 사례를 통해 연구해왔다. 정말 인성 좋기로 유명했던 그녀가 한 달에 며칠은 예민해지기도 하고, 며칠은 운동을 빠져야 할 만큼 힘들어 하는 모습을 많이 봐왔다. '그날'이 온 것이다. 여성들은 남성과 다르게 생리기간이 있다. 임신과 출산을 준비하고 재정비 하는 과정이다.

나는 특히 여성 분을 가르칠 때에는 운동 전 그분의 컨디션과, 심리상태, 몸 상태, 특이사항들을 면밀히 관찰한다. 다치신 곳은 없는지, 식사는 하고 오셨는지, 잠은 제대로 주무셨는지 등 운동을 지도할 때 필요할 만한 정보를 파악해야 컨디션에 맞는 프로그램을 구성할 수 있기 때문이다.

### 그날과 몸과의 관계

여성 들에게 한 달에 한 번 찾아오는 생리기간에는 여러 가지 증상이 있다. 집중력 저하, 건망증, 공격성, 우울, 불안 등의 정신적 증상과 부종, 유방통, 소화 장애, 두통, 허리통증 등의 신체적 증상이 대표적이다. 그러한 증상들은 배란 이후 점차 심해지며, 생리 시작 1주일 전에 가장 심하고 월경이 시작되면 수일 이내에 사라진다.

#### 1) 생리 시작 전 체중이 늘기도 한다

이런 신체적, 정신적인 스트레스로 인해서 여성들은 생리 시작 전에 체중이 늘어나는 현상이 있는데, 아주 자연스러운 증상이기도 하고, 잘 대비하지 않으면 체중 조절에 실패하고 비만의 원인이 될 수도 있다.

#### 2) 정신적으로 예민해지고, 공격적으로 변하기도 한다

이럴 때 사람마다 극복하는 방법이 다양하다. 보통은 먹는 것으로 이런 신체적, 정신적 스트레스를 푸는 듯하다. 폭식을 하는 사람, 저혈당의 느낌으로 초콜릿이나 단 음식, 또는 고탄수화물 음식으로 해소를 하는 사람, 진통제를 먹는 사람, 등 여러 방식으로 이 힘든 기간을 이겨나갈 것이다.

### 3) 생리통을 줄이는 데도 효과가 있는 운동

생리가 시작하면 배가 아프고 생리통이 시작된다. 주변 여성분들 중에는 생리통이 너무 심해 배를 움켜잡고 아무것도 하지 못할 정도로 통증이 심한 사람이 있기도 하고, 무던하게 넘어가는 사람들도 있다. 평소 운동을 많이 하지 않았던 생리통이 심했던 한 여성 분은 꾸준한 운동으로 생리통 강도가 줄었다고 말씀하신 적이 있다. 사람마다 통증의 강도가 차이가 있겠지만 운동을 안 하던 사람이 운동을 하게 되면, 그 순간만큼은 힘이 들고 컨디션이 떨어지는 것 같지만, 회복한 뒤에는 원래의 컨디션보다 훨씬 더 좋아지는 현상을 경험하게 된다.

### 4) 무언가 먹고 싶을 때 따뜻한 커피나 차로 나를 달랜다

바로 무언가를 입에 넣는 것이 아니라 아주 잠깐이라도 마음을 가다듬으며, 따뜻한 커피 한잔 마시면서 무엇을 먹을지 생각해본다. 이왕이면 맛도 있고, 영양가도 있는 것으로 먹으라는 것이다. 단 음식이 먹고 싶다고 해서 바로 먹게 되면 한 번에 많은 양을 먹게 되기 때문에 잠시 이성을 차리고 생각을 해보라는 것이다.

나는 공복 기간이 길어서 허기가 지거나, 급하게 무언가 먹고 싶을 때 선택하는 방법이 있다. 예를 들어 피자가 먹고 싶다면 배가 고픈 상태에서 피자를 먹는 것이 아니라, 먼저 영양소를 고루 갖춘 다이어트식(닭 가슴살, 현미밥, 야채)을 먹은 후에 피자를 먹는다. 그러면 피자를 한 조각만 먹어도 배가 부르게 되고, 마지막에 먹었던 피자로 맛있게 배부른 만족감을 받을 수 있다. 만약 배가 고픈 상태에서 피자로 바로 먹기 시작한다면 세네 조각을 먹어도 성에 안 찰 수 있다.

'이렇게까지 해야 하나?'라고 생각하는 분들이 있을 수 있다. 선택해야 한다. 그렇게라도 하고 살이 찌지 않을지, 먹고 싶은 거 다 먹고 살이 찌고 후회하며 살아갈지. 나는 식단 조절을 힘들어 하는 분들께 이야기한다. 둘 중에 하나만 하시라고.

먹지를 말든가, 먹었으면 후회를 말든가.

우리가 동경하고 따르고 싶은 몸매 좋은 스타들도 거저 얻어낸 것이 아니다.

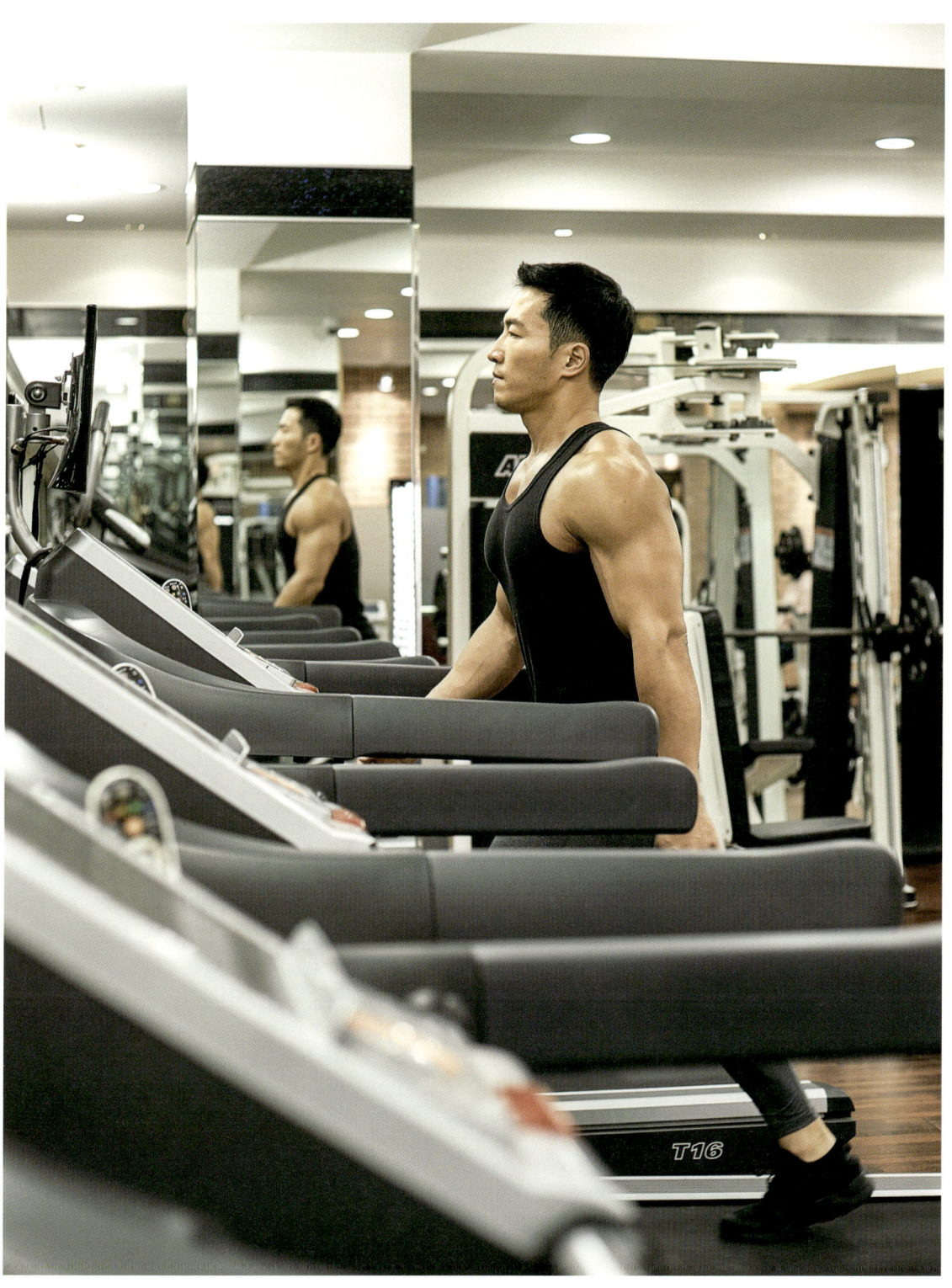

# MISSION 1

**여성들의 콤플렉스를 해결하라**

사람마다 자신의 콤플렉스가 되는 부위가 있다. 남성이든 여성이든 간에 지극히 개인적인 기준에서의 콤플렉스부터 누구나 인정할만한 콤플렉스까지! 콤플렉스는 누구에게나 있다. 그것을 드러내는 사람도 있고, 콤플렉스를 숨기고 자신만 알고 있는 경우도 있다. 사람마다 개인의 차이는 있겠지만 내가 경험한 바로는 남성들의 신체적 콤플렉스보다, 여성들이 자신의 몸에 대한 콤플렉스가 더 많고 예민하게 반응하는 것 같다.

그중 가장 많은 관심을 갖고 있는 신체 부위 3곳이 있다.

여성들의 3대 콤플렉스 신체 부위

**팔뚝 뒤쪽의 안녕살** (팔을 펴고 안녕~하며 흔들면 출렁출렁거리는 삼두쪽에 위치한 지방)

**옆구리와 허리 사이에 붙은 뒷구리살** (티셔츠를 입으면 바지 위로 접혀 있는 뒷구리살)

**엉덩이와 허벅지 뒤쪽에 붙어있는 엉덩이 아래쪽 살** (팬티라인 아래 엉덩이가 또 있네)

트레이너로서 여성분들을 만나 상담을 진행해보면 이 3군데의 살들이 집중 관심사로 주목받는다. 나는 처음 운동하고자 찾아오시는 분을 상담할 때면 기본적인 생활습관 문진을 하고, 운동 달성 목적과 집중적으로 관리하고 싶은 부위를 꼭 여쭤본다. 그럴 때마다 꼭 나오는 부위들이다.

# 1 안녕살아!
## 이제 진짜 안녕~!

팔이 두꺼워지길 원하는 여성은 단 한 번도 본적이 없는 것 같다. 아무리 마른 여성이라 팔에 살이 없는 없는데도 왜 그리도 팔이 더 얇아지고 싶은 걸까 의문이 든다.

아무래도 흔들리는 자신의 지방을 가장 쉽게 볼 수 있기 때문이 아닐까 하는 생각이 든다.

하지만 팔에 지방이 거의 없는 나도 팔을 흔들면(안녕~~) 근육이 많이 흔들린다.

이 말은 흔들리는 나의 팔이 지방이 아닐 수도 있으니 이것이 지방인지 근육인지 판단해보는 것이 먼저라는 것이다.

지방인지 아닌지 판단하는 방법은 간단하다. 피부두겹을 잡아보면 된다. 겉의 피부를 잡았을 때 안의 근육이 아닌 피부 층이 잡히는 것은 지방, 피부 밑의 지방(피하지방) 속의 탱글탱글하게 잡히는 것은 근육인 것이다.

만약 팔뚝 뒤의 지방이 많이 잡히는 경우라면 그 팔을 더 노출하길 권한다. 사람들은 자신의 취약 부위를 더 가리고 남들의 시선에서 떨어져서 지적 받지 않고 싶어 한다.

하지만 남들의 눈에 보이지 않게 가리고 있다면 본인도 신경을 쓰고 있지 않게 된다.

내가 처음 트레이너 일을 할 때 그 센터에서는 트레이너의 유니폼을 온몸에 딱 달라붙는 쫄쫄이 유니폼을 입혔었다. 몸 관리가 잘 안 되었던 트레이너들은 수업하러 나갈 때 자신도 모르게 배에 힘을 주고 근무를 했었고, 그 효과로 자신도 모르게 관리를 해야겠다는 동기부여를 얻는 모습을 보았다. 팔뚝에 지방이 많아 안녕살이 더 보이게 의상을 선택하라는 것은 자신을 더 궁지로 몰아 넣어 보라는 것이다. 뻔뻔하게 사람들에게 알리는 것이 아닌 부족함을 드러내고 스스로 동기부여를 얻으라는 것이다.

팔 운동을 한다고 해서 팔뚝살만 따로 빠지는 것은 결코 아니다. 지방의 감소는 몸 전체에 같은 비율로 일어난다. 앞서 말했듯 조금의 차이가 있다면 지방이 빠지는 일반적 패턴은 위에서부터 아래로 빠진다. 단, 살을 빼다 보면 지방이 많이 있던 공간이 느슨해지고, 피부(스킨)가 늘어지는 현상이 생길 수 있다. 피부 안에 있는 지방이 빠지며 공간이 비어서 느슨해지는 피부를 근육 운동을 해서 해당 부위 근육이 다시 피부를 밀어내어서 더 탄력 있는 팔 라인을 만들 수 있게 된다. 팔뚝의 탄력을 더해줄 삼두근 운동에는 여러 가지가 있다.

이런 동작을 꾸준히 반복해서 삼두근의 탄력을 만든다.

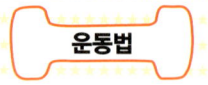 **운동법**

# 덤벨 킥 백
**Dumbbell Kick Back**

**1** 차려 상태에서 양손에 덤벨을 잡는다.

무릎은 약간 구부리고 상체를 앞으로 90도 정도 숙여준다.

팔꿈치를 구부려 옆구리에 붙여준다. 팔꿈치의 각도가 90도가 되도록 한다.

**2** 팔꿈치의 각도가 180도를 이루도록 양팔을 편다.

팔뚝 뒤쪽 삼두가 수축되는 느낌을 받는다.

천천히 긴장감을 느끼면서 팔을 다시 90도 각도가 될 때까지 구부려준다.

**물 병 킥 백**
★
집에서 할 수 있는 운동으로
헬스장에서 하는
덤벨 킥 백과 같은 동작을
작은 물병을 들고 한다.

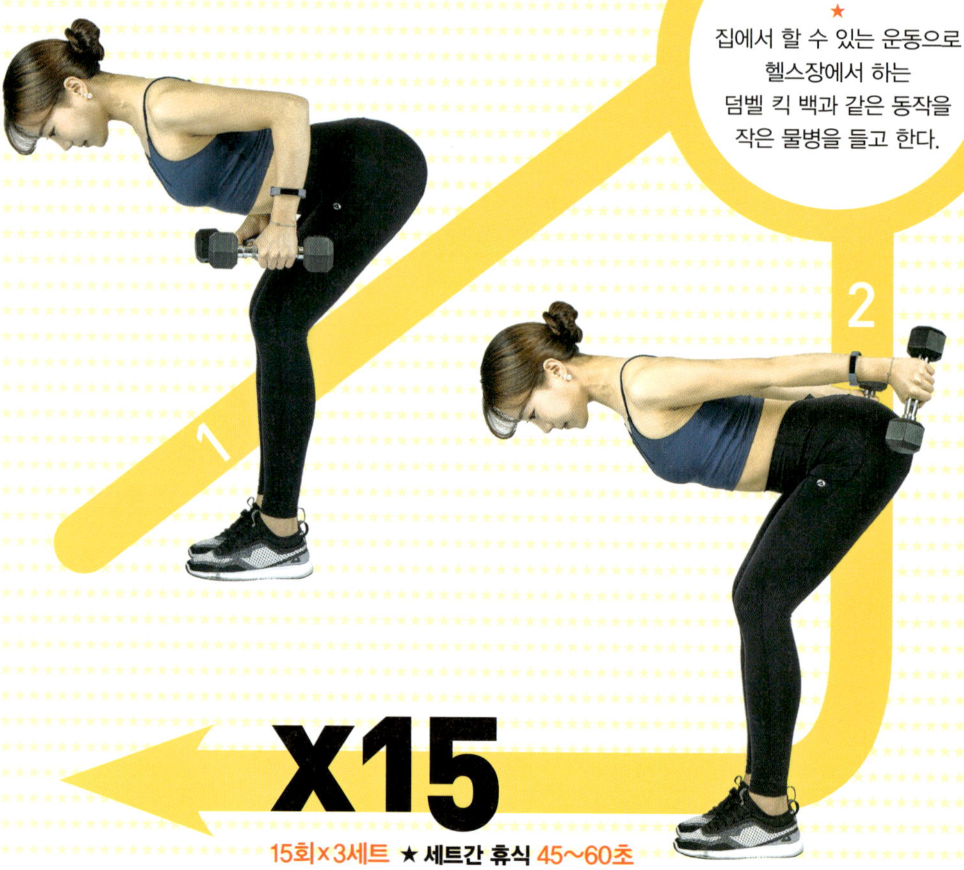

**X15**

15회×3세트 ★ 세트간 휴식 45~60초

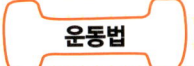 

# 리버스 딥
**Reverse Dip**

1 의자나 벤치에 앉는다. 다리를 앞에 두고 무릎 각도는 약 90도를 유지한다.
   엉덩이 옆에 양손을 두고, 벤치에 지지한다. 엉덩이를 앞으로 가져온다.

2 팔꿈치를 구부려 엉덩이가 땅에 닿기 직전까지 내려간다.
   팔꿈치를 펴며 올라온다.

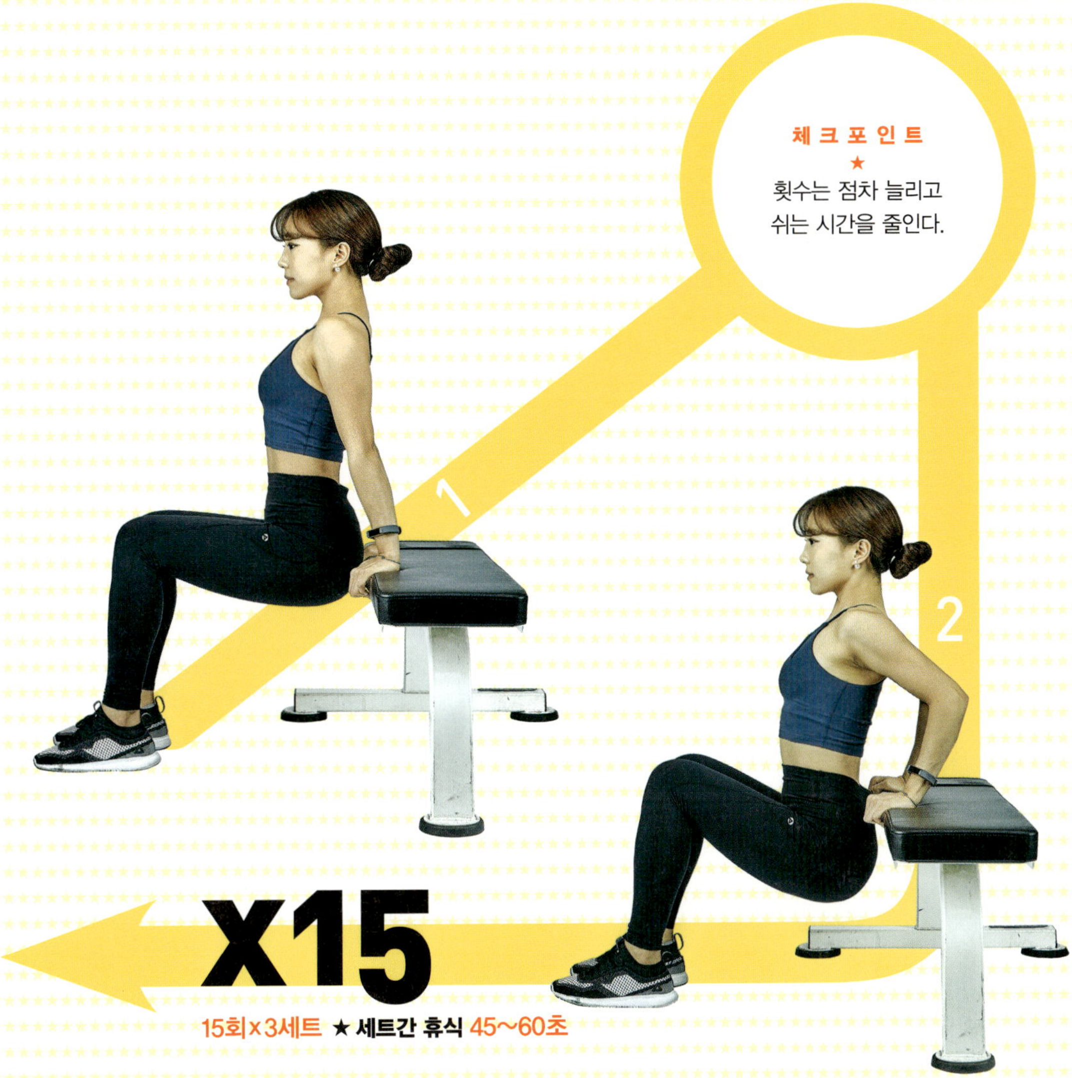

**체 크 포 인 트**
★
횟수는 점차 늘리고
쉬는 시간을 줄인다.

**X15**

15회×3세트 ★ 세트간 휴식 45~60초

스파 바디 하프

# 2 전 남친보다 끈질기게 달라붙는
# 옆구리·뒷구리살

여성들에게 옆구리나 뒷구리의 살은 암적인 존재이다. 실제로 트레이닝을 하다가 옆구리 운동을 시켜 드리면서 느낌의 방향을 알려드리기 위해 손으로 옆구리를 가르킨 적이 있었다.

그분이 나지막한 목소리로 말씀하신다.

"거기 콤플렉스니까 쳐다보지도 마세요~"

대부분의 연인 사이에서도 남자친구가 여성친구 옆구리를 만진다면 여성의 입장에서 그리 좋아하진 않을 것이다. 그만큼 여성들은 옆구리와 뒷구리에 콤플렉스를 많이 느낀다.

나는 시합을 준비하면서 극단적으로 다이어트를 여러 번 해보았는데, 지방이 가장 마지막에 빠지는 부위가 뒷구리와 엉덩이 밑의 지방이었다. 그래서 뒷구리를 없애기 위해서는 끊임없는 부단한 노력이 요구된다. 뒷구리는 옷을 입고 앉았을 때도 벨트 위에 올라오기 쉽고, 상의를 입었다고 하더라도 겉으로 보이기 십상이다. 또한 뒷구리에 살이 있다면 허리와 엉덩이의 잘록한 S라인을 드러내기 힘들다. 뒷구리가 있다면 허리와 엉덩이가 통자라인을 이룰 것이다. 뒷구리도 복부 주변의 지방이다. 원인은 다양하지만 불규칙한 식습관 중 폭식이나 음주, 그리고 사람들이 흔히 말하는 나잇살(오랜 시간 조금씩 조금씩 쌓여온 원수들)이다.

뒷구리를 줄이기 위해서는 먼저 원인을 제거한다.

### 1) 폭식을 하지 않고, 조금씩 자주 먹는다

그리고 술자리가 잦다면 횟수를 줄이거나, 어쩔 수 없이 술을 먹는다면 안주는 칼로리가 낮은 것을 선택한다.

### 2) 부분 살을 빼기 위한 운동은 따로 없다

사람들은 팔뚝 살을 빼려면 팔뚝 운동, 복부 살을 빼려면 복근 운동, 옆구리 살을 빼려면 옆구리 운동을 해야 한다고 단순히 생각하기 쉽지만 근력 운동은 근육을 만드는 운동이기 때문에 그 부위 운동을 한다고 해서 당장 그 부위가 빠지지 않고, 오히려 해당 부위가 두꺼워질 수 있다.

옆구리 운동으로 복부의 라인을 만들되, 지방이 많아지면 자칫 두꺼운 허리가 될수 있다. 따라서 집중적인 관리가 필요하다.

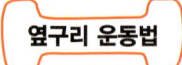 

# 사이드 밴드 (덤벨 혹은 물병)

**Side Bend** (Dumbbell or Bottle)

**1** 다리를 어깨너비로 벌리고 선다.

한쪽 손엔 덤벨, 다른 한 손은 머리 뒤에 가져간다.

**2** 덤벨을 든 쪽 방향으로 상체를 옆으로 숙인다.

옆구리의 힘으로 다시 원래 상태로 돌아온다.

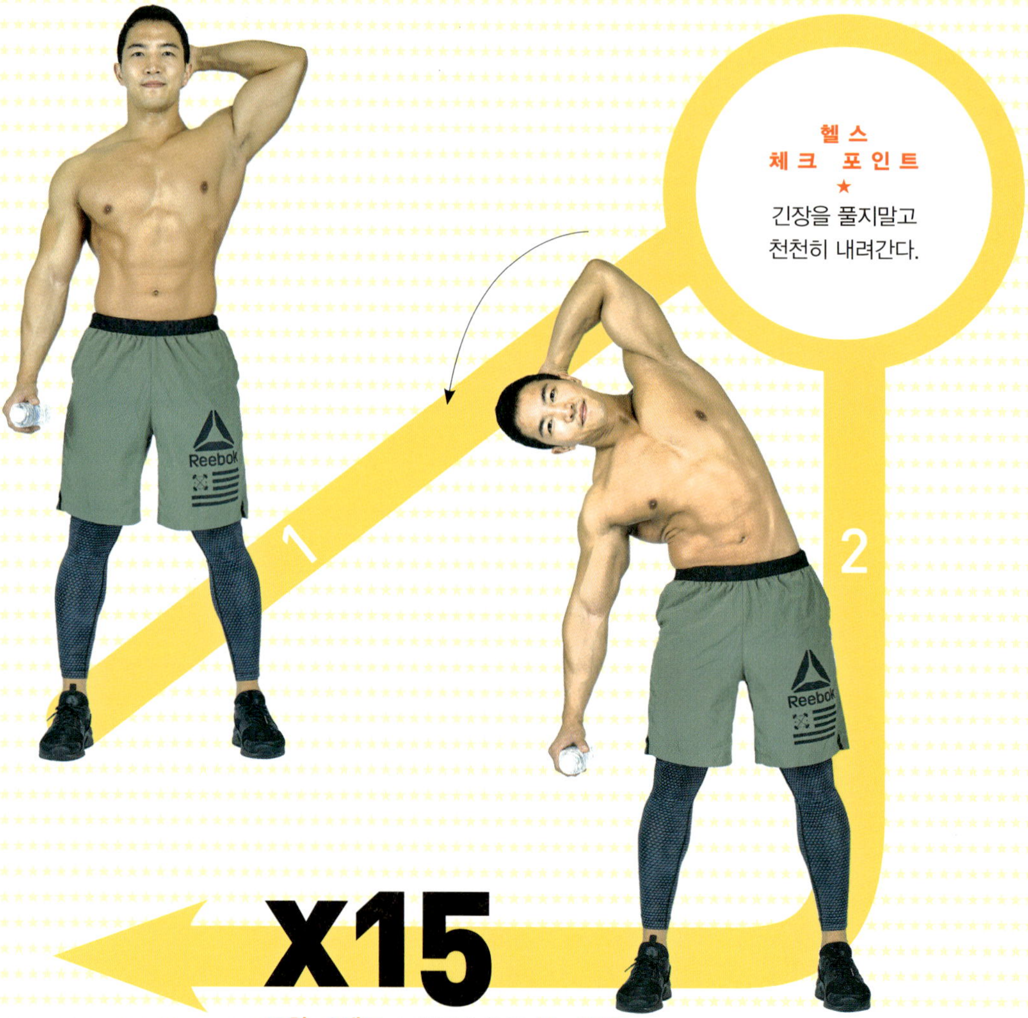

**헬 스
체 크 포 인 트**
★
긴장을 풀지말고
천천히 내려간다.

**STAR BODY WARS**

1

2

# X15

**15회 × 3세트** ★ **세트간 휴식** 45~60초

# 사이드 플랭크
Side Flank

1  옆으로 누운 상태에서 바닥에 있는 쪽 팔의 아래팔 부분을 땅에 지탱한다.

2  반대쪽 손으로 바닥에 있는 쪽 손목을 잡고 땅을 밀어내어
   엉덩이의 옆쪽 부분을 땅에서 땐다.

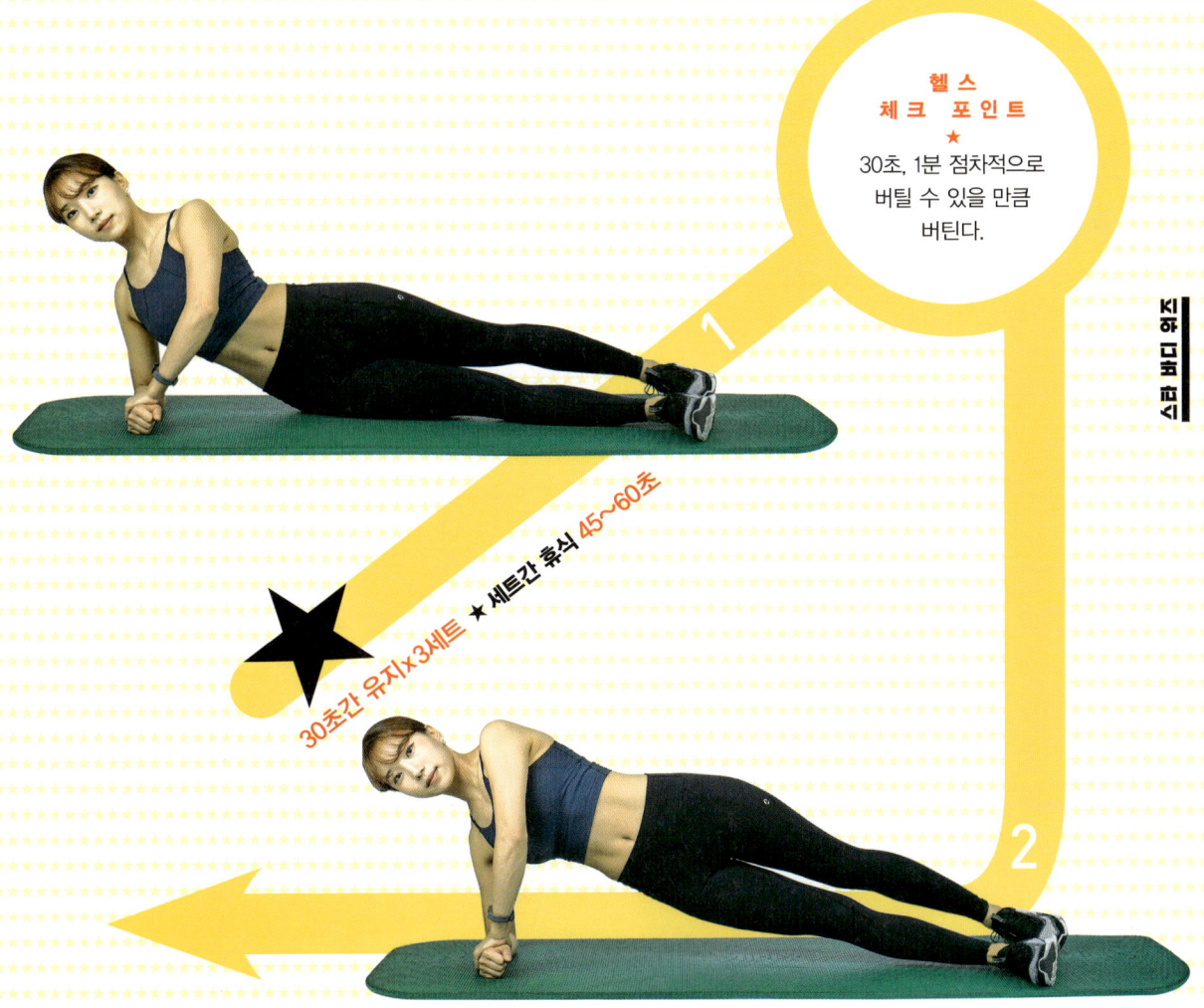

**헬 스
체 크  포 인 트**
★
30초, 1분 점차적으로
버틸 수 있을 만큼
버틴다.

30초간 유지x3세트 ★ 세트간 휴식 45~60초

— 183

# 3 엉덩이를 두 개로 만드는 처진 엉덩이 살

엉덩이 살이 밑으로 쳐져 있으면 다리가 짧아 보이는 현상이 일어나기 쉽다. 바지를 입었을 때에도 팬티라인 밑으로 엉덩이가 하나 더 있는 느낌이 생길 수 있다.

그렇다고 살을 쭉쭉 빼서 엉덩이 밑에 지방을 다 빼겠다고 하면 이미 얼굴이나 복부에는 지방이 많이 없는 상태일 것이고, 당신이 원하는 섹시해 보이거나, 컨디션이 좋아 보이는 상태가 아닌, 힘이 없어 불쌍해 보이거나, 빈약해서 섹시미가 떨어질 수도 있다.

그래서 엉덩이는 지방을 다 빼려고 하기보다는 피하지방보다 더 안에 있는 엉덩이 근육을 키워서 근육이 피부를 밀어내도록 만들어보는 것도 좋은 방법이다.

## 엉덩이 운동법: 런지

런지의 종류에는 여러 가지가 있다. 제자리에서 한발씩 앞으로 나갔다가 다시 돌아오는 포워드 런지, 제자리에서 발을 뒤로 옮겼다가 다시 돌아오는 백워드 런지, 바벨을 등에 짊어지고 하는 바벨 런지나 덤벨을 양손에 들고 하는 덤벨 런지, 발을 옆으로 갔다가 돌아오는 사이드 런지, 앞으로 계속 걸어 가면서 진행하는 워킹 런지 등, 형태나 도구에 따라서 명칭이 많은 운동이다. 런지는 엉덩이 운동이라고 많은 사람들이 알고 있는데, 이 런지를 할

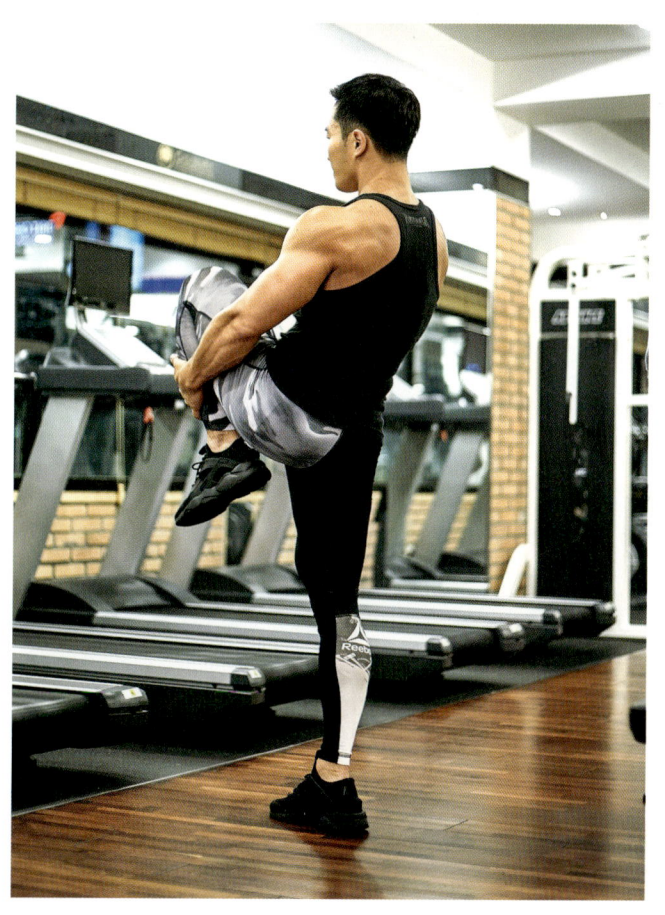

때 관절의 각도와 하중이 어느 다리로 받는지에 따라서 약 1cm의 차이에도 포커스가 엉덩이로 가는지, 아니면 대퇴사두근으로 가는지가 결정된다. 따라서 런지를 할 때 관절의 각도에 철저히 신경을 써야 한다. 여성 분들이 런지를 자칫 잘못하면 엉덩이를 만드려다가, 윤태식의 대퇴사두근처럼 앞쪽의 하체가 튀어나올 수 있다.

나는 수업할 때 자세가 나오지 않는 여성 분들에게 이렇게 말한다. 그렇게 하시면 윤태식 다리된다고. 그럼 그분은 즉시 자세를 바로 잡으신다.

# MISSION 2

**구두로부터 다리를 지켜라!**

높은 굽의 구두를 신었을 때 올라오는 종아리 근육, 종아리와 뒤꿈치 사이에 발목에 붙은 살 등, 여성들의 콤플렉스는 다양하다. 하이힐을 신게 되면 까치발을 들고 하루 종일 걸어 다니는 것과 같다.

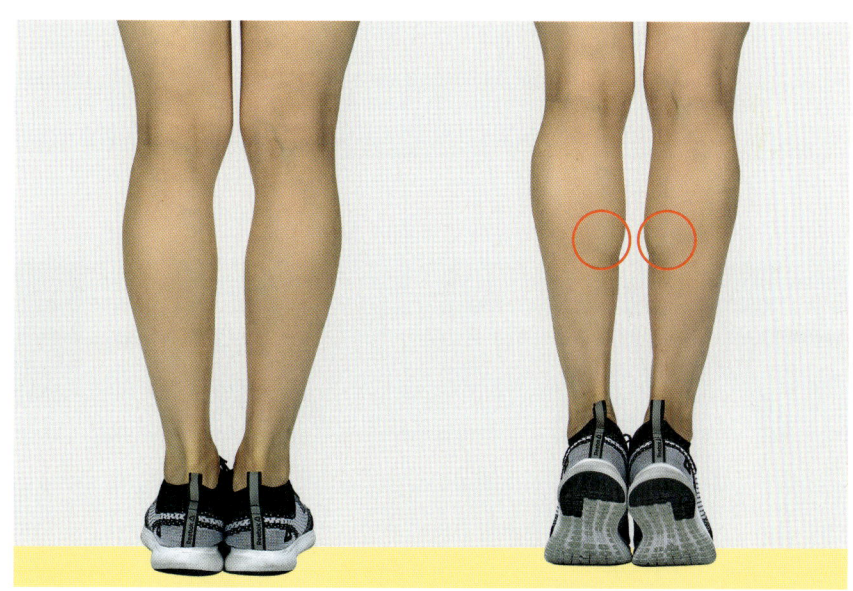

평상시 종아리 모습        구두를 신었을 때 종아리 모습

# 1 종아리를 풀려면
# 아킬레스을 먼저 공략하라

웨이트 트레이닝을 하면 하루에 많아야 한두 시간 정도를 하게 된다. 하지만 하이힐을 신고 하루 종일 생활한다면 체중을 이용한 종아리 웨이트 트레이닝을 수 시간 하는 것과 같다. 따라서 종아리의 알이 생기는 것이 걱정스럽다면 하이힐을 신는 것을 최대한 자제하고, 만약 불가피한 상황에서 하이힐을 신었다면 그날 저녁은 꼭 종아리 스트레칭을 하는 것을 권장한다.

효과적으로 종아리를 풀어주려면 종아리와 발바닥을 연결하는 아킬레스건을 공략하자. 아킬레스건은 우리 몸에서 가장 강한 건이다. 아킬레스건의 스트레칭은 짧게 해서는 효과를 보기 힘들고, 약 5분에서 길게는 20분 정도 지속해야 타이트해진 아킬레스건을 풀어줄 수 있다.

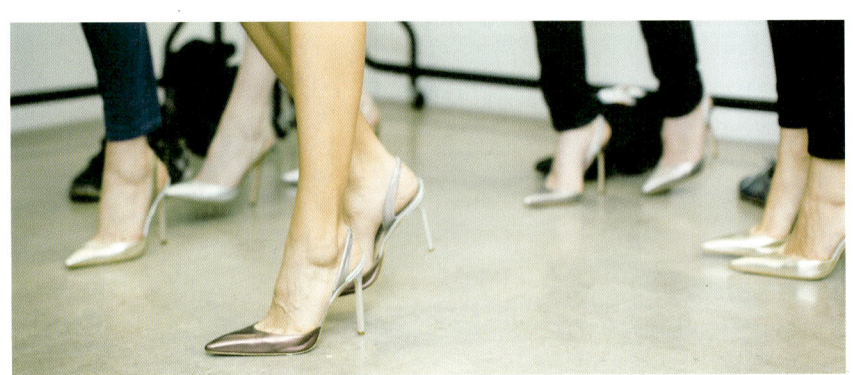

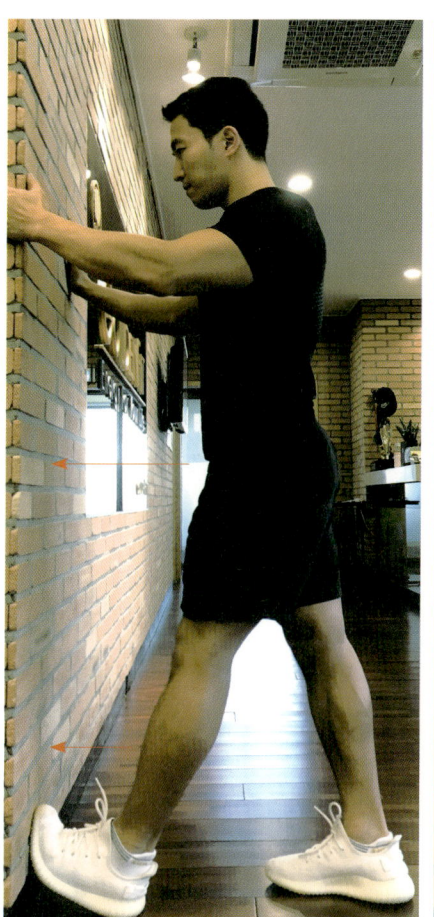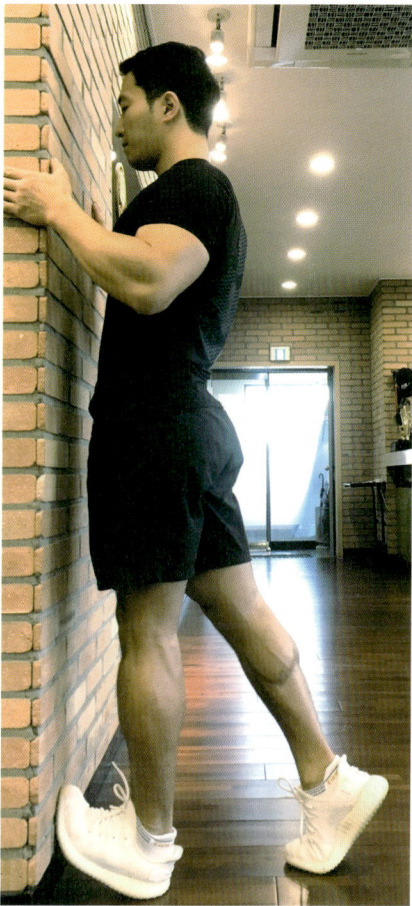

아킬레스건 스트레칭

# 2 종아리, 당신의 걸음에 문제가 있을 수도!

종아리에 알이 생기는 원인에는 선천적인 원인도 있을 수 있고, 보행 패턴에도 원인이 있을 수 있다. 보행 패턴은 걷는 패턴을 이야기하는데, 종아리가 두꺼운 사람은 걸을 때 발의 앞꿈치가 떨어지는 시점(toe off)에서 까치발을 심하게 드는 까치발 보행 패턴을 많이 보인다. 걸을 때 옆에서 머리 높이를 봐도 위아래로 많이 흔들리며 걷는 것을 볼 수 있다. 이런 경우에는 보행 패턴을 교정해서 종아리 근육을 많이 사용하지 못하게 할 수 있다.

당신의 종아리에 알이 가득하다면 걸을 때 앞꿈치가 바닥에서 떨어지는 시점에 발끝에 힘을 빼는 연습도 해보자.

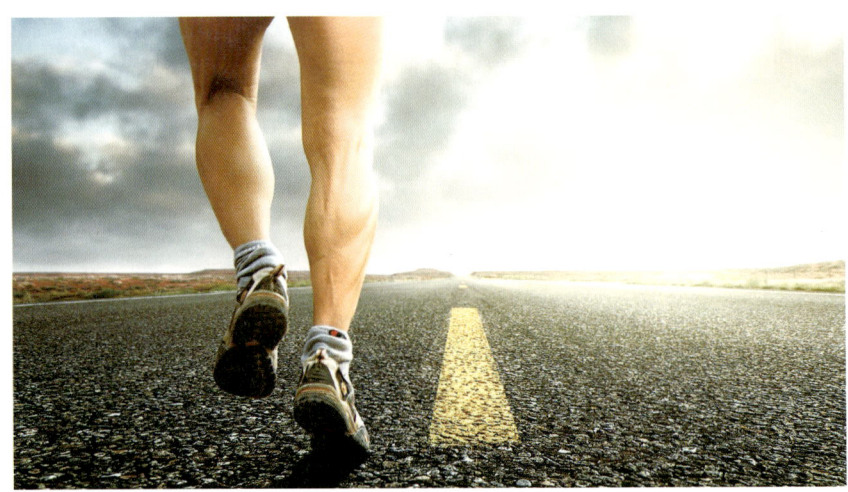

# 3 발목의 살은 순환의 문제일 수도 있다

보통 신체 부분 중 어딘가가 부어서 순환시키려 한다면 해당 부위를 직접 마사지를 하거나 찜질을 하는 등 여러 가지 방법이 있다. 발목이 붓거나 두꺼워지는 것도 종아리 알이 생기는 것과 마찬가지로 과사용이 원인일 수 있다. 해결책은 종아리 알을 없애기 위한 방법으로도 할 수 있고, 발바닥을 풀어주는 것도 효과가 좋다. 종아리와 발목을 감싸고 있는 근육들이 발바닥에 붙어 있기 때문이다.

### 발바닥 골프공 마사지

발바닥을 푸는 방법은 간단하다. 의자와 골프공만 있으면 된다. 골프공을 바닥에 두고 의자에 앉아서 발로 골프공을 밟고 이리저리 굴려주면 된다.

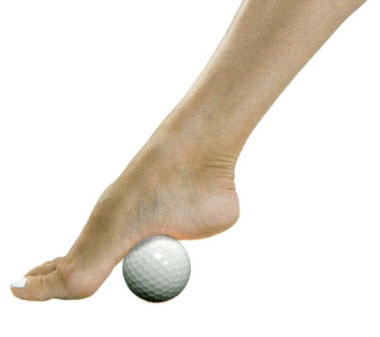

종아리와 발목의 붓기를 줄여주고, 전체적인 몸의 순환을 도와 컨디션을 좋게 해줄 수도 있다.

# MISSION 3

## 11자 복근 만들기

남자에게 초콜릿 복근이 있다면 11자 복근은 여성미의 상징이기도 하다. 하지만 정말 중요한 복근의 중요성은 미의 기준이 아니다. 건강과 체형의 기본이 된다는 사실이다. 배에 힘이 받쳐줘야 자세가 바로 서고 허리를 꼿꼿하게 세울 수 있다. 허리가 바로 서야 어깨가 펴지고 거북목도 예방이 가능한 것이다. 그 다음으로 여성미를 살려주는 포인트라고 할 수 있는데 가슴과 엉덩이의 볼륨과 더불어 몸매를 살며시 드러내기 시작하는 시점에 가장 중요시 여겨지는 부위는 잘록한 허리 라인이다. 가슴과 엉덩이가 풍만하더라도 복부의 숨겨진 살들로 인해 패션 선택의 폭이 좁아진 여성들을 위해 개미허리와 같은 라인을 만드는 프로그램을 소개하고자 한다.

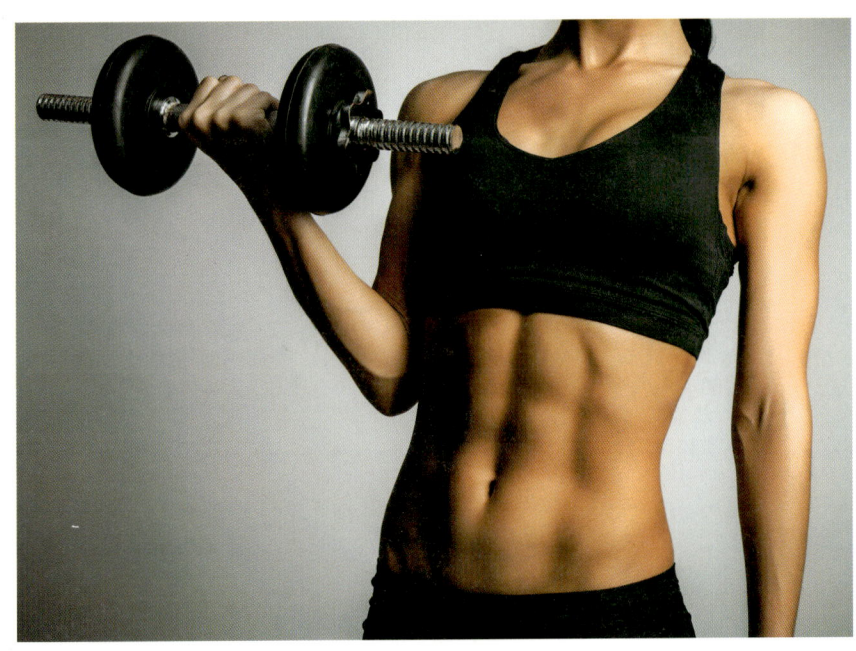

# 1

### 상체를 유지한 채
# 골반을 돌려라!

복부는 상체 부위에 속해 있긴 하지만 상체와 하체의 연결고리 역할을 하는
중요한 부위다.

따라서 상·하체 분리 운동을 통해 복부에 자극을 극대화시킬 수 있고 날
씬한 허리라인을 만들 수 있다.

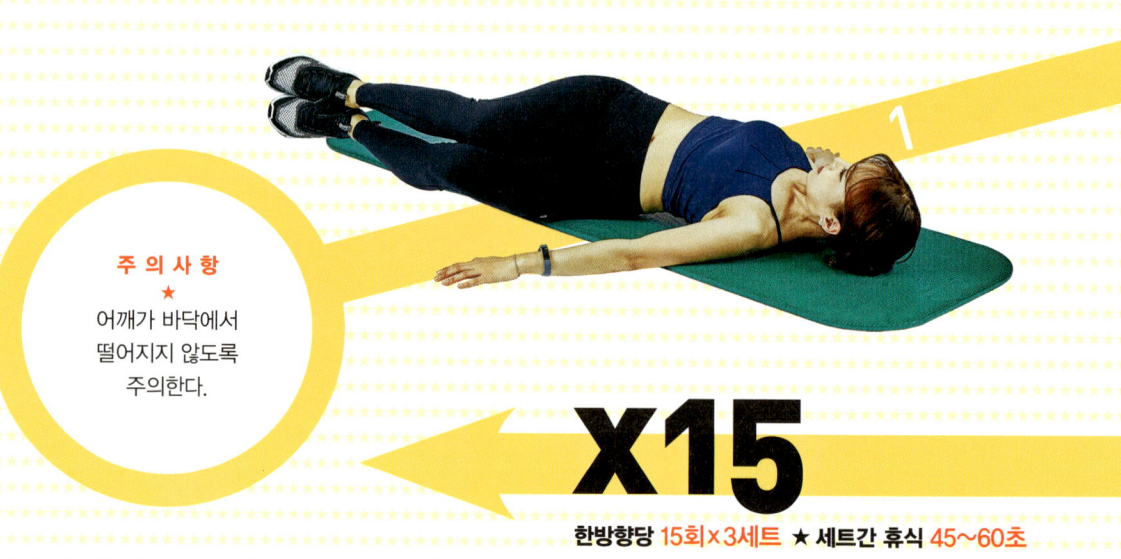

**주의사항**
★
어깨가 바닥에서
떨어지지 않도록
주의한다.

# X15
**한방향당** 15회×3세트 ★ **세트간 휴식** 45~60초

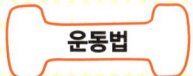 **운동법**

# 힙 크로스오버
**Hip Crossover**

**1** 매트에 누워 팔을 옆으로 쭉 뻗어 바닥을 지지한다.
골반관절과 무릎이 각각 90도를 이루도록 다리를 올린다.

**2** 복근에 힘을 주고 다리를 오른쪽으로 최대한 내린다. 이때 어깨가 바닥에서
떨어지지 않도록 주의한다.

**3** 방향을 바꾸어 같은 요령으로 반복한다.

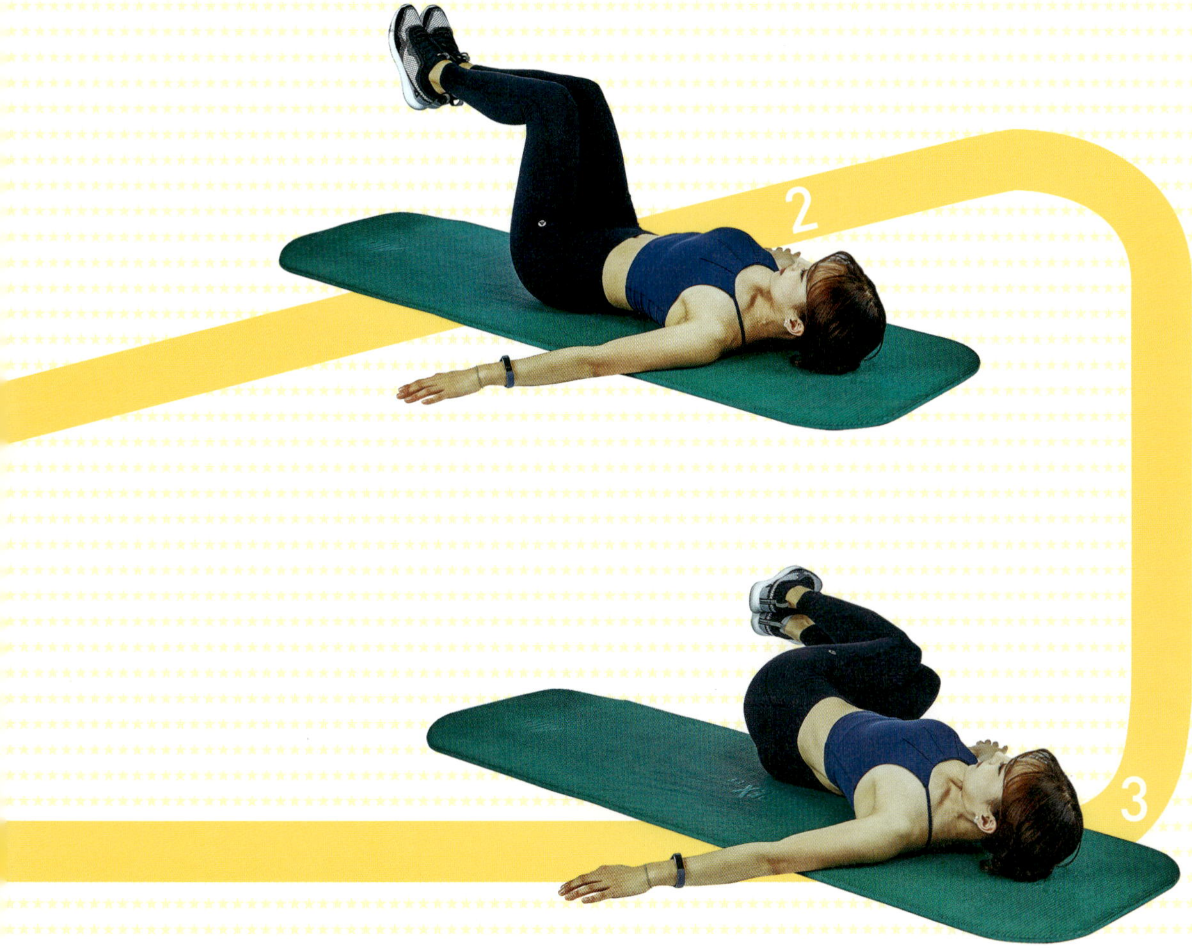

2

3

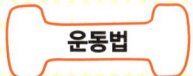

스타 바디 하체

195

# 2 복부 측면을 공략하라

흔히 알고 있는 윗몸 일으키기나 다리 들어 올리기는 복부의 전면 운동이기

때문에 측면의 라인을 만들어주지 못하고 자칫 퍼져 보이는

복부가 될 수 있다. 따라서 측면 운동을 통해

복부 옆구리 라인을 잡아야 한다.

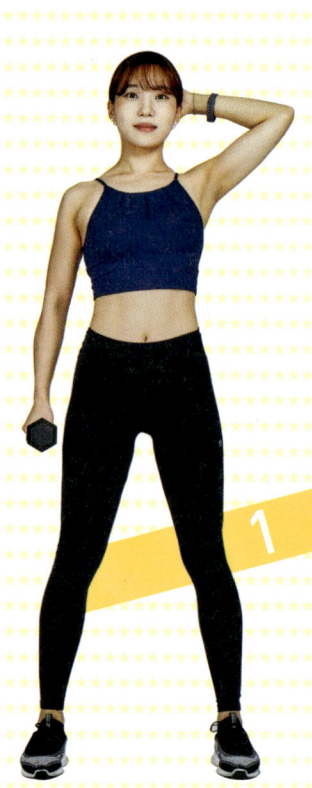

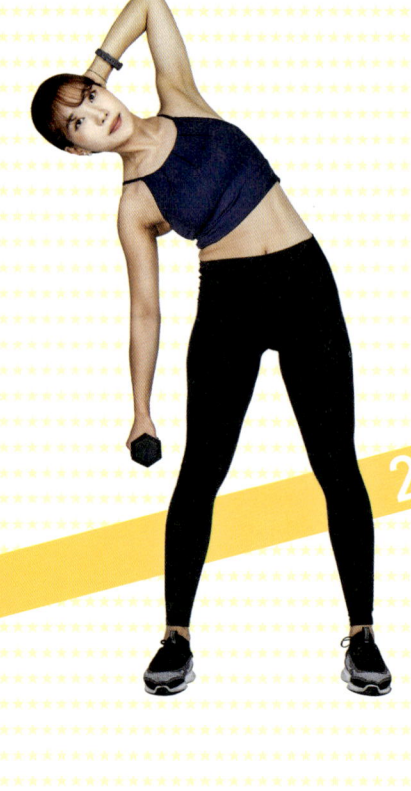

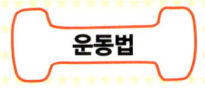 **사이드 밴드**

Side Bend

1 다리를 어깨너비로 벌리고 선다. 한손에는 덤벨,
  다른 한손은 머리 뒤에 위치한다.

2 덤벨을 든 쪽 방향으로 상체를 옆으로 숙인다.
  옆구리 힘으로 다시 원래 상태로 돌아온다.

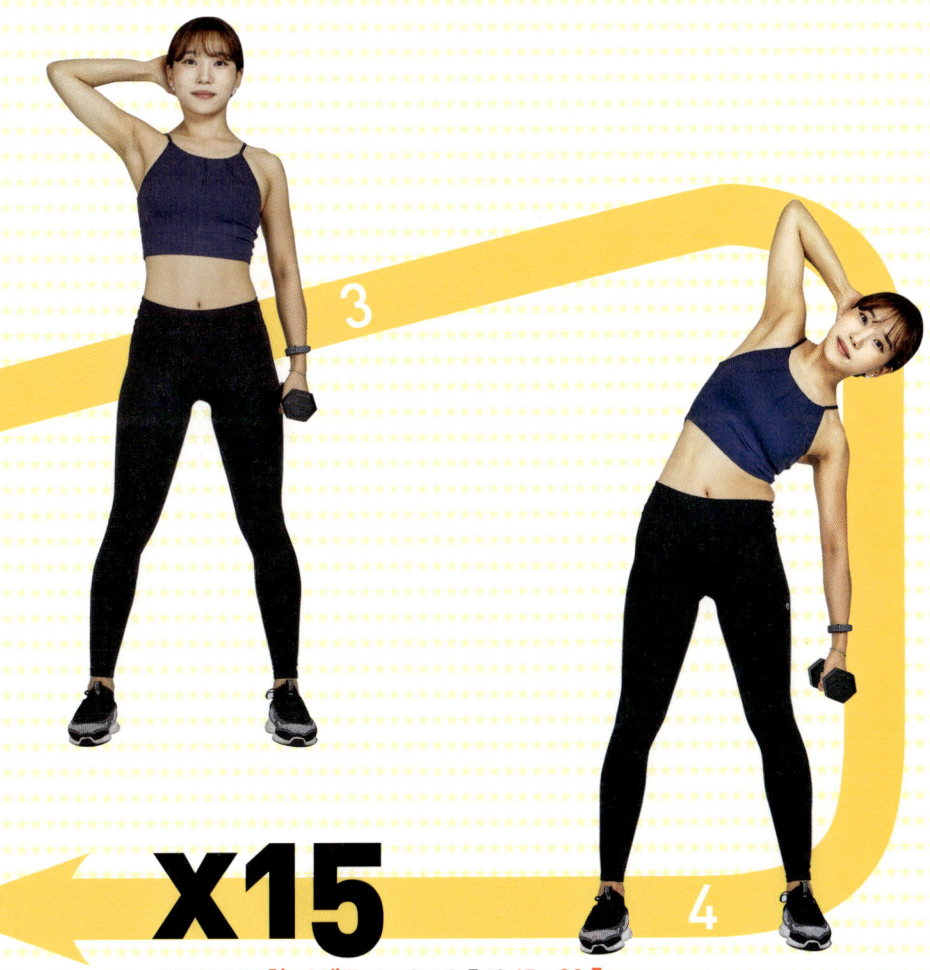

**X15**

한방향당 15회 x 3세트 ★ 세트간 휴식 45~60초

# **3** 복부의 긴장을 늦추지 말고 끝까지 유지하라

복부에 지방이 별로 없는데도 옷을 입으면 앞으로 배가 튀어나오는 경우가 있다. 이것은 복부의 안정성이 떨어졌기 때문이다. 복부 안정성 운동으로 튀어나온 배를 날씬하게 만들 수 있다.

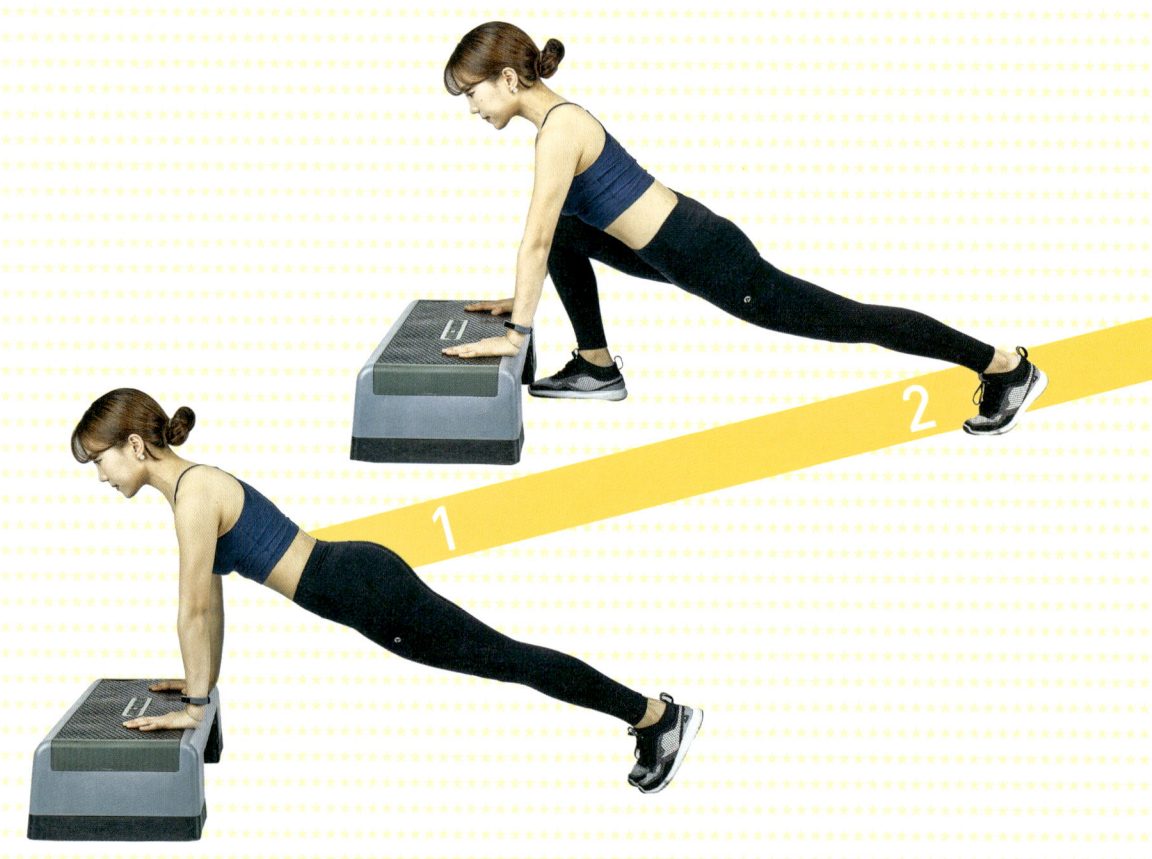

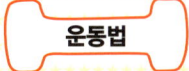 **운동법**

# 마운틴 클라이머
**Mountain Climber**

**1** 팔을 완전히 펴고 푸시업 자세를 잡는다.

**2** 오른 무릎을 가슴 쪽으로 최대한 끌어당긴다.

**3** 오른발을 제자리로 돌려놓으며 왼쪽 무릎을 가슴쪽으로 끌어당긴다.

**4** 위의 2번과 3번 동작을 반복한다.

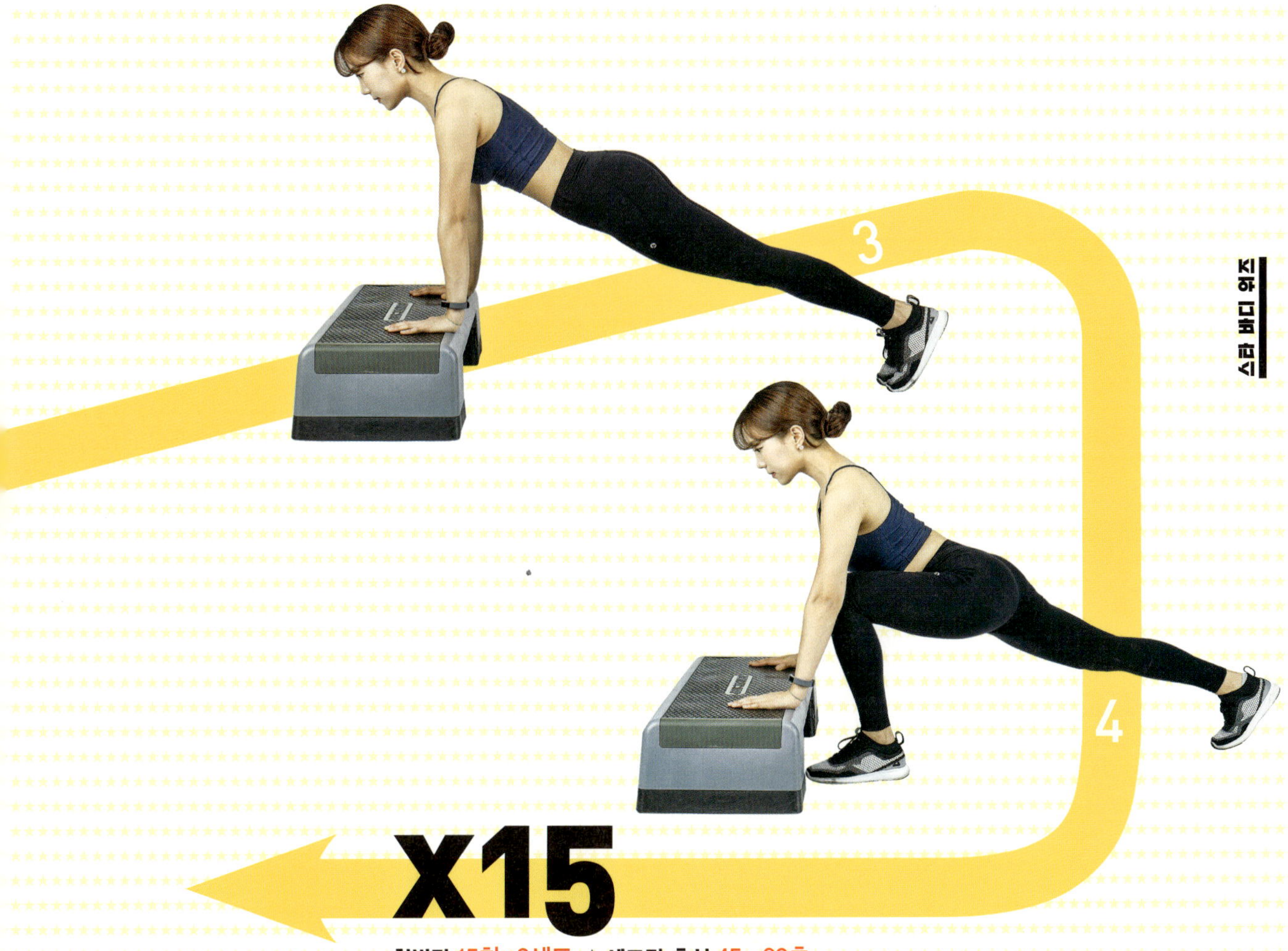

**3**

**4**

**X15**

한발당 15회×3세트 ★ 세트간 휴식 45~60초

스텝 바디 하드

# EXCERCISE

**임신해도 포기해서는 안 되는 운동**

예전에는 임신하면 2인분의 음식을 먹어야 하고, 가만히 누워만 있어야 한다는 생각들이 많았는데, 요즘 임산부들의 특징은 임신으로 인한 신체 변화를 자각하고, 건강한 아이의 출산과 몸매 유지를 원한다는 것이다. 임신 전에 꾸준히 건강을 챙기며 운동한 분들은 건강한 환경에서 임신을 하게 된다. 임신기에 하는 운동은 심혈관계 및 근육계의 체력을 개선하고, 출산 후 회복을 촉진하며, 출산 전 체중, 근력, 유연성으로의 신속한 회복을 할 수 있다는 장점이 있다. 또한 산후 복부비만 감소, 임신기간 중의 요통을 감소시키고, 에너지의 저장량이 증가하며, 산부인과 질환 감소, 진통시간과 고통의 감소, 최소의 체중증가, 영구적인 건강습관 채택의 가능성이 증가하는 등 긍정적인 요소가 주를 이룬다.

나로 하여금 임신 기간 중 운동법에 대한 연구를 하게 만들어주신 분이 센터에 계신다. 이아람 님이 바로 그분이신데 임신 전부터 정말 열심히 운동하셨고 어느 날 임신 소식을 알려주셔서 함께 기뻐했다. 난 그날부터 임산부와 태아의 건강을 생각해야 해서 운동법과 영양, 생활습관까지 체크하며 주 3회 운동을 꾸준히 알려 드렸다. 몸무게 변화가 크지 않고 건강한 식사와 즐거운 운동에 전념하니 태교로 운동을 했다는 말씀을 하실 만큼 스트레스를 받지 않으셨고 부종이나 근육 경련도 없이 수월하게 시간이 흘러갔다. 예정일이 다가왔고 예정일 이틀 전에도 오셔서, 만약 그날 아이가 안 나오면 운동을 하러 오겠다고 하고 귀가하셨다. 막달까지 운동의 강약을 조절했을 뿐 쉬지는 않았다.

화요일에 그분은 전화를 주셔서 지금 병원인데 자궁이 4cm 열렸다며 수요일 운동을 취소하실 만큼 여유를 보이셨다. 함께 걱정되는 마음으로 차후 진행 상황을 기다렸다. 수요일에 기다리던 문자를 받았다. "선생님~ 저 아이 낳았어요." 수월하고 빠른 출산에 당황스럽기도, 감사하기도 했다. 의사 선생님의 말씀으로는 운동을 열심히 해서 오랜 진통 없이 수월하게 아이를 낳은 것 같다고 칭찬해 주셨단다. 아이를 낳고 2주 뒤 회원님께 다시 문자가 왔다. "선생님 저 이제 운동해도 될 것 같아요." 나는 출산 후 운동에 대해 또 공부를 시작했다.

**임신 중 운동 주의사항**

- 임신 후 8~10주간은 운동이 위험한 시기이다.
  착상이 정확히 이루어지지 않았기 때문에 수정된 정자와 난자가 자궁 벽에 튼튼히 착상을 할 때까지 기다려줘야 한다.
- 1주일에 3회 이상, 30분 이상의 내 몸에 맞도록 프로그래밍 운동을 수행해야 한다.
- 임신 3개월 후에는 누워서 하는 운동을 삼가야 한다.
- 피곤할 정도나 지치는 수준까지의 운동은 금지해야 한다.
- 점프 동작이나 충격이 있는 동작은 피하는 비중량 부하운동을 진행한다.
- 아무리 가벼워도 복부 주변에 외상을 가져올 수 있는 운동은 금지한다.
- 운동 중 높은 체온의 상승은 위험하기 때문에 적절한 수분 섭취와 의복, 주위 환경을 편안하게 해야 한다.
- 출산 후 4~6주 동안은 몸 상태가 지속되므로 임신 전 운동 프로그램을 실시하는 것을 권장한다.

나와 함께 오래전부터 운동을 하셨던 다른 분들을 봐도 꾸준히 운동하다가 임신을 하면 체중이나 체형의 큰 변화가 없다. 하지만 내 뱃속에 아이가 있다는 것을 늘 인식하면서 함께 호흡가고 동작하며 느끼려고 노력하셨다.

체중의 증가는 최소로 줄이고, 건강한 식사와 즐거운 운동을 하면 운동이

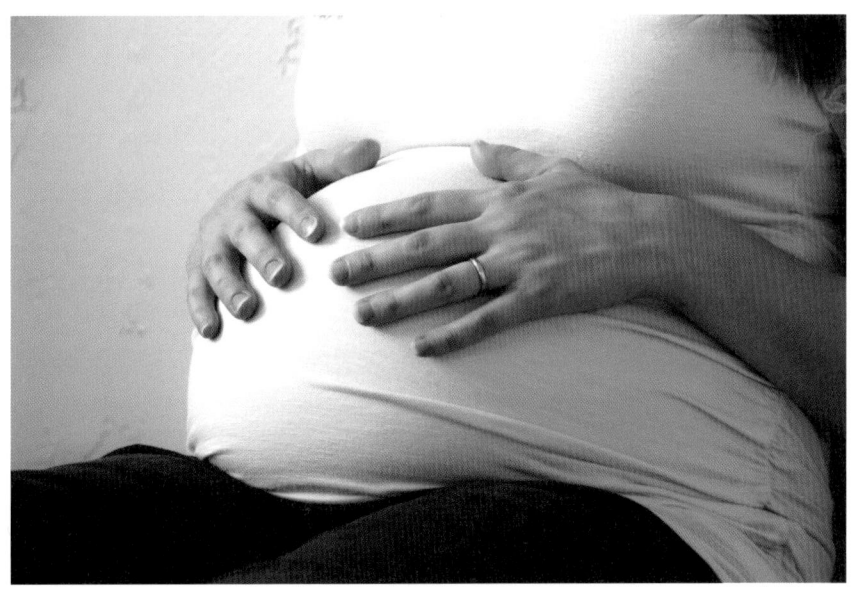

건강한 태교가 된다. 스트레스도 덜 받고 아이와 뱃속에서부터 활동을 함께 한다는 즐거움도 느끼면 지루할 틈이 없다. 출산일이 되면 그만큼 진도도 수월하고 빠르게 진행되어 세상에 태어난 아기와 첫만남을 갖게 된다.

이렇게 임신해서도 열심히 운동한 산모는 출산 후 어느 정도 시간이 지나면 예전 몸매를 생각해서 빨리 운동을 시작하고 싶어 한다.

하지만 출산을 위한 신체의 변화는 각 관절이 출산을 하기 위해 많이 늘어나있는 상태이기 때문에 과격한 동작보다는 가벼운 근력 운동으로 근육들을 촘촘히 긴장시키는 운동이 필요하다. 균형 잡힌 식단으로 출산 후 영양 보충을 하고 출산 후 운동이 무리가 되지 않도록 중·저강도의 웨이트 트레이닝을 진행한다. 출산 후에는 붓기도 있고, 신체 성분과 외형적인 변화도 생긴다. 하지만 이럴 때 빨리 몸을 완벽하게 되돌린다는 생각보다는 천천히 꾸준히 하려는 마인드 세팅이 필요하다. 운동은 평생 해야 하는 것이기 때문에 가늘고 길게! 그리고 꾸준한 자신의 관리가 필요하다.

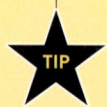

**WOMEN'S BONUS**
## 운동과 함께 먹으면 좋은 음식

### 여성을 위한 모든 것, 석류

석류는 많이 알려진 대로 식물성 에스트로겐이 많이 함유되어 있고 이것은 몸 안에서 내 생리 활성을 16배 강하게 해준다. 여성호르몬과 분자 구조가 비슷한 이소플라본이 많은데, 폐경기 이후 여성의 각종 증후군의 완화에도 도움을 주고 비타민과 항산화 성분이 다량 함유되어 있어서 지방의 축적을 막고 피부 탄력에 도움을 준다. 탈모 예방 및 가슴 발육에도 관여해 여성미를 유지하게 해주는 것이 매력이다. 또한 섬유질이 풍부하여 변비 및 장 건강에도 좋고, 열량이 낮아 다이어트에도 도움을 준다.

### 생리통과 우울증에 좋은 대추

그날이 되면 대부분의 여성들이 예민해지고 철분이 부족해진다. 이때 대추는 신경을 안정시키는 효과가 있고, 피를 보충해주기 때문에 매달 월경으로 고생이 심한 여성에게 도움이 된다. 갱년기 증상이 시작되면 우울증이 올 수도 있는데 이런 경우 대추를 차로 끓여서 복용하면 마음이 편해지고 기분이 좋아진다. 특히 비타민C가 사과의 100배나 많이 함유되어 있으며 이는 여러 가지 바이러스성 질환으로부터 지켜주는 힘이 된다. 피부미백 효과와 함께 얼굴에 윤기를 더해준다. 엄마와 딸이 함께 먹으면 좋은 음식이다. 또한 소화가 안 되거나 설사나 변비 있으신 분들 모두에게 좋다고 하니 자주 드시면 좋을 것이다.

### 인류 최초의 약초 알로에

알로에만큼 다양한 효능과 식용법을 가진 약초도 드물 것이다. 소화기 쪽 질병에 도움되고 여성들의 만성 고민인 변비와 생리통에도 탁월한 효과가 있다. 피부 미용에 효과가 탁월해서 화장수나 비누로도 사용되고 숙취 해소에도 도움되고 간은 한 번 나빠지면 끝이라고 알려져 있는데 간세포 재생에도 도움을 주고 백혈구 생성을 늘려주어 항암 효과까지 있다고 한다.

그래서 알로에는 비누, 술, 화장수, 차, 분말 등 다양한 형태로 만들어 가까이에서 즐기기 좋은 식품이다.

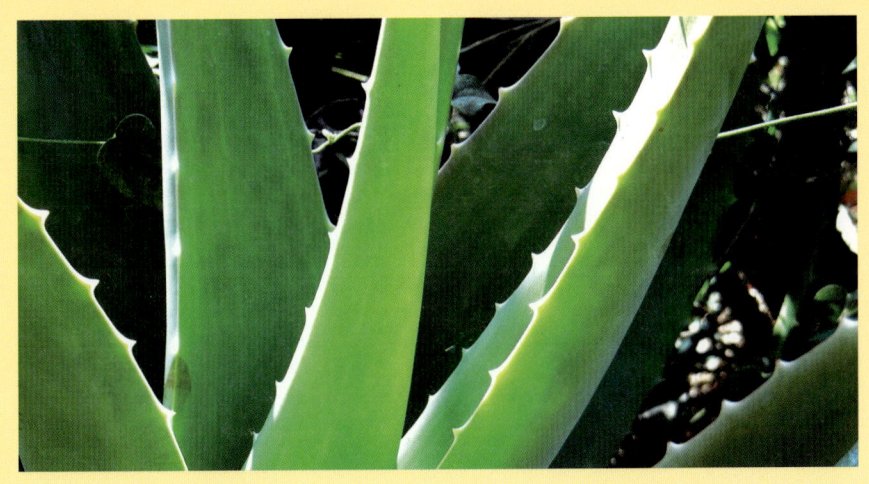

## 여성 초보 다이어터 실수 Best 5

### 1. 안 먹고 다이어트(체중이 전부라고 생각한다)

무작정 안 먹는다면 체중은 줄 수 있다. 하지만 그 사람의 체성분에 그리 긍정적인 변화는 주지 못할 것이다. 질적인 다이어트라면 근육량은 늘리고 필요 없는 지방을 줄이는 것이지, 무조건 체중만 감량하는 것은 아닐 것이다. 지방은 부피가 크고, 근육은 밀도가 높다. 똑같은 50kg의 여성이라 할지라도 근육으로 50kg인 사람은 지방으로 50kg인 사람보다 훨씬 슬림해 보인다. 공복이 길어지면 근 손실이 많이 일어나고, 근육의 손실은 기초대사량을 떨어뜨리기 때문에 조금만 먹어도 살찌는 상황이 되는 것, 악순환이 될 것이다. 안 먹는 것이 능사가 아니라 제대로 먹어야 빠진다.

### 2. 웨이트가 몸을 두껍게 만든다고 착각

웨이트를 안 해본 분이라면 웨이트를 시작하고 약 1~2주간은 몸이 붓는 느낌을 받는다. 이것은 펌핑이라는 현상인데 혈액이 해당 부위로 몰리는 현상을 말한다. 하지만 이것은 살이 아니고, 지속적인 운동을 하면 다시 원래 상태로 돌아와 탄력 있고, 슬림한 몸으로 변화한다. 하지만 일시적인 이 현상을 두려워하고, 기다리지 못한 채 포기하거나 주저하는 모습을 많이 보았다. 여성호르몬의 영향으로 남자들처럼 많이 두꺼워지지 않는다.

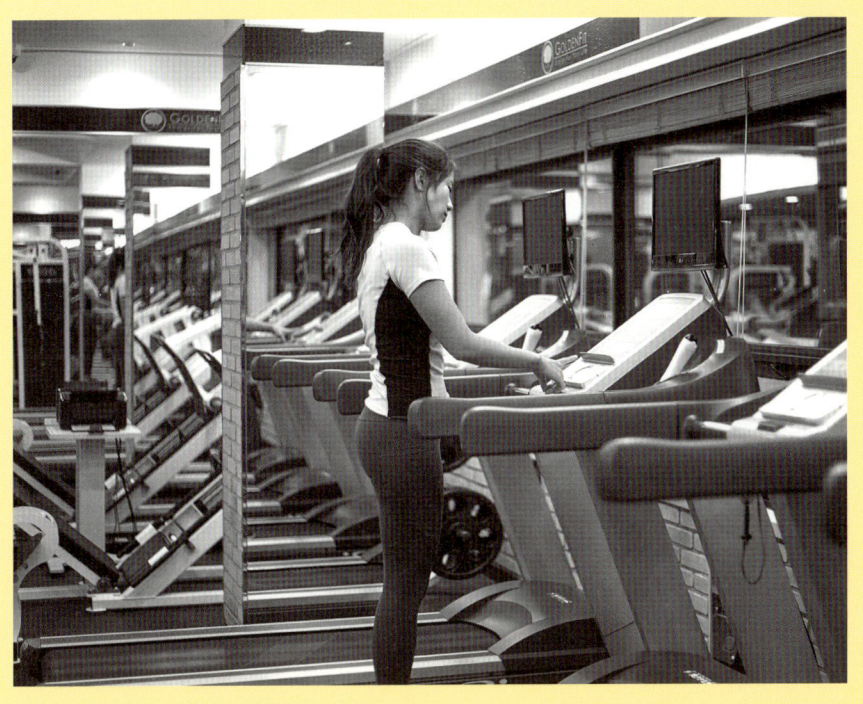

### 3. 본인이 먹은 양을 착각한다

다이어트 일기 속의 칼로리와 실제 섭취 칼로리의 차이가 크다. 양이나 종류, 횟수 등을 다르게 기억하는 이기적인 내 머릿속의 지우개. 오늘 뭐 드셨냐고 물으면 당당하게 말씀하신다. 해독주스, 삶은 계란, 현미밥 조금, 그리고 커피 한잔. 줄줄이 먹은 음식과 양을 말씀을 하시지만 나는 그것을 믿을 수가 없다. 그렇게 드셨으면 분명 살이 빠져야 한다. 우리는 그렇게 중요한 것만 생각하고 현미밥과 함께 먹은 노른자를 동동 띄운 순두부는 잊어버린다. 두부조림, 햄 한 조각은 아예 기억 속에서 날아가 버린다. 후식으로 먹은 사과 하나는 비타민이니 끼워 주지도 않고, 커피 한잔이라고 말씀하시는 것은 어쩌면 휘핑크림 가득 얹은 카페모카일 수도 있다.

## 4. 힘들면 운동이 아니라 노동이라고 생각한다

초보자들이 많이 이야기한다. 힘들면 오버 트레이닝이라고. 하지만 운동을 안 하다가 하면 당연히 힘이 들고, 근육이 뭉치고, 다음날 컨디션이 안 좋다고 느낀다. 이 느낌은 운동을 하던 사람도 잠시 휴식하고 다시 시작할 때 똑같이 느낀다. 하지만 경험해본 바로는 꾸준히 한 달만 지속해본다면 이겨낼 수 있는 내성이 생긴다. 피로가 없어진다는 것은 아니다. 실제 웨이트 경력이 15년인 나도 매일 다른 부위의 근 통증을 경험한다. 몸의 변화를 위해서라면 오버 트레이닝이 언더 트레이닝보다는 낫다.

초반에는 주 3회. 적응이 되면 주 5~6회도 괜찮다. 피티를 받는 것이 부담된다면 주 1~2회는 전문 트레이너에게 피티를 받고, 나머지 운동은 복습 개념으로 개인 운동도 추천한다.

## 5. 내 몸을 뚱뚱하다고 착각한다

여성들은 대부분 자신의 몸이 뚱뚱하다고 착각한다. 일반적으로 여성들은 자신이 키와 상관없이 몸무게 48kg이길 바란다. 몸무게보다 더 중요한 것은 근육량이고 밸런스, 건강인데 우리는 너무 안 먹고 마른 몸만 추구하는 것이다. 아름다운 몸은 몸무게나 44사이즈가 아니라 건강하고 매력적으로 보이는 몸인 것이다. 당신은 지금도 충분히 아름답다.

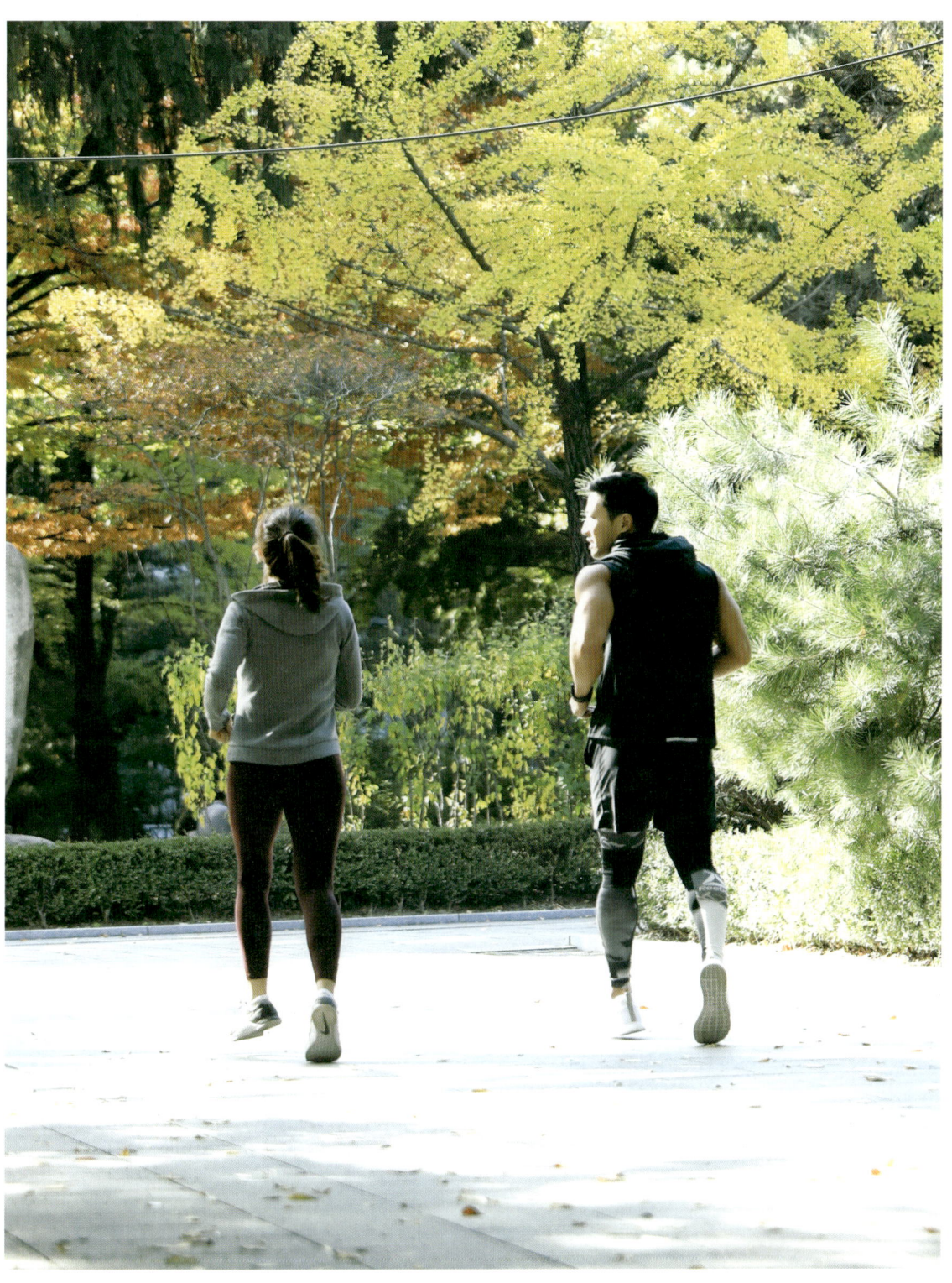

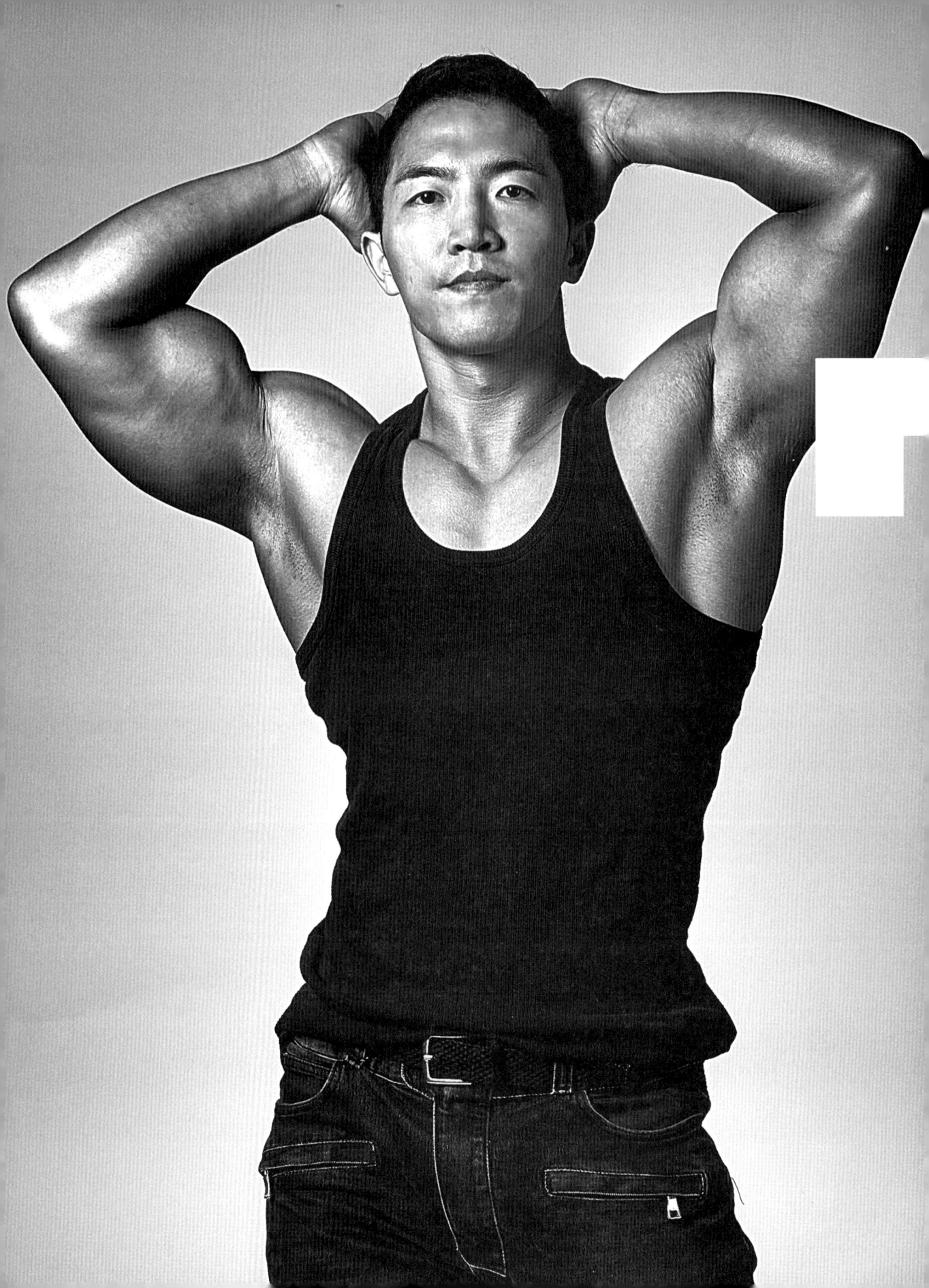

# 남성들의
# 다이어트 워

STAR BODY WARS

남자들이 여성들보다 더 다이어트 성공률이 낮은 것은 운동을 하면 더 많이 먹게 되고, 건강이 받쳐주니 술도 덜 취해서 음주량도 늘어나는 일이 많기 때문이다.

많은 여성들이 다이어트를 할 때 극단적인 식이조절 만을 고집하며 운동량이나 근육량 감소는 신경쓰지 않아서 기초대사량이 저하되는 경우가 많다. 반대로 남성들은 조깅이나 조기축구회 등 다양한 운동을 해서 땀을 빼며 체중 감소를 하고자 하지 먹는 양을 크게 조절하지 않는 경우가 많다.

이 때문에 건강은 조금 좋아졌을지 모르지만 체중감소나 멋진 체형을 갖는 것은 남의 이야기로 돌리게 되는데 포기하지 말자. 내 몸을 내가 포기해 버리면 원석 같은 나의 몸매는 보석이 되지 못한 채 그렇고 그런 돌덩어리가 되어 굴러다닐 것이다.

# 1 남자를 더 남자답게
# 파워 존 운동

대부분의 남성들은 겉으로 보이는 남성스러운 근육과 힘에 관심이 많은 것 같다. 복부에서 다리를 연결하는 중심 부위를 파워존이라 하는데 상지와 하지를 잇는 부위의 운동을 열심히 하면 신체적으로 기능적으로도 더 남자다운 남자로 재탄생할 수 있다. 대표적인 운동으로 케틀 벨 스윙, 클린 앤 프레스, 스네치 등의 운동이 있다.

남녀노소 구분 없이 여러 가지 운동들, 그리고 기능적인 운동들을 진행하지만 특히 파워존 운동이 남성들에게 좋다는 것을 알고 있는 나는 남성들에게 특별히 더 강조해서 운동을 진행한다. 케틀 벨 스윙과 스네치, 클린 앤 프레스와 같은 대둔근(엉덩이)의 힘을 폭발적으로 사용하는 운동을 위주로 프로그램을 진행하면 효과는 바로 나타난다. 이 동작들은 중량이나 횟수, 그리고 휴식시간의 조절로 강도를 조절할 수 있다. 심박수를 올려서 숨이 턱 끝까지 차오르는 강도의 운동을 수세트 반복하고, 땀이 비 오듯 터져 나오게 운동을 1~2주를 반복했다. 파워존의 움직임과 더불어 심폐지구력까지 발달시킬 수 있는 마법 같은 운동이 된다.

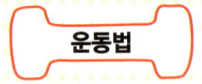

운동법

# 케틀 벨 스윙
**Kettle Bell Swing**

1 왼발과 오른발 그리고 케틀 벨 위치는 삼각형 구도로 선다.

2 발바닥이 지면에 붙어 있는 상태에서 케틀 벨을 양손으로 잡고 엉덩이를 뒤로 밀어
스모(sumo) 자세와 유사한 모습을 유지한다.

이 동작 시 몸통이 굴곡되지 않도록 머리 – 목 – 몸통이 일자로 유지할 수 있게 한다.

3 위 준비 동작에서 전거근을 이용해 케틀 벨을 무릎과 무릎 사이에 지나가도록 힘을 준다.

이 동작 시 몸통과 팔은 쭉 편 상태여야 한다.

4 케틀 벨이 무릎 사이를 지나 엉덩이를 닿을 듯 말 듯 할 때까지 보낸다.

5 케틀 벨이 내려가는 시점에서 고관절을 굴곡시키고, 고관절 신전하는 힘으로만 올려준다.

6 고관절 신전으로 올라간 케틀 벨의 원심력을 이용해 다시 무릎 사이로 케틀 벨을 받아주며
케틀 벨의 진자운동을 반복한다.

STAR BODY WARS

**체 크  포 인 트**
★
개인마다 케틀 벨이 위치가
다 다르다. 억지로 가슴 정면 까지
올리기 위해 어깨 전면을 쓰는
동작은 잘못된 동작이다.
또 고관절 신전에서 과신전 되는
동작이 나오지 않도록
유의한다.

# X15

15회×3세트 ★ 세트간 휴식 45~60초

214

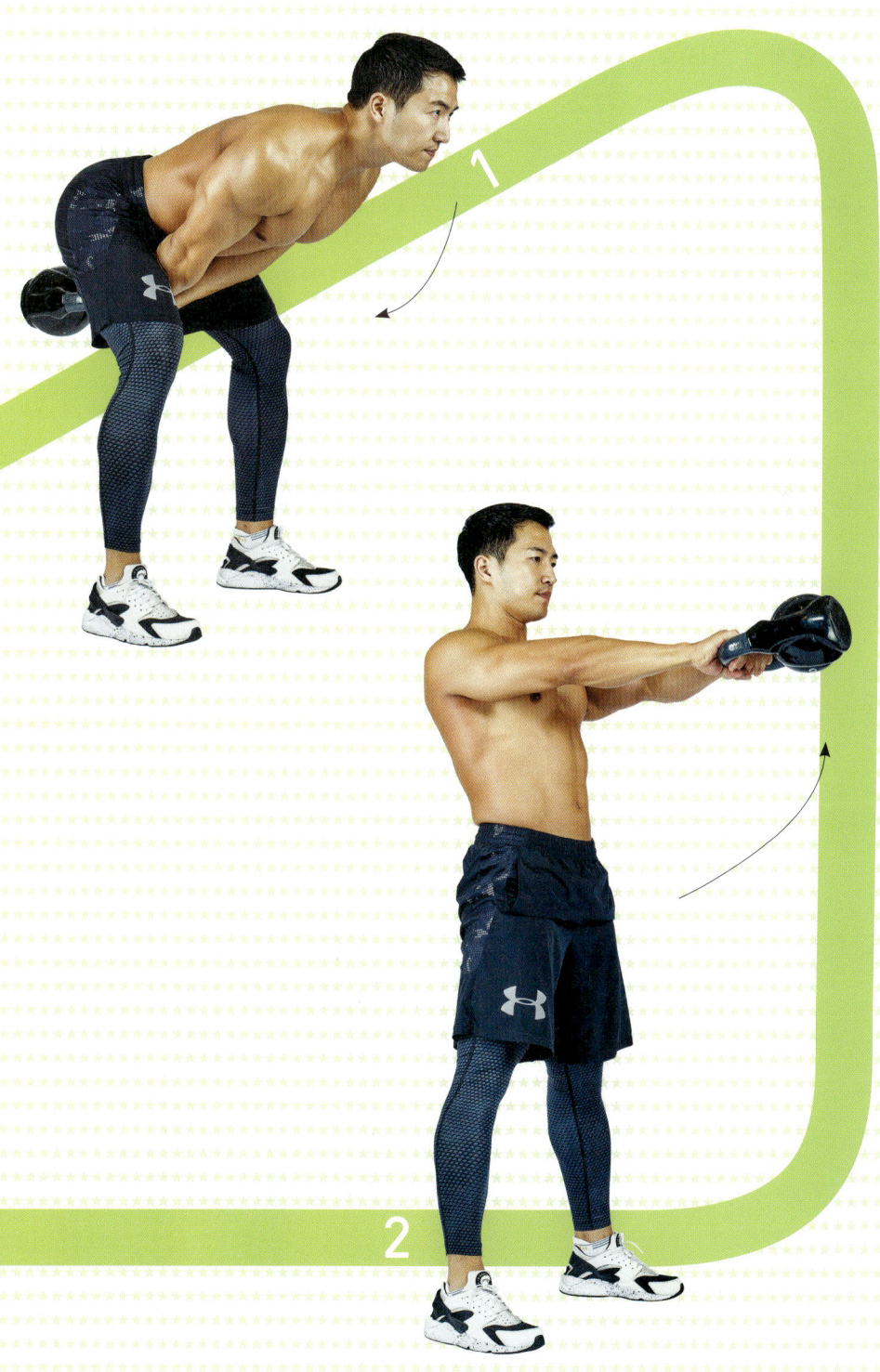

1

2

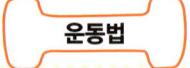 

# 클린 앤 프레스
## Clean & Press

1 케틀 벨 기본 위치 왼발과 오른발 그리고 케틀 벨 위치는 삼각형 구도로 위치한다.
발바닥이 지면에 붙어 있는 상태에서 케틀 벨을 한 손으로 잡고 엉덩이를
뒤로 밀어 스모(sumo) 자세와 유사한 모습을 유지한다.
이 동작 시 몸통이 굴곡되지 않도록 머리 – 목 – 몸통이 일자로 유지한다.

2 고관절 신전을 해주면서 케틀 벨을 쇄골 아래 대흉근 상부 부근에 마이크 잡는
형태로 얹어준다. 위 동작시 몸통에 큰 충격을 주지 않게 코어를 잡아준다.

3 코어를 잡아준 상태에서 케틀 벨을 견고히 어깨 전면을 밀어주며
원 암 오버 헤드(One arm over head) 형태로 밀어 올려준다.
그리고 스윙과 같은 형태로 내려 재차 반복한다.

체 크  포 인 트
★
스윙 동작을
충분히 연습 후
진행한다.

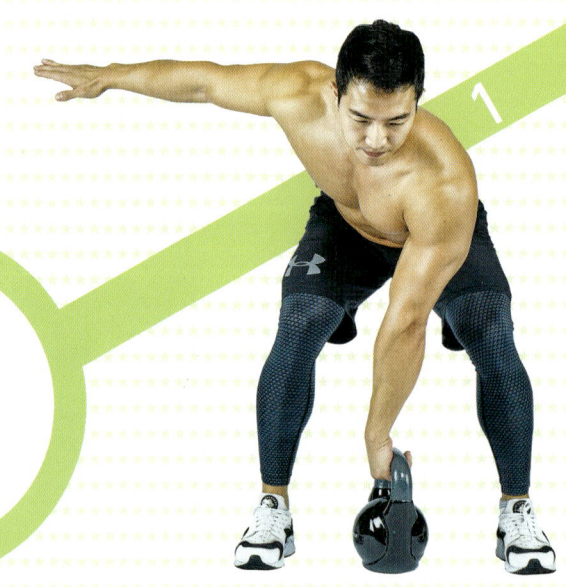

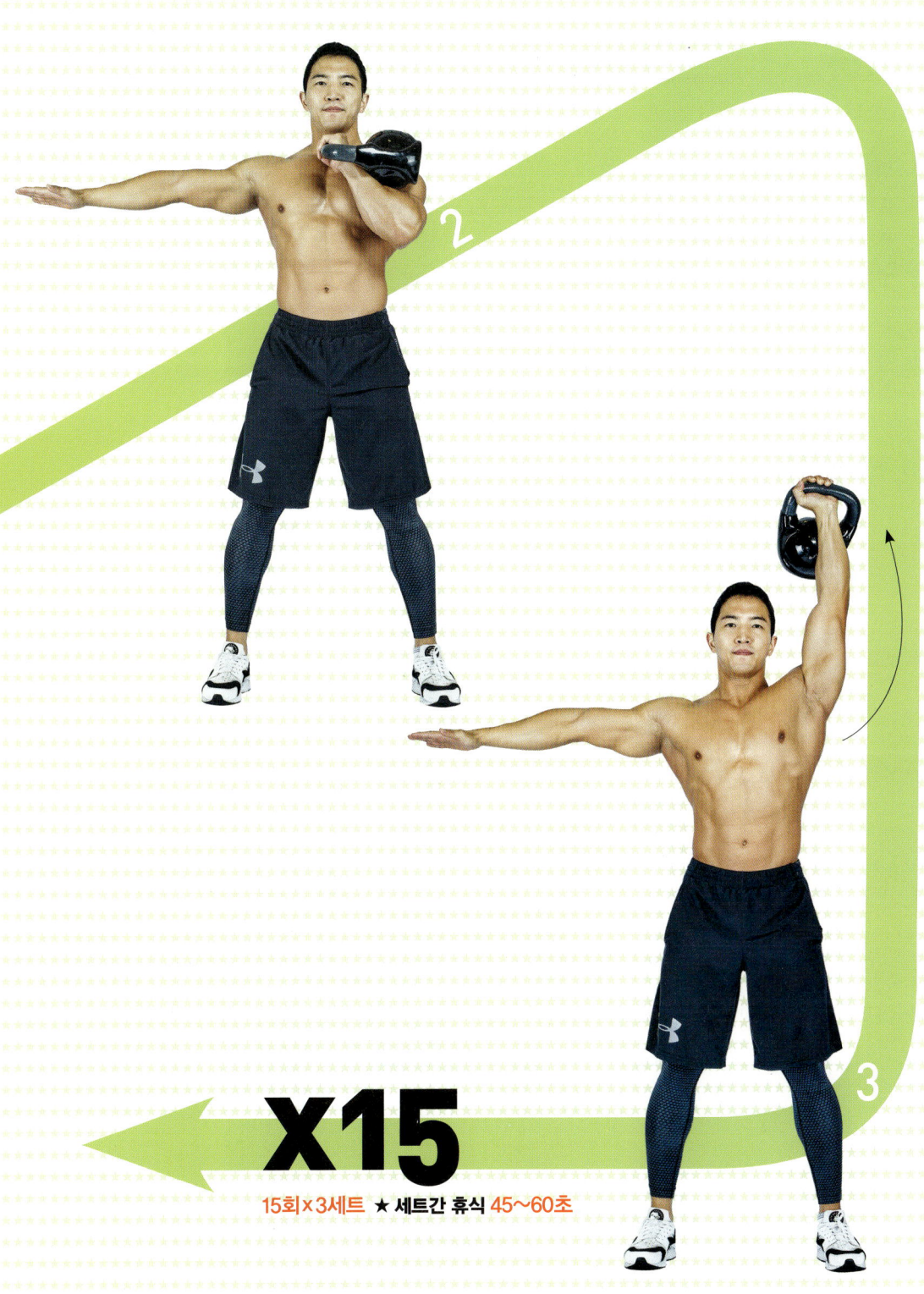

**X15**

15회 x 3세트  ★ 세트간 휴식 45~60초

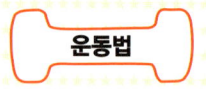 **운동법** **스네치**
Snatch

1. 왼발과 오른발 그리고 케틀 벨 위치는 삼각형 구도로 위치한다.
2. 발바닥이 지면에 붙어 있는 상태에서 케틀 벨을 한 손으로 잡고 엉덩이를 뒤로 밀어 스모 자세와 유사한 모습을 유지한다.
3. 고관절 신전을 해주는 것과 동시에 스윙과는 다르게 어깨 전면 근육을 쓰여 얼굴 정면을 지나 케틀 벨 몸통이 손등으로 가도록 넘겨준다.
4. 그와 동시에 견갑골을 긴장하여 원 암 오버 헤드(one arm over head) 자세를 한다. 그리고 스윙과 같은 형태로 재반복한다.

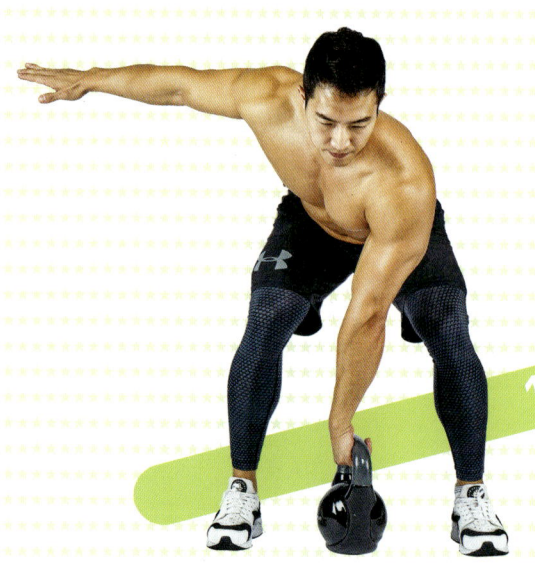

1

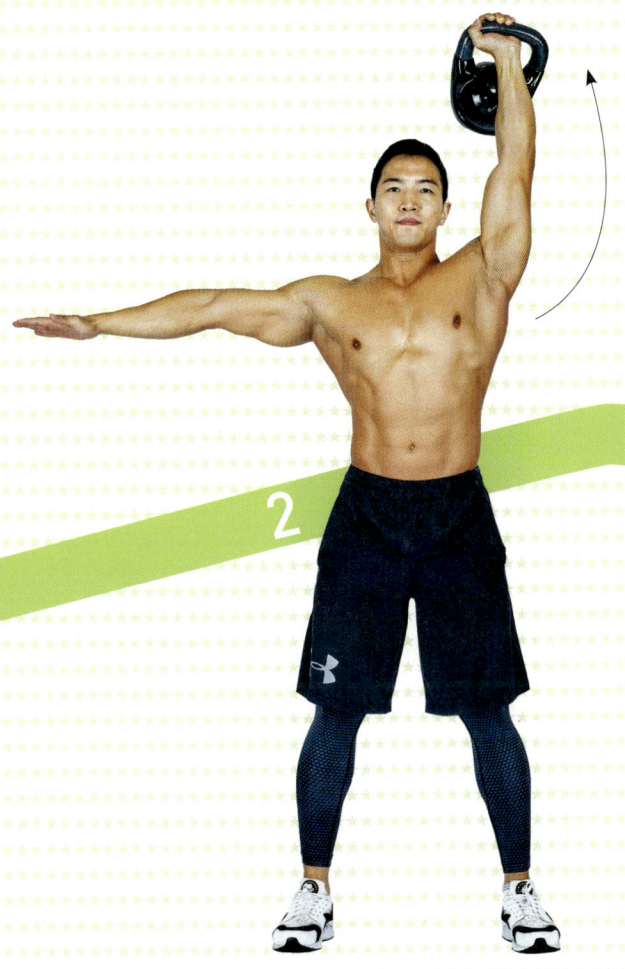

2

# X15

**한방향당** 15회 × 3세트 ★ **세트간 휴식** 45~60초

# 1 태평양 같은 어깨를 선물하는
# 어좁이 탈출

타고나길 태평양같이 넓은 어깨로 태어난 사람이 아니라면 남자는 누구나 널찍하고 강한 어깨를 갖길 꿈꿀 것이다. 만약 옷가게에서 옷을 사려고 옷을 입어보는데, 어깨선이 남아서 옷태가 살지 않는다면 점원 앞에서 그만큼 굴욕적인 것이 없을 것이고, 다른 부분은 옷이 남는데 어깨가 끼어서 마음에 드는 옷을 못 샀다면 아쉬움은 있겠지만 마음 한편으로는 뭔가 뿌듯함을 가지고 가게에서 나올 것이다.

그만큼 남자들에게 있어서 어깨란 중요한 부위다. 운동 처음하시는 남성분들에게 어떤 부위를 집중 운동하고 싶으냐고 물으면 대부분 어깨를 꼽는다. 물론 선천적으로 어깨가 넓게 타고난 분들은 어깨가 있어서 다른 부위를 키우고 싶다고 하시긴 하는데 어깨를 줄이고 싶어 하는 분은 없다.

결론을 먼저 이야기하면 어좁이는 분명히 탈출할 수 있다. 두 가지의 방법으로 좁은 어깨를 탈출할 수 있는데 첫 번째는 골격계 개선, 두 번째는 근육 증가이다.

첫 번째 방법인 날개뼈 펼치기는 생소한 단어일 것이다. 보디빌딩 시합을 할 때 라인업 심사라는 것이 있는데, 전체적인 균형미와 자연미를 평가하는 심사이다.

이때 선수들은 광배근을 최대한 넓게 펼치고 나의 몸이 가장 크게 보이는 포즈로 서는데 이때의 모습을 날개뼈 펼치기라고 생각하면 된다.

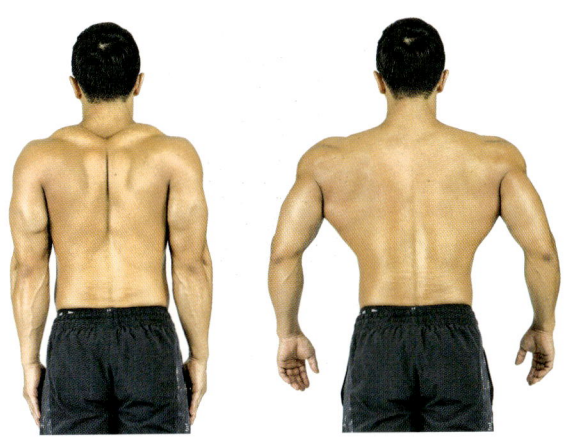

날개뼈 펼치기 전과 후

날개뼈(견갑골)는 여러 가지 움직임이 있다.

날개뼈가 위로 올라가는 거상(elevation)과 날개뼈가 내려가는 하강(depression), 날개뼈가 앞으로 말리는 전인(protraction), 날개뼈가 뒤로 접히는 후인(retraction), 그리고 날개뼈가 위로 돌아가는 상반회전(upward rotation), 아래로 돌아가는 하반회전(downward rotation) 등이 있다.

이때 펼쳐지는 동작을 연습해야 하는데 쉽게 설명하면 뒤에 있는 광배근이 앞에서 봐도 보일 정도로 바깥으로 빼고 삼두근을 광배근에 슬며시 붙이면 된다. 광배근을 펼치는 것이 잘 안 된다면 등 근육이 부족한 것일 수도 있으니 등 운동도 열심히 하면서 광배근을 펼치는 연습을 많이 해본다. 이 동작을 익히면 평상시 모습에서도 어깨가 넓어지게 보일 수 있다. 이 동작의 연습이 부족하다면 다소 부자연스러운 모습이 나올 수도 있고 양팔이 너무 넓게 벌려진 상태에서 바깥을 걸어 다닌다면 다소 껄렁껄렁 불량스러워 보일 수도 있기 때문에 부단한 연습이 필요하다.

두 번째 방법인 어깨 근육량 늘리기는 첫 번째 방법인 어깨를 펼쳐놓은 상태의 자세에서 어깨 운동을 열심히 하면 된다. 그냥 열심히만 하는 것이

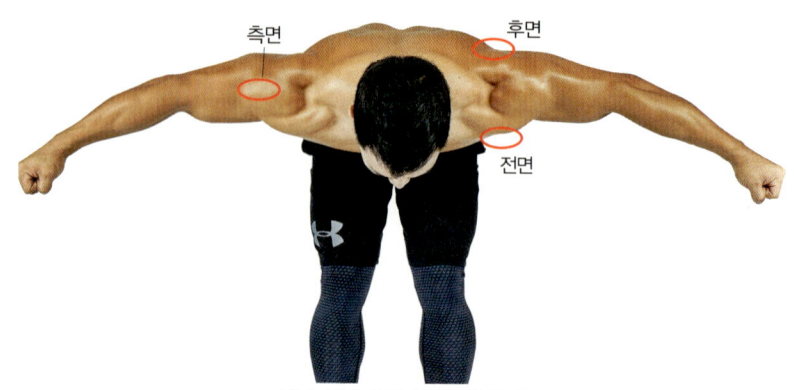

전면, 측면, 후면 삼각근의 위치

아니라 어깨근육(삼각근)의 모양과 생김새, 그리고 움직임을 파악하고 운동을 진행한다. 어깨근육은 전면 삼각근, 측면 삼각근, 후면 삼각근 이렇게 크게 3갈래로 나누어져 있다.

전면 삼각근의 기시점(origin)은 쇄골외측(빗장뼈가쪽) 1/3지점(lateral third of clavicle)에서 시작해서 착지점(insertion)은 상완골의 삼각근 조면(deltoid tuberosity of humerus)에서 끝난다. 전면 삼각근의 운동법은 덤벨 숄더프레스가 있다.

측면 삼각근의 운동법은 사이드 레터럴 레이즈가 있다.

덤벨 숄더 프레스나 바벨 프레스 등 동작이 비슷한 여러 숄더 프레스는 전면 삼각근과 측면 삼각근이 동시에 쓰이게 된다.

후면 삼각근의 기시점(origin)은 견갑극(spine of scapula)에서 시작해서 착지점(insertion)은 상완골의 삼각근 조면(deltoid tuberosity of humerus)에서 끝난다.

전면, 측면, 후면 삼각근은 모두 다른 위치에서 시작하지만 끝나는 지점은 위팔뼈(상완골) 조면에서 끝나기 때문에 후면 삼각근도 앞에서 보이는 것이다. 따라서 후면 삼각근이 뒤에 있어서 앞에서 안보일 것이라고 생각하지

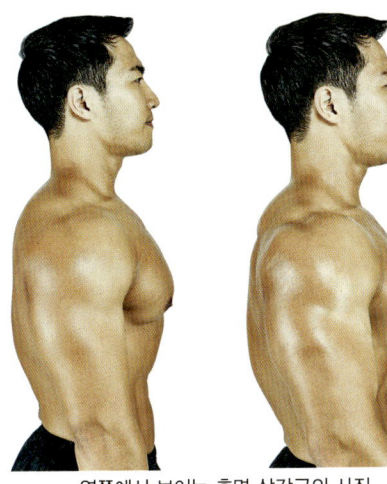

옆쪽에서 보이는 후면 삼각근의 사진,
후면 삼각근 펌핑 전 vs 펌핑 후 사진

만 후면 삼각근도 앞에서 보이는 근육이다. 대부분의 사람들은 어깨운동을 하면 후면 삼각근의 운동을 간과하고, 숄더 프레스나 사이드 레터럴 레이즈와 같은 흔한 어깨 운동을 많이 하며 어깨가 넓어지길 바라지만 근육의 생김새와 위치를 알면 후면 삼각근의 중요성을 깨닫게 될 것이다.

지금이라도 후면 삼각근 운동을 하자. 후면 삼각근은 더 많이 성장할 수 있는 잠재력이 남아있기 때문에 고강도의 훈련과 충분한 영양섭취 및 휴식을 한다면 전면, 측면 삼각근을 금방 따라잡을 것이다. 또한 후면 삼각근은 옆모습에서 예쁜 라인의 어깨선을 만들어준다. 보통 전면 삼각근과 측면 삼각근이 발달한 어깨를 옆에서 본다면 고개를 앞으로 숙이고 있는 것 같은 어깨, 머리통(두상)으로 비유를 하자면 앞통수만 뽈록 나와 있는 듯 불안한 모양의 어깨가 될 수 있지만, 후면 삼각근이 발달한다면 뒷통수도 예쁜 어깨를 만들 수 있는 것이다.

운동법 **덤벨 숄더 프레스**
Dumbbell Shoulder Press

1  양손에 덤벨을 들고 팔꿈치를 구부려 덤벨이 귀 높이에 오도록 준비한다.

2  팔꿈치의 각도는 90도 정도가 되도록 한다.

3  양손이 흔들리지 않게 밸런스를 맞춰 팔꿈치를 펴준다. (만세 모션을 하듯)

4  팔을 올렸을 때 승모근이 따라 올라 가지 않게 주의하고 팔을 펼 때 호흡을 내쉰다.

5  저항을 느끼며 천천히 덤벨을 처음 위치로 돌리고 이 동작을 반복한다.

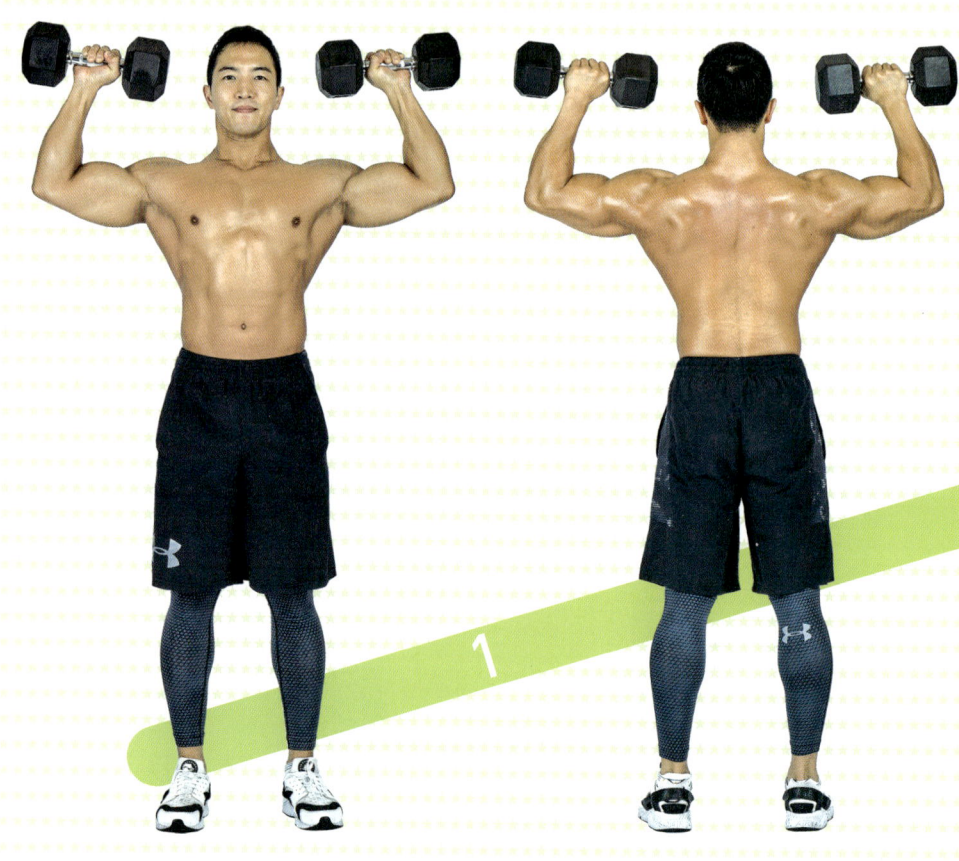

1

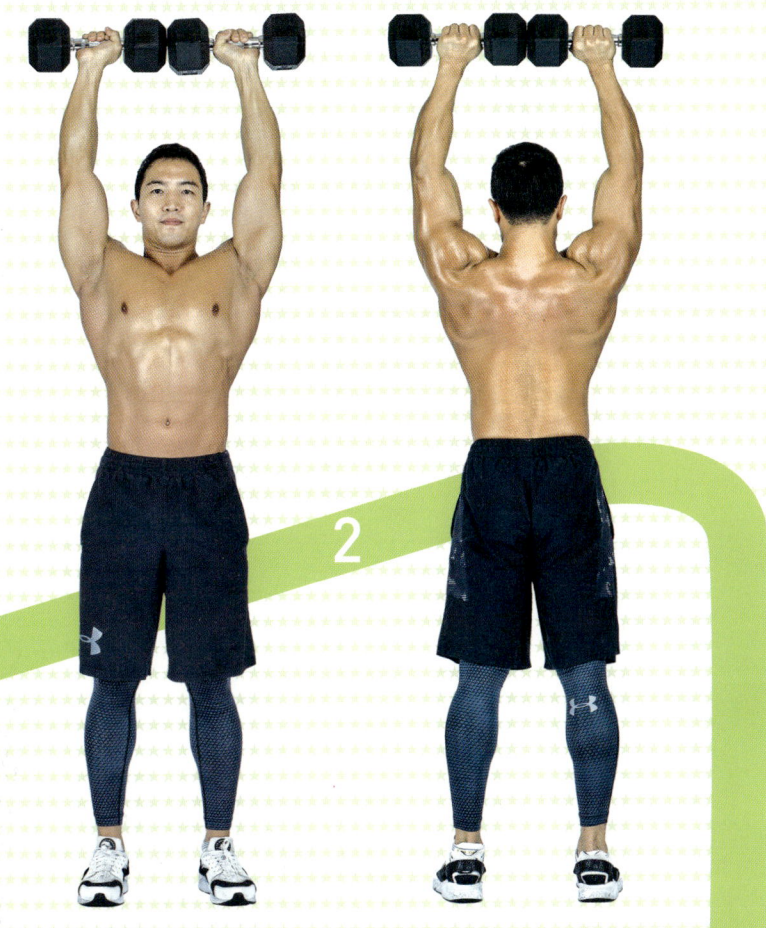

2

**X15**

한방향당 15회 x 3세트 ★ 세트간 휴식 45~60초

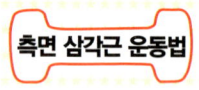

# 사이드 레터럴 레이즈

**측면 삼각근 운동법**

Side Lateral Raise

1. 덤벨을 양손에 잡은 상태에서 다리를 어깨너비로 벌리고 선다.
2. 팔꿈치를 살짝 구부린 상태에서 덤벨을 양옆으로 올린다.
3. 저항을 느낀 상태로 천천히 내려 처음 상태로 돌아간다.

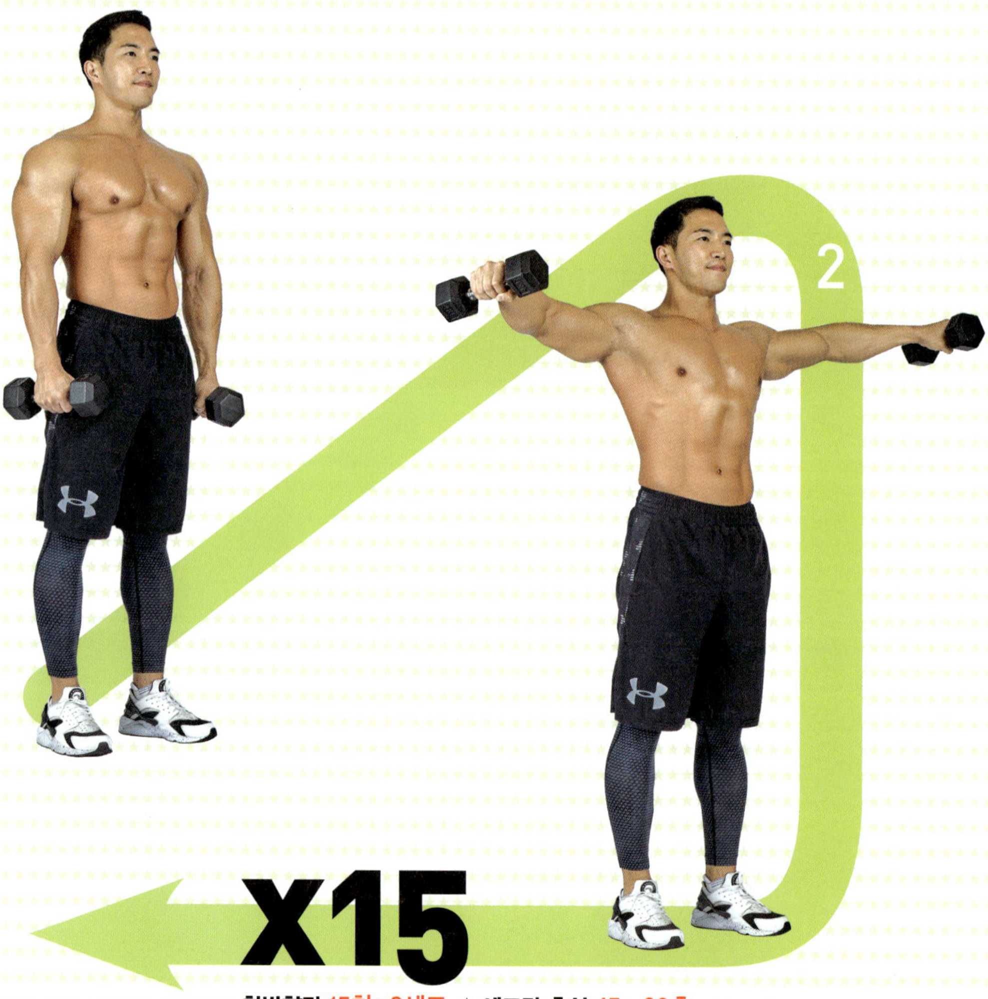

**STAR BODY WARS**

2

**X15**

한방향당 15회×3세트 ★ 세트간 휴식 45∼60초

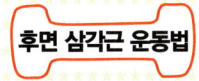 

# 벤트 오버 사이드 레터럴 레이즈

**Bent Over Side Lateral Raise**

**1** 양손에 덤벨잡은 상태에서 다리를 어깨너비로 선다.

덤벨을 잡은 상태에서 무릎을 살짝 구부린 다음 허리를 90도 정도 숙여준다.

손바닥이 마주보게 덤벨을 잡고 팔을 살짝 구부린 상태에서 덤벨을 정강이 앞에 둔다.

**2** 팔을 올렸을 때 팔꿈치의 위치가 어깨와 수평이 되도록 하고 올릴 때 호흡을 내뱉는다.

덤벨이 어깨높이보다 올라가지 않게 등 근육이 수축하지 않도록 한다.

천천히 저항을 느끼면서 내린다.

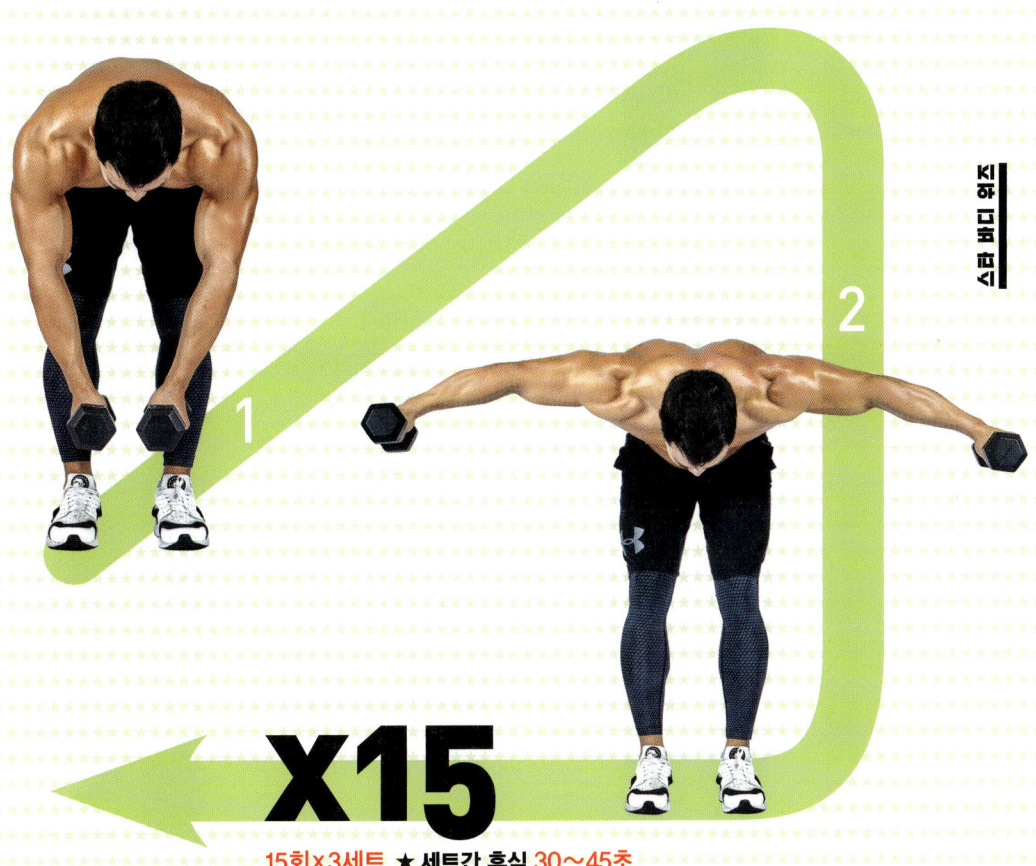

**X15**

15회×3세트 ★ 세트간 휴식 30~45초

# 2 근육량이
## 전부가 아니다

크고 강인한 근육을 만들었다고 해서 신체가 건강하다고 단정 지을 순 없다. 내가 시합을 준비하는 시기의 이야기다. 주변의 사람들은 나의 근육량과 일반적으로 볼 수 없는 낮은 체지방율을 보고 세상에서 제일 건강한 사람인 줄 알고 있었다. 우락부락한 근육과 근육의 선명도가 뚜렷한 상태의 몸 체지방율이 약 5% 미만의 몸을 만들기 위해 고강도의 근력 운동과, 유산소 운동, 그리고 극단적인 식이요법으로 시합에서 성적을 거둘 수 있는 몸을 만들어낸다. 이런 상태를 지속하면 시합용 몸은 만들어지지만 여러 부분에서 건강 상태에 이상이 올 수 있다. 먼저 힘이 없고 무기력해진다. 꼭 필요한 양만큼의 탄수화물과 염분 조절로 인해서 기운이 없어짐을 느낀다. 운동을 하는 시간에는 힘을 내기 위해서 각성 효과를 줄 수 있는 펌핑제나 카페인을 섭취하고 운동을 할 때만 힘을 낸다.

또한 서너 시간마다 단백질 위주의 식사를 하기 때문에 위가 쉴 시간이 부족하고 소화가 잘 되지 않는다. 또한 피로도 많기 때문에 간과 신장에도 무리를 줄 수 있다.

고강도의 웨이트 트레이닝으로 각 부위의 관절도 소리가 나고, 정상이 아니다. 이처럼 겉으로는 강해 보이고 건강해 보일 수 있지만 특수한 상황에서의 준비(대회, 촬영) 과정에서의 몸 상태는 건강하다고 단정 짓기는 어렵다. 나는 이 책을 읽는 독자들에게 적당한 체지방율을 유지하며 근육 운동을 할 수 있는 건강한 상태의 몸을 만들길 추천한다. 시합 준비하는 사람들이나 특수한 목적을 갖고 계신분들 빼고요~!

또한 근력 운동만을 진행하는 경우에는 유연성이 상대적으로 부족할 수도 있고, 순발력이나 심폐지구력 등 건강관련 체력이 상대적으로 약해질 수 있다. 나는 시합 준비를 하던 중에 아버지와 북한산에 등산을 간 적이 있었다. 나의 몸 상태는 누구보다 좋다고 자부했고, '나이가 많으신 아버지보다는 산을 더 잘 올라갈 수 있겠지'라는 생각으로 아버지와 등산을 시작했다. 산에 오르고 나서 10분도 지나지 않았는데 나의 몸에서 신호가 오기 시작했다. 체중을 이겨내지 못하고 종아리 근육에 경련이 오기 시작했고, 땀을 비 오듯 흘렸으며 숨이 턱 끝까지 차올라서 다람쥐처럼 잘 올라가시는 아버지를 따라잡을 수가 없었다. 아버지만 아니었다면 그 등산은 포기하고 싶었다. 예전에 등산을 했을 때 이 정도까지는 아니었는데 그동안 근육량을 늘리기 위해 근력 운동만 고집했고, 심폐지구력 훈련은 간과했기 때문에 그런 결과를 얻었던 것이었다. 그날 아버지께 쉬었다 가자는 말을 10번 이상은 했던 걸로 기억한다. 평소 아들을 강하게 키우셨던 아버지는 그 좋은 몸으로 따라오지도 못하냐는 한심한 표정으로 나를 보셨다. 그때 나는 생각했다. '근육량이 전부는 아니구나.' 내 몸을 컨트롤할 수 있는 능력을 갖는 것도 중요하다.

시합을 준비하는 것이 아니라면 언제 어디에서든 힘을 낼 수 있는 적당한 체성분과 여러 가지 기능적인 동작들을 할 수 있는 스마트 밸런스의 몸 상태를 만들어야 한다.

삶의 밸런스도 마찬가지라고 생각한다. 세상을 살다 보면 한쪽으로 치우치는 현상들이 일어나는 것 같다. 공부를 하는 사람은 공부만, 운동을 하는 사람은 운동만, 워크홀릭인 사람들은 삶의 밸런스가 무너진 채로 일에만 치우쳐서 생활하는 모습을 본다. 물론 그런 삶이 있어야 스페셜리스트로서, 전문가로서의 모습을 갖출 수 있겠지만, 적당한 삶의 밸런스를 지키면서 건강하고 질 높은 삶을 살기 위해 노력하는 것도 좋을 것 같다. 일도 하고, 연애도 하고 문화생활, 독서, 공부, 운동, 여행, 맛있는 음식도 먹고 취미생활도 하고, 사람들도 만나는 그런 삶의 균형들 말이다.

근육량이 많고 몸이 좋은 사람이 있는데 걸음걸이가 껄렁껄렁하고, 대화를 하는데 본인의 이야기만 늘어놓거나, 크고 우람한 몸에서 험악한 인상으로 큰 목소리로 이야기하면 상대방은 공포에 질릴 것이다. 또한 여러 주제로 대화를 나누다가도 대화가 잘 이루어지지 않는다면 그냥 운동만 한 사람이라는 평가를 받을 수도 있다. 대체로 사람들은 근육량이 많은 사람들을 보고 운동을 한 사람, 운동선수, 공부는 못하는 사람, 무서운 사람, 무식한 사람 등으로 평가하는 경우가 있다. 근육량으로 가슴을 넓혔다면 그만큼 넓은 마음을 가질 수 있도록 더 노력하고, 그만큼 섹시한 뇌를 가질 수 있도록 노력해야 한다.

우리는 운동만 한 사람이 아니고, 운동도 잘하는 사람이니까~^^

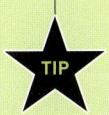

## 운동과 함께 먹으면 좋은 음식

"음식으로 못 고치는 병은 약으로도 고칠 수 없다"라는 이야기가 있다.

그만큼 우리의 건강은 음식의 선택에 달려있다는 것이다. 일반적으로 몸에 이상이 생기면 병원을 가서 진료를 받는 것이 맞지만, 남성들에게 나타나는 남성호르몬의 약화가 원인일 경우, 정말 심각한 문제가 아니라면 운동과 식이요법을 통해서 좋은 방향으로 발전할 수 있다.

이전 단락에서 이야기했듯이 파워 존 운동을 꾸준히 진행하면서 체력을 유지시키고, 식이요법을 통해서 기능의 강화를 가져온다.

### 혈관을 깨끗하고 맑게 카카오닙스

카카오닙스는 혈관질환 예방과 면역력 강화, 우울증 감소 등 여러 가지 효능이 있다. 카카오 콩으로 칼슘, 마그네슘 등의 무기질이 풍부하고 카테킨, 프로시아니딘과 같은 폴리페놀 성분들도 많이 함유되어 있다. 이중 대표적 항산화 성분인 폴리페놀은 우리 몸에 활성산소를 잡아 제거함으로써 피떡, 혈전 등이 생기지 않게 해서 혈관을 깨끗하고 건강하게 유지하게 한다.

실제로 17세기 인디언들은 심장병 예방 식품으로 카카오닙스를 먹었다는 기록이 있다고 한다. 이 효과는 카카오닙스가 남성에게 좋은 음식이라는 것을 말해준다. 혈관이 깨끗해지고, 혈액순환이 잘 된다는 것은 근육의 팽창과 확장에 도움을 준다.

또한 초콜렛의 원료가 되는 카카오닙스를 먹게 되면 초콜렛을 먹을 때와 마찬가지로 설레이고 기분도 좋아질 수 있다. 사랑하는 감정을 느낄 때 분비되는 물질인 페닐에틸아민이란 성분이 풍부하기 때문이다. 따라서 스트레스 완화, 피로 해소에 효과적이기 때문이 우울증 감소에도 영향을 미친다.

### 슈퍼 곡물 햄프씨드

햄프씨드의 효능은 정력 강화, 동맥경화 예방, 변비 예방이다. 햄프씨드는 대마 씨라고도 하는데 대마 씨라고 해도 겉껍질을 완전히 제거한 씨앗이기 때문에 환각 성분이 없고 영양소가 풍부하다. 햄프씨드에는 아르기닌이라고 하는 필수 아미노산이 함유되어 있는데, 이 성분은 성장호르몬의 분비를 자극하고, 정자생성에 도움을 준다.

또한 콜레스테롤을 줄여주는 효과가 탁월해서 지방산이 혈관 내에 생성되는 것을 억제해준다. 그리고 식이섬유가 다량 함유되어 있기 때문에 장기능 개선을 돕고, 소화를 촉진시켜 변비 예방에 도움을 준다. 요즘 슈퍼곡물로 각광받는 햄프씨드는 요거트나 샐러드에 함께 뿌려 먹을 수 있고, 카카오닙스와 함께 보충제에 섞어서 먹을 수도 있다.

### 항산화 효과가 뛰어난 아스파라거스

아스파라거스에는 여러 효능이 있지만 항산화 효과와 피부미용, 이뇨작용 등을 가장 우선으로 꼽을 수 있다. 글루타치온이라는 항산화 성분이 함유되어 있어서 체내 유해활성산소를 제거해주고, 루틴이라는 성분이 모세혈관을 튼튼하게 해주고 피부 노화를 방지한다. 혈관을 튼튼하게 한다는 것은 순환이 잘된다는 것인데 남녀노소에게 모두 좋은 현상이지만 특히 남성의 기능적인 부분에도 탁월한 효과를 가져 온다. 또한 아스파라거스는 칼륨이라는 성분이 풍부하여서 이뇨작용에 탁월하고 체내 노폐물을 배출시켜서 부종 완화에 도움을 준다. 해외에서는 아스파라거스를 정력을 주는 상징적인 음식으로 꼽는데, 아스파라거스에 많이 들어있는 비타민E와 엽산은 남성호르몬의 분비를 돕는다고 한다.

그 밖에도 남성에게 도움을 주는 음식들은 많이 있을 것이다. 하지만 중요한 것은 그 음식의 권장량이나 효능, 섭취요령에 대해서 면밀하게 파악한 후 제대로 먹어야 효과를 볼 수 있다는 것이다. 아무리 좋은 것이라도 과유불급! 지나치면 아니한 만 못하다.

## 남성 초보 다이어터 실수 BEST 5

### 1. 무조건 무거운 중량을 선택하면 근육이 커지는 줄 안다

실제 파워 리프터 선수들은 고 중량의 트레이닝을 하기 때문에 근육의 크기가 큰 것이다. 하지만 기본기가 다져지지 않은 상태에서 마음이 급한 나머지 무조건 중량을 다루는 초보자 분들을 많이 본다. 웨이트 트레이닝의 무게 선택은 남들에게 자랑하기 식으로 선택되면 안 된다. 나한테 맞으면 되는 것이다. 다른 사람의 시선을 신경 쓰지 말고, 절대적 무게가 가볍다고 할지라도 나에게 무겁다면 중량을 더 낮춰야 한다. 적은 중량이라고 할지라도 내가 타깃으로 하는 부위가 정확히 자극받을 수 있다면 그 중량을 먼저 정복하고, 해당 부위로 이겨낼 수 있는 무게를 점차적으로 늘려 나가야 한다. 무분별한 증량은 부상을 초래한다.

### 2. 안 하는 거지 못하는 게 아니라고 착각한다. 환경 탓을 한다

나는 수십 년 동안 안 한 거라면 못한 거라고 생각한다. 본인이 움직여야 한다.

　이것은 누가 대신해 줄 수 없다. 예전에 나도 누군가 내가 먹어야 할 시간이 되면 건강식 도시락을 가져다주고, 운동할 시간을 주고, 환경이 좋다면 더 멋진 몸을 만들 수 있다고 생각했다. 하지만 여러 환경이 훨씬 좋아진 지금의 나는 과연 예전보다 더 좋은 몸을 갖고 있는가? 자신 있게 대답

할 수 없다.

　아무리 좋은 환경에서, 좋은 음식을 먹으며, 좋은 선생님과 운동한다고 할지라도 목표에 도달하지 못하는 사람이 있고, 군대 또는 수험생처럼 열악한 환경 속에서도 몸을 만들어내는 사람이 있다.

### 3. 초 단시간에 몸짱이 될 수 있을 거라고 생각한다

요즘 SNS에서 운동 전후 비교 사진이 많이 떠돈다. 하지만 드라마틱한 변화는 보통 근육량이 많았던 사람이 살쪘을 때와 극단적인 방법으로 뺐을 때의 모습이다.

　인터넷에 그런 정보가 많이 떠돌다 보니 많은 사람이 쉽게, 빠른 시간 안에 몸짱이 될 수 있을 거라고 착각하고, 순식간에 빠른 변화가 없다면 쉽게 실망하고 자책하는 경우들을 많이 보게 된다. 조급해 하지 말자. 운동은 평생 해야 하는 것이다. 책에 있는 운동 프로그램(세트 방법, 중량, 횟수)만을 생각하고, 그대로 몇 번 따라 해서는 원하는 몸을 만들기는 어렵다. 드라마틱한 변화를 보기 위해서는 정말 꾸준히 정말 열심히 훈련해야 한다.

### 4. 여러 가지 운동 루틴이 있어야 한다고 생각한다

한 부위의 운동도 여러 가지가 있다. 하지만 한 가지도 제대로 하지 않고, 본인이 알고 있는 여러 루틴을 수박 겉핥기식으로만 간단히 한다거나, 모범답안을 보고 베껴 숙제하듯 많은 루틴만 고집하는 경우를 보는데 간단한 몇 가지의 운동을 제대로 하는 것도 좋은 방법이 될 수 있다. 아는 것이 힘이다.

### 5. 조금만 먹으려고 한다

소량만 먹고, 탄수화물을 아예 끊고, 하루 한 끼만 먹는다는 식의 극단적인 식습관만이 몸짱이 될 수 있다는 강박을 갖는다. 하지만 이런 식습관은 오랫동안 유지할 수 없게 나를 가두기만 할 뿐이다. 평생 다이어트 식단만을 먹을 수는 없다. 가끔은 나에게 상을 주는 식사, 그리고 오래 지치지 않고 유지할 수 있는 맞춤 식단이 필요하다.

## SOS! 내 몸의 고민을 들어주세요

**Q** 멈추지 않는 식욕과의 전쟁에서 이길 수 있는 비법이 있을까요?

**A** 식사는 다이어트 식사와 일반식이 있죠. 그 일반식에는 인스턴트와 패스트푸드와 같은 나쁜 음식들이 많이 있습니다. 하지만 우리가 다이어트를 시작하게 되면 그런 일반식을 먹으면 안 된다는 고정관념이 있기 때문에 "다이어트는 생각만 해도 힘든 것!"이라는 선입견이 있는 것 같네요. 저는 스트레스받기보다 먹고 싶은 음식이 많이 생각날 때는 먹습니다.

단 다이어트 식사를 먼저하고, 공복과 허기를 어느 정도 채운 상태에서 먹고 싶은 음식을 조금만 먹어서 입과 위장을 달래는 것입니다. 예를 들어 배고픔과 식욕이 돋는 상태에서 바로 피자를 섭취한다면 피자 한판도 거뜬히 먹을 수 있지만 닭 가슴살과 고구마와 같은 다이어트 식사를 먼저하고 피자를 먹는다면 피자 한 조각만으로도 맛도 느끼고 포만감도 느낄 수 있답니다.

**Q** 다이어트 보조제나 단백질 파우더는 아무 때나 먹어도 될까요?

**A** 어떤 영양소이든 일일 권장량이 있습니다. 권장량에 맞춰서 식사를 조절하시는 것이 방법입니다. 단백질보충제는 말 그대로 보충제입니다. 식품으로 영양 권장량을 채우는 것이 가장 좋은 방법이지만 시간이나 환경적인 제약이 있는 경우에는 말 그대로 영양섭취 권장량을 채우는 것도 방법이 될

수 있습니다.

영양이 부족할 경우 하루 1~2번 정도의 보충제 섭취는 건강하고 아름다운 몸을 만드는 데 도움이 될 수 있습니다.

**Q** 살은 빠져도 허벅지 뒤쪽에 선명하게 자리 잡은 셀룰라이트는 없어질까요?

**A** 우리 몸의 지방은 같은 분포로 빠지게 됩니다. 어느 부위만 집중해서 빼고 싶다고 해서 그 부위만 빠지는 것은 아닙니다,

상체가 먼저 살이 빠지고, 하체가 나중에 빠지는데, 다 빠진 다음에도 허벅지 뒤쪽에 셀룰라이트가 남아 있다면 레그컬이나 스티프 데드리프트와 같은 햄스트링 근육 운동과, 런지나 레그 프레스와 같은 엉덩이 운동을 많이 하고, 식단과 유산소 운동을 꼭 병행한다면 매끈한 다리 라인을 만드는 것은 시간 문제입니다.

**Q** 꼭 다이어트를 시작하면 술자리나 미팅, 친구들과의 모임이 더 생기는 것 같아요. 인간관계도 챙기고 몸도 챙길 수 있는 솔루션이 있을까요?

**A** 저는 직업이 트레이너이지만 그전에 사람이기 때문에 친구들과의 모임도 있습니다. 시합을 준비할 때에는 자리에 나가지 않지만요. 평상시 관리를 하면서 술을 마실 때도 있긴 한데 술을 마시면 포만중추를 마비시켜 포만감을 잘 느끼지 못하게 되어 계속해서 무언가를 입에 넣고 있는 자신의 모습을 발견하게 됩니다. 가장 중요한 것은 술을 많이 마시지 않는 것입니다. 저의 경우는 술을 먹게 된다면 안주는 간이 많이 되지 않은 안주를 선택합니다, 예를 들면 회나 해산물, 또는 소고기나 양고기 등의 단백질을 위주로 먹고, 탄수화물이나 염분, 그리고 기름에 튀긴 음식은 제한합니다. 저의 경우 주종을 선택할 때는 과실주나 곡주는 피하는 편입니다. 그리고 틈틈이 물을

많이 마십니다.

**Q** 다이어트를 했더니 가슴살만 빠져요. 어떻게 해야 하죠?

**A** 지방이 빠지는 패턴은 신체의 위쪽에서부터 아래쪽으로 빠지기 때문에 가슴이 빠졌다면 이젠 복부 차례입니다. 조금만 참고 기다리시면 원하시는 결과가 있을 거예요. 다이어트를 하면서 가슴 근육 운동을 한다면 원하시는 멋지고 아름다운 몸매를 가질 수 있습니다.

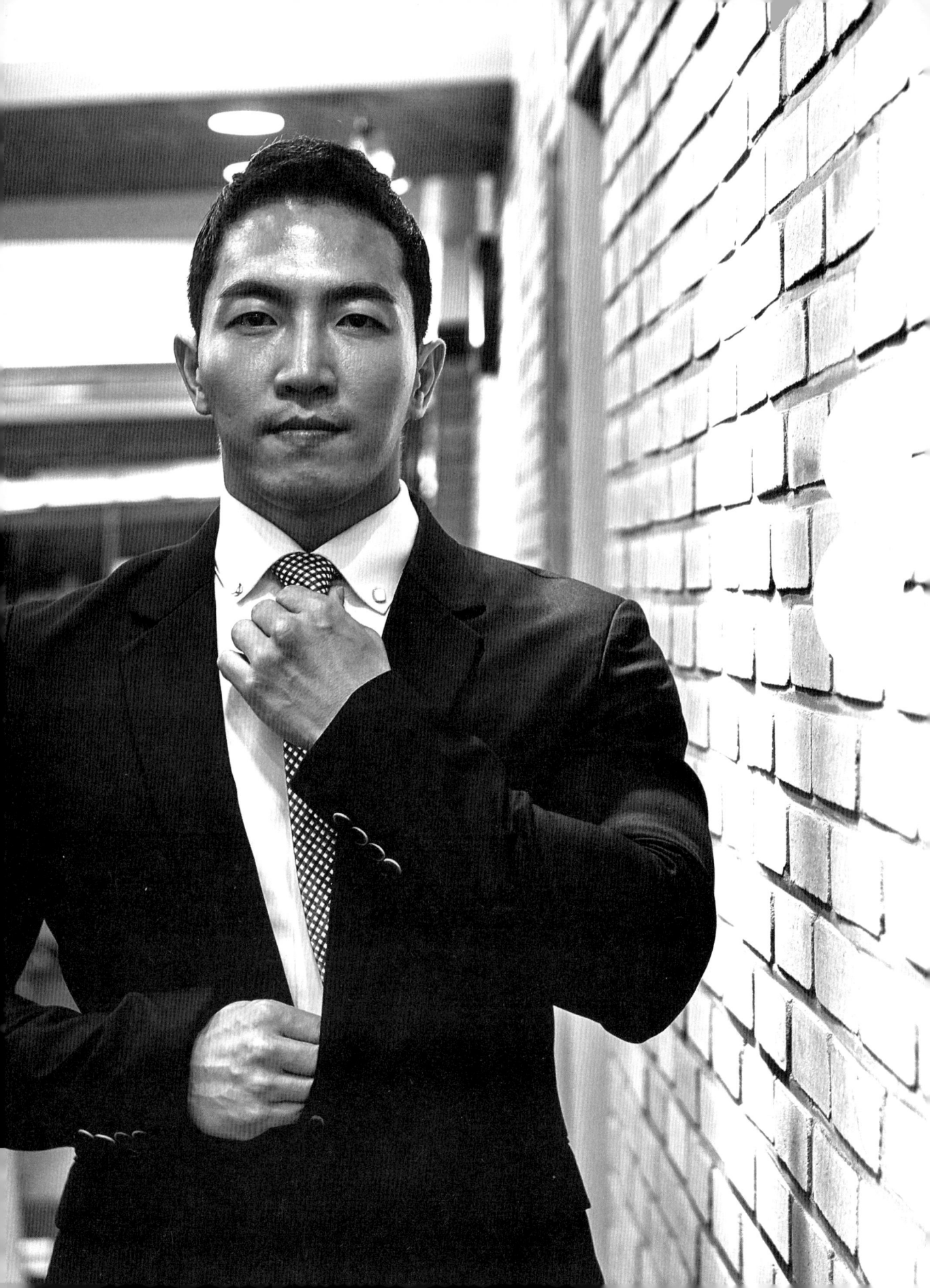

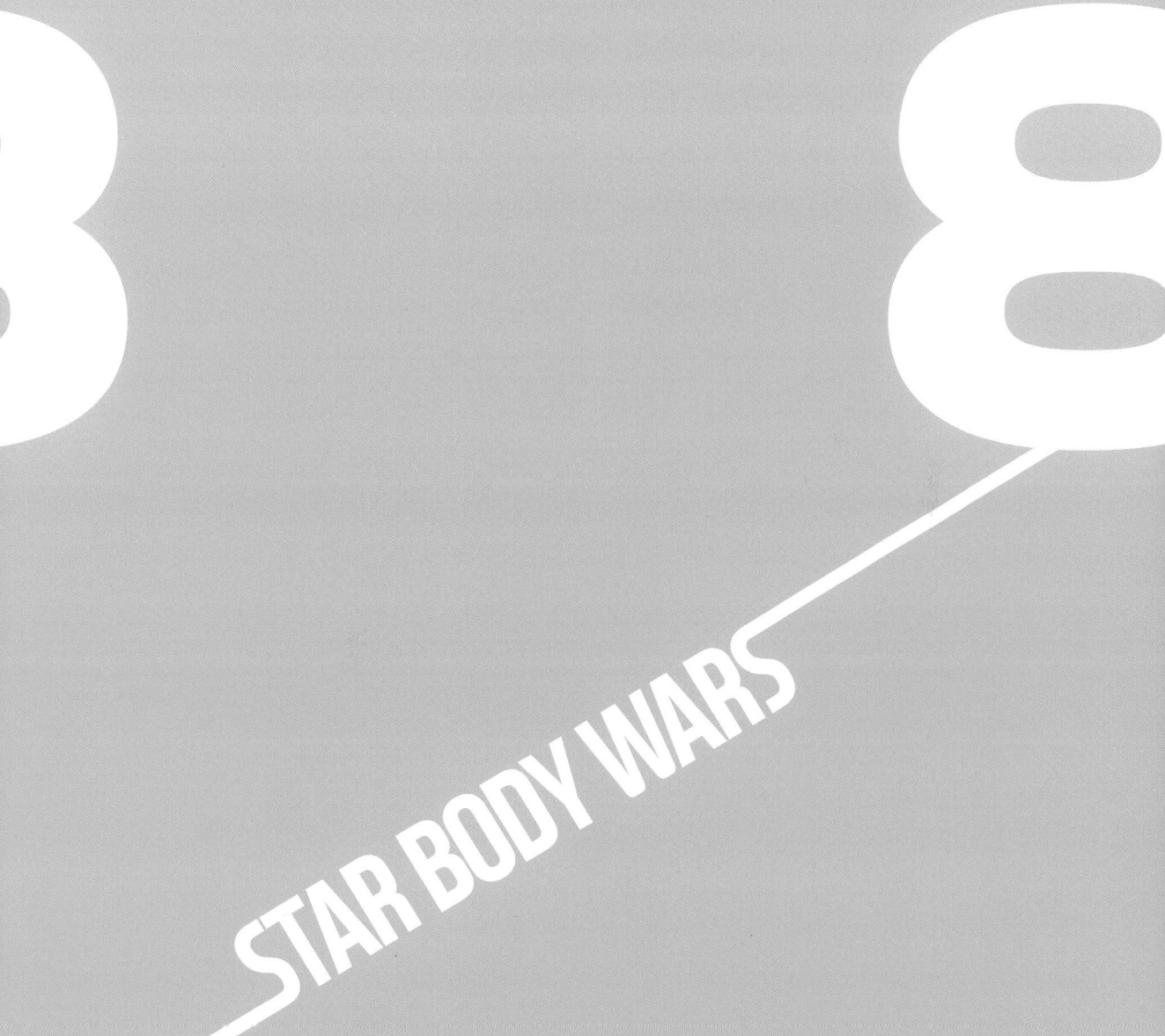

직장인을 위한
다이어트 워

STAR BODY WARS

10년 사이에 우리 삶에 가장 큰 변화는 스마트 폰과 컴퓨터이다. 내가 어렸을 때만 해도 삐삐, 그리고 문자 메시지와 통화가 주목적인 2G폰을 사용했었다. 인터넷도 발달하지 않았고, 친구와 전화를 하려면 친구네 집으로 전화를 걸어서 신원을 밝히고 친구를 바꿔달라고 해서 연락을 하고, 용무가 있으면 직접 만나서 해결했었다. 하지만 인터넷이 발달하고, 산업이 발달한 요즘에는 어린아이들도 스마트 폰과 컴퓨터에 노출되어 있다. 대부분의 업무를 컴퓨터로 해결하고 세계 여러 나라에서 일어나는 일들을 스마트 폰만 열면 한눈에 볼 수 있는 간편한 세상이 되었다. 하지만 이런 편리함을 얻고, 우리는 다른 중요한 것을 잃고 있을지 모른다.

요즘 지하철이나 버스를 타면 대부분의 사람들이 스마트 폰에 시선을 돌리고 있다. 양쪽 귀에는 이어폰을 끼고 음악을 듣거나, 영화를 보거나, SNS를 하거나, 게임을 하는 등 스마트 폰이 내 손 안에 없으면 불안함을 느낀다. 스마트 폰과 동반자로 살아가는 것이다. 또한 대부분 직장인들은 사무실에서 하는 업무를 컴퓨터로 해결한다. 장시간 앉아 있고, 키보드에 손을 올리고, 움츠린 어깨로 고개는 앞으로 빠진 상태에서 모니터에 집중한다. 앉아 있는 시간 또한 길다.

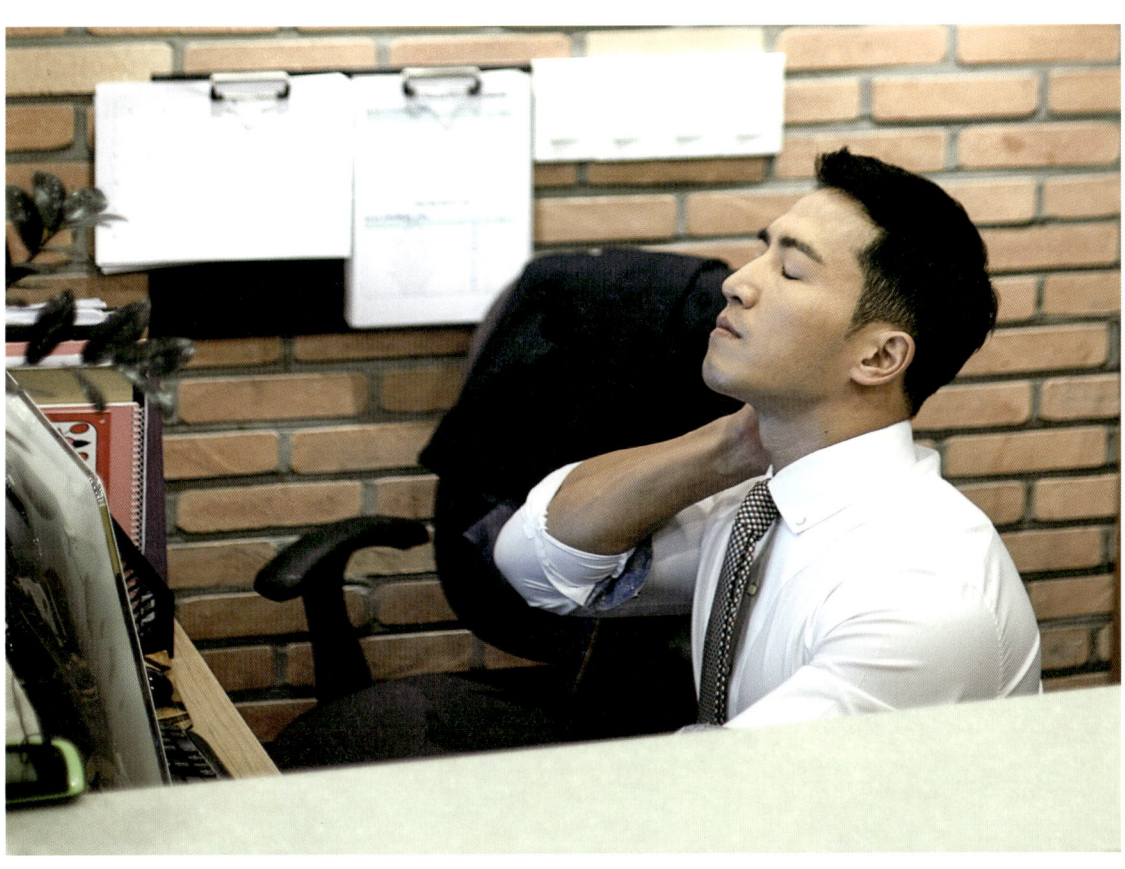

# 1 우리의 일상 자세가 문제다

구부정하고 움츠린 신체에 여러 가지 문제점이 발생하는데, 먼저 어깨가 앞으로 굽은 둥근 어깨(라운딩 숄더)이다. 앞으로 어깨가 굽게 되면 승모근은 자연스럽게 올라가고, 가슴근육의 단축, 승모근의 뭉침과 통증이 일어난다. 어깨가 먼저 앞으로 굽어진 다음에는 그에 대한 보상 작용으로 목이 앞으로 빠지게 되는데 이는 거북목(터틀넥)이라고 한다. 사람의 머리는 볼링공 하나의 무게와 비슷하다고 한다. 스마트 폰을 보거나 컴퓨터를 할 때 머리가 앞으로 나온다면 볼링공의 무게를 온전히 목 근육이 받아주기 때문에 목 디스크로 이어질 수도 있다. 실제로 나의 조카도 뒷목의 통증으로 병원을 찾았다고 한다. 병원 진단 결과, 일자목 진단을 받았고, 선천적인 원인이 있을 수 있지만 의사 선생님의 말씀으로는 요즘 아이들이 이른 나이에 스마트 폰과 컴퓨터를 자주 대하다 보니 목 디스크 환자가 늘고 있다고 하셨단다. 이를 개선하기 위해서는 먼저 원인이 되는 스마트 폰과 컴퓨터의 사용을 줄이거나 꼭 사용해야 한다면 바른 자세로 사용해야 한다. 만약 둥근 어깨와 거북목으로 체형이 변하였다면 이를 개선할 수 있는 간단한 운동법이 있다. 일반적으로 체형의 변화는 라운딩 숄더에서 점점 악화되어 거북목을 가게 되는데 개선하는 순서도 라운딩 숄더를 먼저 개선한 후에 거북목의 개선이 이루어지면 더 쉽게 좋아질 수 있다. 라운딩 숄더를 먼저 극복한 다음에 목을 뒤로 가져오는 것은 더 효율적이기 때문이다.

이런 체형을 극복하기 위해 언제 어디에서나 할 수 있는 효과적이고 간단한 운동법이 있다.

숄더스 백 체스트 업 운동은 견갑골(날개뼈)을 감싸고 있는 등 근육의 활성화를 가져오고, 등을 수축하며 가슴을 내미는 동작에서 단축되어 있는 대흉근(가슴)을 이완시키는 효과가 있다. 순간적으로 굽은 등과 피로를 풀 수 있는 동작이고, 이 동작을 반복하며 평상시에도 움츠린 자세가 아니라 등을 쭉 편 자세로 생활할 수 있도록 한다.

이 동작이 끝나면 머리를 뒤로 넣는 동작을 하면 된다. 일명 '거북목 타파 운동법'인데 거북목으로 약해진 목 근육을 발달시키는 동작이다. 라운딩 숄더와 거북목의 개선으로 더 자신감 있는 모습으로 재탄생할 수 있고, 실제로 몸이 굽어서 작아졌던 나의 숨은 키를 찾을 수 있다.

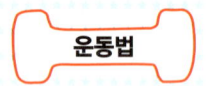 

# 숄더스 백 체스트 업
**Shoulders Back & Chest Up**

1 의자에 앉은 상태에서 엉덩이 뒤로 깍지를 낀다.

2 견갑골(날개뼈)를 뒤로 보내면서 동시에 가슴을 내민다.

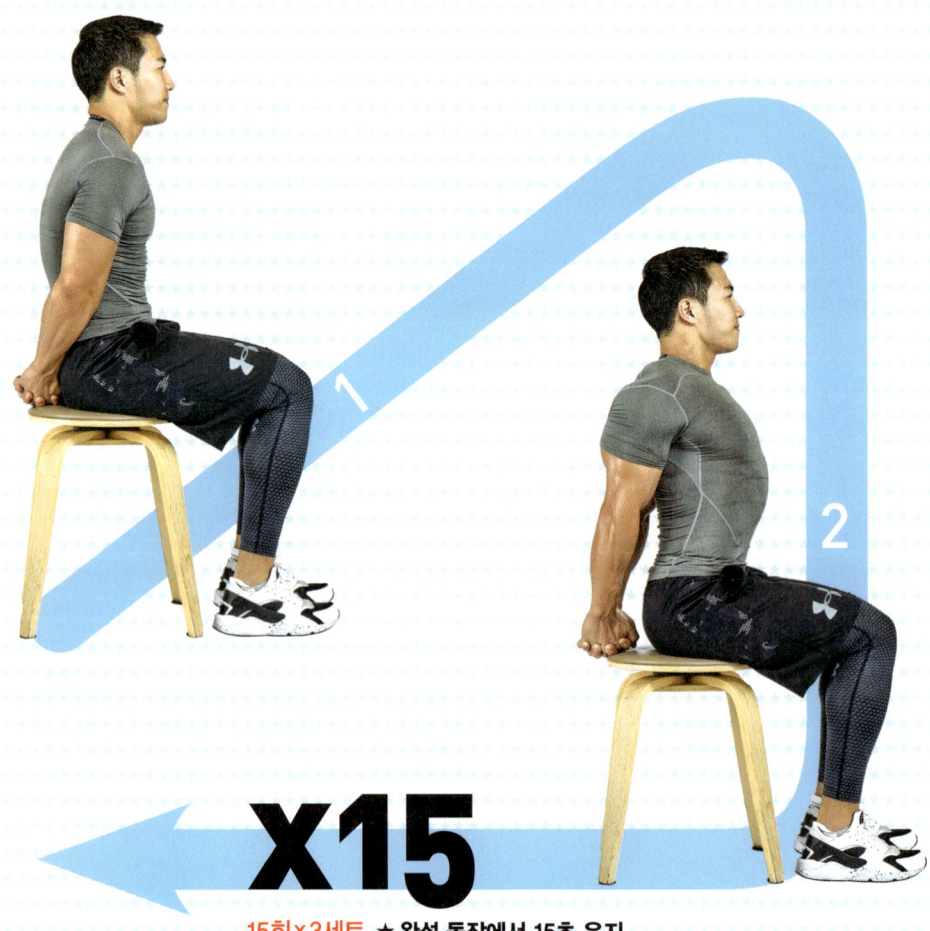

**X15**

15회×3세트 ★ 완성 동작에서 15초 유지

STAR BODY WARS

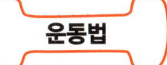 

# 거북목 타파 운동법

**1** 양손으로 수건의 끝과 끝을 잡는다. 수건의 중앙을 뒤통수에 가져간다.

양손은 수건을 잡은 상태로 양 주먹이 얼굴 앞으로 오도록 가져온다.

**2** 양손은 수건을 잡아서 앞쪽 방향으로 힘을 주고, 머리는 이에 대항하며 뒤로 가져온다.

목이 앞으로 빠졌다가 뒤로 돌아오는 것을 반복한다.

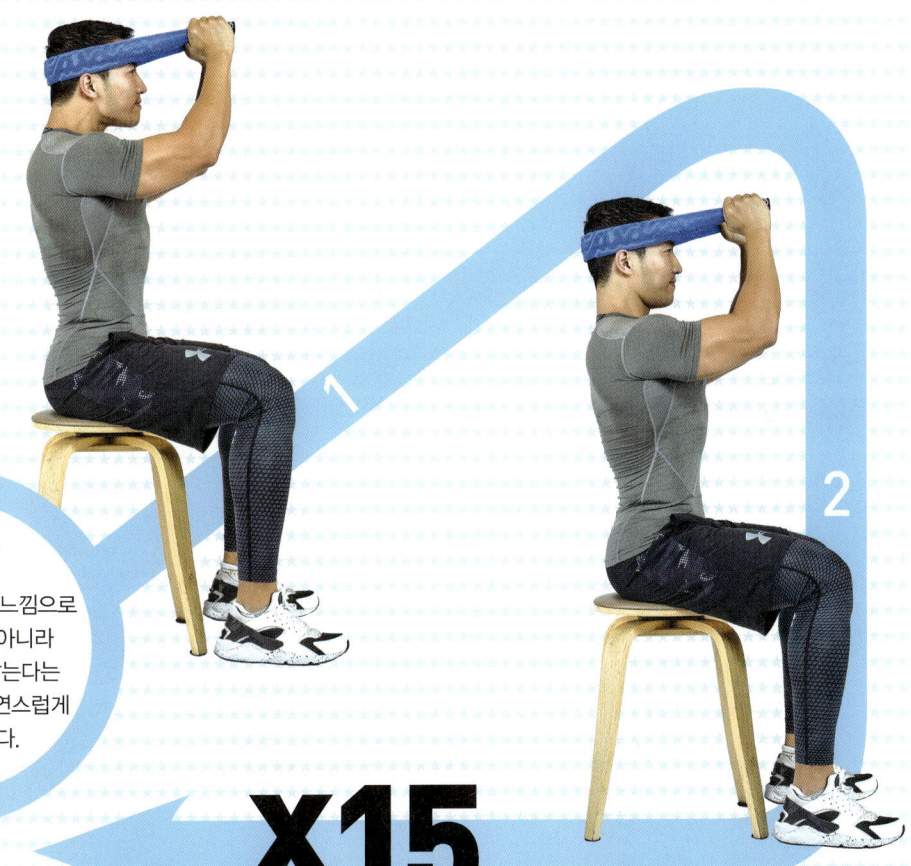

**주의사항**
★
턱이 두 개로 접히는 느낌으로
턱을 당기는 것이 아니라
정수리가 하늘에 닿는다는
느낌으로 머리를 자연스럽게
가져오는 것이다.

**X15**

15회×3세트 ★ 완성 동작에서 15초 유지

스타 바디 허준

# 2 의자병
## 엉덩이 기억상실증

컴퓨터의 활용과 업무 형태의 변화로 앉아서 근무하는 시간이 늘어났다.

앉아 있는 시간이 늘어나면 엉덩이가 느슨해진 상태가 지속된다. 엉덩이는 앉을 때 이완된 형태이고, 서있을 때 수축된 상태를 이룬다.

실제로 회원님들께 "엉덩이에 힘을 주세요~"라는 말을 하면 엉덩이에 힘을 주는 방식을 기억하지 못하는 분들도 많이 있다. 선천적으로 엉덩이 근육이 약하거나, 아니면 후천적으로 대둔근(엉덩이)이 약화되며 허리가 불편하거나 약해진 분들이다.

하지만 엉덩이의 기억을 되살리고, 훈련을 지속해서 엉덩이 근육이 강해지면 허리 통증이 많이 줄 수 있다. 허리가 아프다고 해서 허리 운동을 하는 것은 다소 위험한 방법이 될 수 있다.

**체크리스트**

엉덩이 기억상실증 테스트 방법

**1** 바닥에 가슴을 대고 엎드린 상태에서 다리를 하나씩 들어 올린다.

**2** 다리를 들어 올린 상태에서 엉덩이를 만져본다.

진단: 다리를 들어 올리기는 하지만 엉덩이에는 힘이 들어가지 않고,

　　　허벅지 뒤쪽에만 힘이 들어간다면 엉덩이 기억상실증일 수 있다.

이 증상은 의자에 오래 앉아 있는 직업이나 오랜 시간 구부정하게 서서 일하면서 엉덩이에 힘을 주지 않고, 수동적인 안정 인자만 쓰는 분들에게 종종 햄스트링이 우세해지는 현상이 발생한다. 다리를 뒤로 들어 올리는 역할을 하는 근육은 엉덩이 근육과 허벅지 뒤쪽 근육이 있는데 엉덩이 근육을 잘 사용하지 않을 경우에는 허벅지 뒤쪽 근육이 엉덩이가 하는 일까지 대신하게 된다. 이 허벅지 뒤쪽 근육은 엉덩이 근육에 비해 고관절의 움직임을 정교하게 조절하지 못하고, 뻣뻣해지기 쉽다.

그래서 고관절의 불편함이나, 골반 위에 있는 요추까지 편평하게 만들어 허리디스크를 발생시킬 수도 있다. 이런 잘못된 습관들은 평상시 생활이나 운동에서 그대로 나타날 수 있다.

해결 방법

1) 다리 구부려 들어 올리기

2) 골반 틸팅(tilting)

신기한 것은 이렇게 신경을 쓰고 꾸준히 반복 숙달을 하면 엉덩이 근육이 정말 좋아진다.

엉덩이에 힘을 주는 방법을 전혀 모르던 분들도 이 동작을 반복하고 엉덩이에 힘이 들어가는 것을 느낀 다음에는 엉덩이 운동을 한 이후에 엉덩이에만 근육통이 찾아오는 것을 느끼고 좋아하신다. 실제 엉덩이의 느낌을 전혀 못 찾았던 분께서 근육의 느낌을 찾아서 운동을 한 다음날 문자가 왔다. 화장실에 앉을 때마다 너무 아파서 내 생각이 났다는 것이다. 화장실 볼 일 보며 트레이너 생각을 하다니……. 어쨌든 기분 좋은 일이다.

이렇게 엉덩이 훈련을 통해서 근 신경이 발달하면 평상시 생활을 할 때에도 엉덩이 근육을 사용할 수 있다. 가만히 서있는 상태에서도 엉덩이의 기억을 되살리기 위한 수축을 할 수 있고, 계단을 오르거나 평상시 걷는 습관도 둔근의 활용으로 걸을 수 있다.

나도 가끔 허리가 안 좋을 때 엉덩이 운동을 가볍게 하거나. 골반 틸팅 동작을 수시로 진행하면 허리 통증이 감소됨을 느낀다. 지하철을 타거나 평상시 걸을 때에도 활용이 가능하다. 만약 지하철이나 버스 등 대중교통 수단을 이용하는 중에 혹시 앉을 자리가 없다면 힘들겠지만, 그래도 긍정적으로 생각을 바꾸고 엉덩이 기억회복 운동을 진행한다.

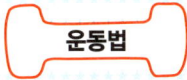 **다리 구부려 들어 올리기**

1 누운 상태에서 다리를 구부려 한쪽 다리를 반대쪽 다리에 올린다.
2 디딤 다리의 힘으로 바닥을 밀어 엉덩이를 지면에서 뗀다.

10~15회 반복 후 번갈아 진행한다.

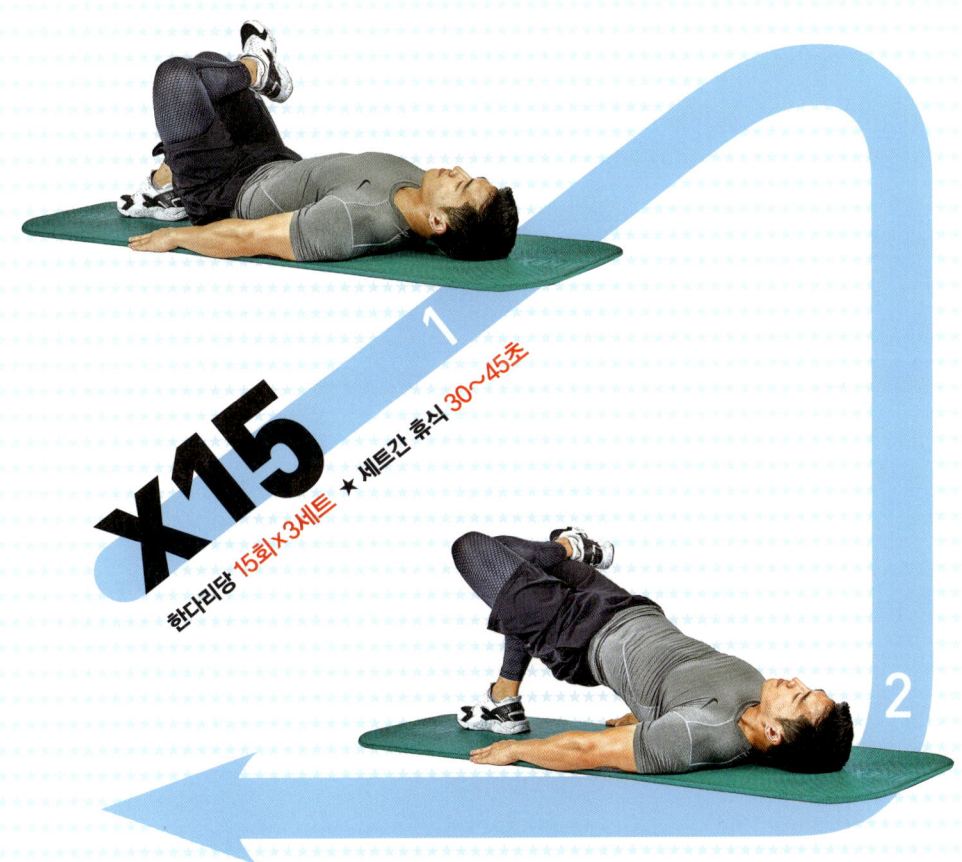

X15
한다리당 15회×3세트 ★ 세트간 휴식 30~45초

1

2

스타 바디 하체

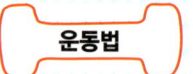 **운동법**

# 골반 틸팅
**Pelvic Tilting**

1 서있는 상태에서 양손을 옆구리에 올린다.

2 몸통과 다리는 그대로 둔 채로 허리라인을 살리며 엉덩이만 뒤로 보낸다.

3 꼬리뼈를 앞으로 말아준다는 느낌으로 엉덩이를 앞으로 밀어준다.

4 이 동작을 반복한다.

**주 의 사 항**
★
동작을 진행하다가 허리의
통증이 느껴진다면 일단 동작을
정지하고, 통증이 없는 적은
가동 범위 내에서 먼저 진행을
하고, 서서히 가동 범위를
늘려나간다.

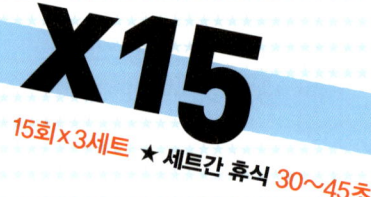

**X15**

15회 × 3세트 ★ 세트간 휴식 30~45초

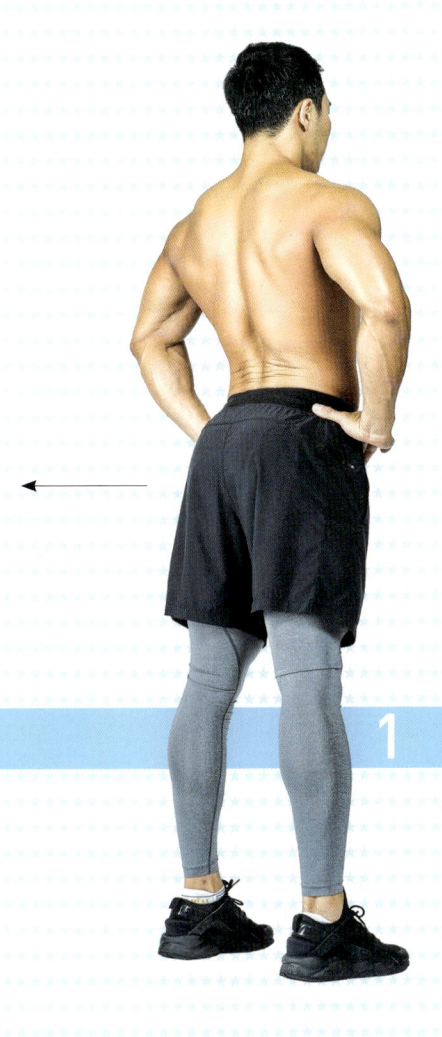

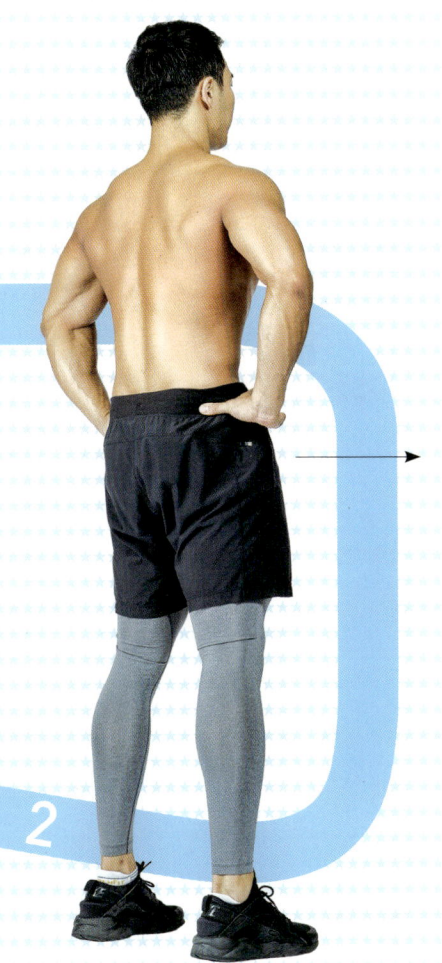

2

**직장인 회식 다이어트 꿀팁**
# 술, 알고 마시든지 안 마시든지!

술은 사람을 휘청거리게 만들고, 말을 더듬게 하고, 기억을 잃게 만들고, 판단력이 흐려지게 만들고, 한 시간에 수도 없이 화장실에 가게 한다.

술을 우리 근육에 많은 영향을 미친다. 많은 사람들이 가끔 밤에 술을 마시고, 때때로 지나치게 많이 마시기도 한다. 나도 시합 준비를 할 때는 약 100일간 술을 끊기도 하지만 평상시에는 술자리를 편히 하기도 한다. 나는 트레이너라는 직업으로 현업에 있기 때문에 술자리를 하면서도 어느 정도 머릿속에서 계산을 하며 먹기도 하지만 대부분의 일반인들은 술을 마시면서 이것이 우리 몸에 구체적으로 어떤 영향을 미치는지 생각하지 않는다.

### 1. 알코올이 우리에게 영향을 끼치는 것 중 하나는 바로 탈수다

알코올은 항 이뇨호르몬의 분비를 억제한다. 항 이뇨호르몬이란 이뇨작용을 막아주는 호르몬인데 쉽게 말해서 소변을 잘 참을 수 있게 해주는 호르몬이다. 하지만 알코올이 몸 안에 들어가게 되면 일정 시간 이후에 항 이뇨호르몬의 분비를 억제시키고, 어느 순간부터 화장실에 자주 가는 현상을 경험하게 된다. 따라서 술을 많이 마실수록 더 많이 소변을 보게 되고 우리 몸, 특히 근육에 있는 많은 양의 수분은 빠져나가게 된다. 근육은 단백질과 혈액을 포함한 수분으로 이루어져 있기 때문에 탈수는 근육량 감소에 영향을 미칠 수 있다. 이런 탈수 증상은 우리 몸에서 전해질 불균형을 야기할 수도 있다.

## 2. 술을 마시면 몸에서는 아세트알데히드라는 증가된 독소와 함께 숙취가 찾아온다

술을 마시면서 점점 얼굴이 빨갛게 변하고, 무기력해지고, 여러 가지 부작용들이 생긴다. 아세트알데히드는 담배와 석면, 또 가공육과 같은 발암물질로 분류되어 있다고 한다.

## 3. 숙취로 인한 부작용 중 하나는 운동이 하기 싫어진다는 것이다

실제로 나는 항상 오전 9시면 개인 운동을 시작하는데 술을 많이 마신 다음 날에는 같은 시간에 운동을 나오기가 힘들고, 운동을 하더라도 술을 먹지 않았을 때의 강도에 못 미치는 운동을 하게 된다. 이렇게 되면서 근성장을 기대하기 힘들어지는 것이다.

연구 결과에 따르면 40g 정도로 낮은 알코올 섭취나 한 잔의 술은 테스토스테론과 근 성장에 전혀 영향이 없다고 한다. 하지만 이는 더 마시면서 달라진다.

## 4. 3잔을 마신 후 수 시간이 지나면 남성호르몬의 수치는 20% 이하로 감소한다

남성호르몬은 근육을 성장시키고 유지하는 데 있어서 매우 중요하고 직접적으로 관여하는데, 알코올 섭취로 인한 남성호르몬의 감소는 근 성장에 있어서 치명적인 역할을 하는 것이다.

## 5. 위장에서 포만감을 느낄 수 있게 하는 포만중추신경을 마비시키는 작용을 한다

술자리에서 분명히 내가 평소 먹는 양 이상으로 음식을 먹었는데 집에 돌아가면 허기를 느끼고 배가 부른 상태에서 또 음식을 섭취하는 나를 발견하게 되는데 이것이 그 이유이다. 나도 많은 시행착오가 있었고, 포만중추의 마비로 인해 고삐 풀린 망아지처럼 편의점을 습격하거나, 버거킹으로 달려가는 등 많은 일을 경험했다. 그 이후 나는 술을 먹을 때 이런 현상이 찾아오면 적당히 배를 채울 수 있는 야채나, 식이성 발열효과를 높일 수 있는 단백질 위주의 음식을 섭취한다. 그런 과정으로 배부름을 느끼지 못하고 많은 양의 음식물을 계속해서 섭취했다면 그 사람의 위장은 이미 늘어났을 확률이 높다. 그럼 그 다음날에도 늘어난 위장이 그 사람에게 허기를 느끼게 할 것이고, 이런 현상이 계속 악순환이 되면서 대식가의 길을 걷게 될 수도 있다.

### 6. 알코올은 우리 신체가 에너지를 쓰는 방식에까지 영향을 미친다

술은 겉으로는 에너지를 갖고 있지만 실제 에너지로 활용될 수 없는 빈 칼로리(empty)로 구분된다. 이것을 일명 "공갈 칼로리"라고도 한다. 알코올은 자체적으로 대략 1g당 7칼로리를 가지고 있는데, 알코올을 받아들인 우리의 몸은 술을 그 어떤 다른 에너지원도 활용하지 않게 된다.

몸은 알코올에 있는 칼로리를 사용할 수 있는 칼로리로 인식하지만 그 칼로리는 결국 사용하지 못하게 되고, 그동안 안주로 먹은 모든 칼로리는 잉여 에너지로 인식해서 지방으로 저장이 될 것이고, 이 시간 동안에는 그 어떠한 지방 연소도 일어나지 않게 될 것이다. 아주 슬픈 현실이다.

### 7. 알코올은 수면의 질을 저하시킨다

술에 취한 상태라면 바로 잠에 들고, 오랫동안 기억이 없이 숙면을 취한 것 같지만 실제로 가장 깊은 수면 상태인 REM 수면은 전체적으로 감소한다. 사람은 깊은 잠에 들었을 때 성장호르몬의 분비가 원활하게 되어서 근성장에도 도움을 받을 수 있는데 알코올을 통해 수면이 방해를 받으면 근 성장을 기대할 수 없는 것이다.

**8. 술, 정신줄 놓지않고 마시는 방법**

술을 마셔야 된다면 저칼로리의 안주를 선택하고, 물을 의식적으로 많이 마신다. 또한 안주를 선택한다면 식이성 발열 효과를 높일 수 있는 단백질 위주의 안주를 구성하고, 술자리가 끝나도 의식적으로 물을 많이 마신다. 또한 다음날 아침에 운동을 바로 갈 수 있는 여건을 잘 만들어 놓은 뒤에 잠을 잔다. 그리고 또 한 가지의 나만의 노하우는 술을 먹은 뒤 24시간 안에 함께 먹었던 칼로리를 제거하기 위한 노력한다는 것이다. 오랫동안 그 칼로리를 내 몸 안에 두지 않고, 적어도 24시간 안에 날려버린다.

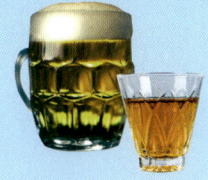

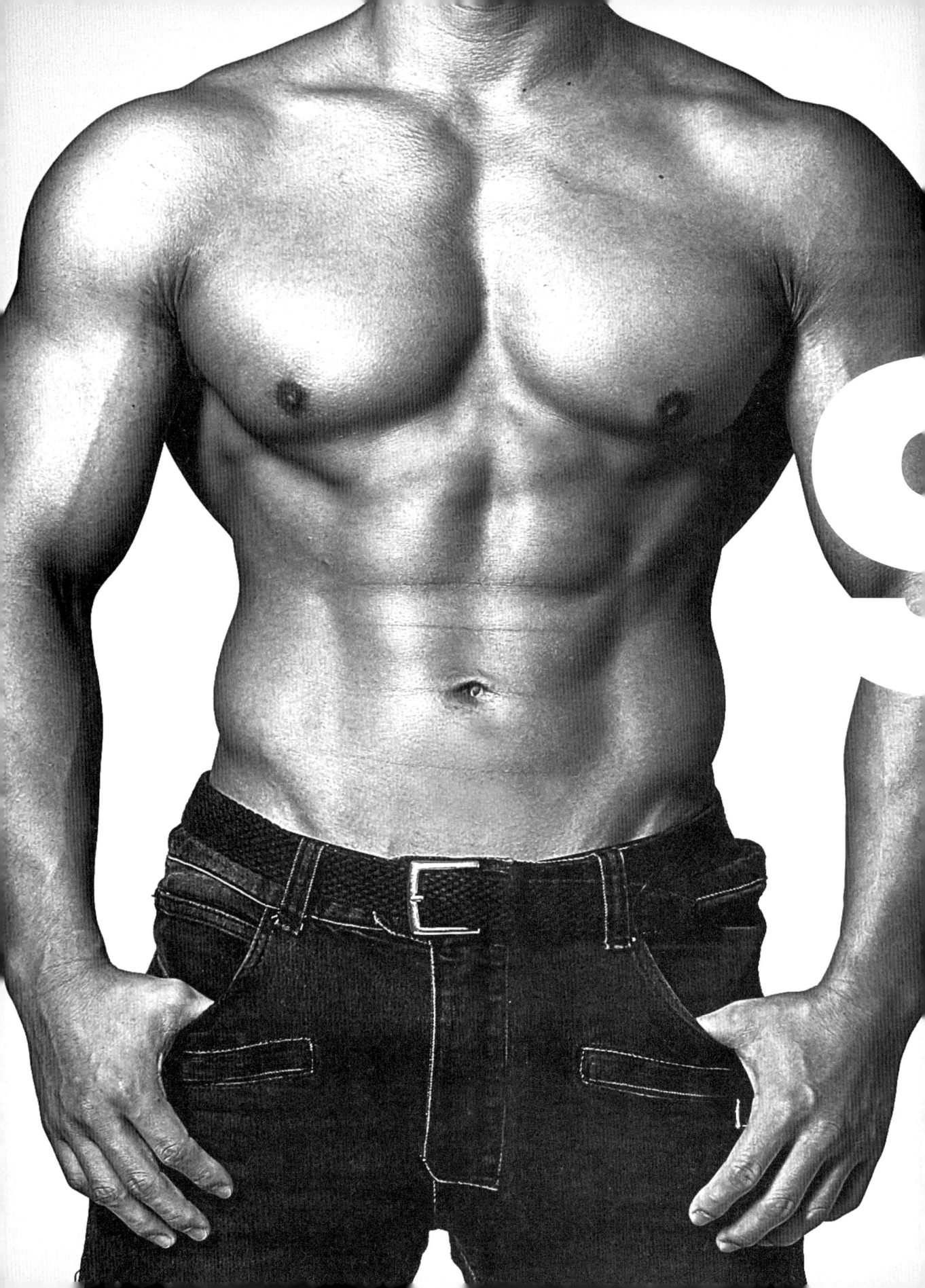

스타
바디 운동법
실전편

9

9

STAR BODY WARS

# 1 언제 어디서든 자신있는 복근 차승원

차승원이란 배우와 운동으로 8년을 함께 했는데 늘 한결같고 운동도 너무 열심히 하셔서 언제나 그와의 시간은 짧게만 느껴진다. 그는 자신의 생활이나 건강 관리 이외에도 가족들을 챙기는 데 부족함이 없는 한 가정의 가장이다. 그의 자녀들도 나에게 운동을 배웠는데 그의 가족을 사랑하는 모습을 직접 본다면 감동할 것이다. 나는 운동을 가르쳐주는 트레이너이지만 남자로서 사람으로서 많이 배우고 있는 인생의 후배이기도 하다. 지금부터 그의 모습을 공개한다. 그는 20살 때부터 시간이 되면 주 5~6일은 운동을 했다고 한다. 계산해보면 약 27년을 운동한 셈이다.

### 개인 운동을 매일하며 몸을 만들어 놓는다

나와 운동을 하지 않을 때에도 개인 운동을 항상 진행하고, 평상시에는 본인의 최고치의 몸에서 60~70%의 몸 상태를 유지하다가, 준비하는 작품이 있거나 특별한 촬영이 있을 때에는 약 2~3주 정도 집중적으로 트레이닝을 받으며 집중 관리기간을 둔다. 평상시 관리가 안 된 준비 없는 상태라면 2~3주는 매우 짧은 시간일 수 있지만 그는 평상시에도 뛰어난 자기 관리를 하고 있으니 2~3주라는 시간은 충분한 시간이 될 수 있다.

### 나 자신을 가장 잘 아는 사람은 바로 나!

그의 몸 안에는 본인의 몸 상태를 자동 체크하는 센서가 작동하는 것 같다. 만약 어떤 음식을 편히 먹어서 부은 느낌이나 살이 찐 느낌, 또는 피하지방의 두겹을 스스로 체크했을 때 조금 두꺼워지거나 불편함을 느낀다면 바로 조절을 할 수 있는 능력이 있다.

그의 오랜 시간의 운동 경력과 그의 컨디션 및 몸 상태 관찰 등에서 알게 된 것이다.

### 고강도의 운동을 하되 무리하지 않는 한도를 정한다

그는 부상을 죽음이라고 부를 만큼 지혜롭게 운동한다. 불편한 자세나 무리가 되지 않는 중량을 선택해서 맞춤 운동을 한다. 그는 힘든 자세의 운동도 멋지게 안정된 자세로 운동을 한다. 특히 웨이트 트레이닝은 중량을 다루는 운동이기 때문에 자칫 잠시라도 자세가 흐트러지면 부상을 초래할 수 있기 때문에 반드시 자세를 잘 잡아야 한다.

### 자기 자신을 사랑한다

가끔은 힘든 운동 동작을 멋지게 하면 당신이 멋지지 않냐고 묻거나, 뿌듯한 표정으로 거울을 보고 계실 때도 있다. 평상시 그의 모습은 장난스럽기도 하지만, 그는 무게감이 있는 남자이다.

이런 것이 바로 운동을 하는 맛이다. 내가 만족하고 멋지게 보이는 것, 그렇게 내 몸을 사랑하는 것이 중요하다. 이런 마음가짐이 있어야 더 멋진 자세로 운동하고 싶고, 더 멋지게 변하는 나를 보고 싶고, 그런 마음이 계속 되어야 운동을 평생 할 수 있는 것 같다.

## 시간이 없으면 전체 신체 근육 프로그램을 짧게라도 다 한다

운동 시간이 부족하거나 다른 스케줄이 있다면 한 부위만을 집중적으로 공략하기보다는 신체 전체적인 근육의 구석구석을 건드린다. 본인의 몸에서 텐션이 사라진 곳의 부위를 짧고 집중적으로 텐션을 주고 다른 부위로 넘어간다. 본인의 몸 상태를 잘 체크하기 때문에 부족한 부위나 긴장감이 줄어든 부위를 골고루 건드리는 것이다. 이렇게 해서 항상 전신에 긴장감과 탄력 유지하려 한다. 또한 그는 그만의 운동 루틴이 있다. 절대 무리하지 않는 선에서 짧은 시간의 운동이라고 할지라도 워밍업-본 운동-유산소 운동-스트레칭 모두 짧게라도 하고 돌아간다.

## 아무리 바빠도 복부 운동은 매일 한다

시간이 없어도 운동의 마지막 10분은 꼭 복부 운동을 진행하고, 단일 세트보다는 복부를 여러 가지 동작과 함께 진행하는 혼합 세트를 진행한다. 약 27년 정도를 매번 복부 운동을 했으니 웬만한 단일 세트의 복부 운동으로는 그의 강한 복근에 충격을 줄 수 없다. 그래서 서너 가지의 복근 운동을 쉬는 시간 없이 진행하는 자이언트 세트를 주로 적용한다. 가끔 운동을 하다가 거울을 보며 복근을 보여주는데 그의 식스팩은 한 번도 사라지는 일이 없었다. 지금 이 순간에도 그의 복부를 걷고 확인을 한다 해도 그의 복근은 살아 숨 쉬고 있을 것이다.

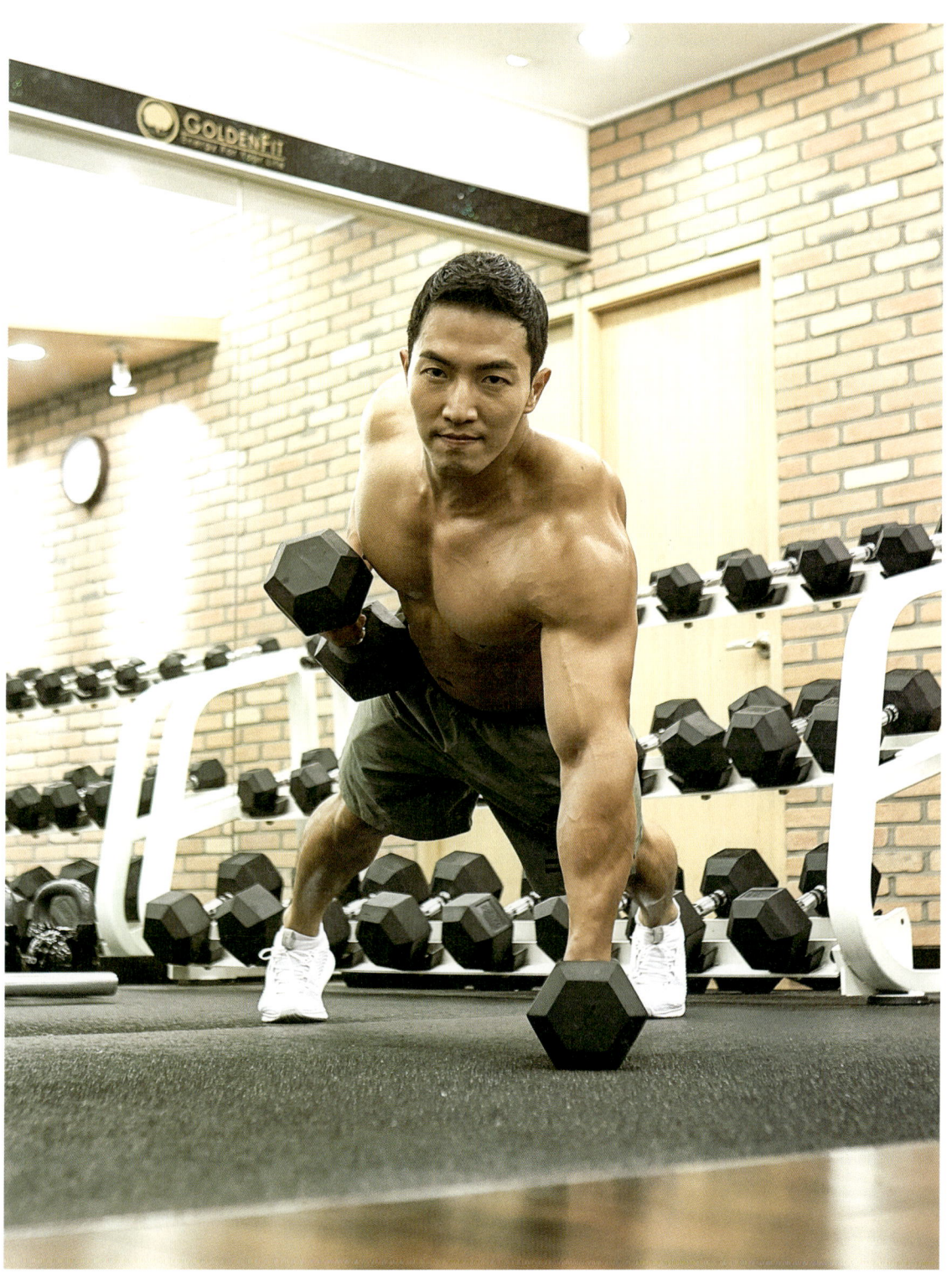

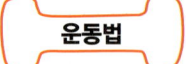 

# 드래곤 플래그
**Dragon Flag**

1. 손을 벤치 끝에 견고히 잡아주며 허벅지를 복근에 닿도록 당겨준다.
2. 발바닥을 수직 위로 밀어주며 등과 허리가 벤치에 닿지 않도록 한다.
3. 견갑골을 중심을 잡으며 무릎을 폄과 동시에 몸 전체가 일직선이 되도록 자세를 취한다.
4. 복근을 긴장하고 동시에 발을 멀리 던져 벤치에 등이 닿기 전까지 내려간다.
5. 호흡을 내쉬며 복근에 최대한 긴장을 유지한 상태로 처음과 같이 돌아간다.

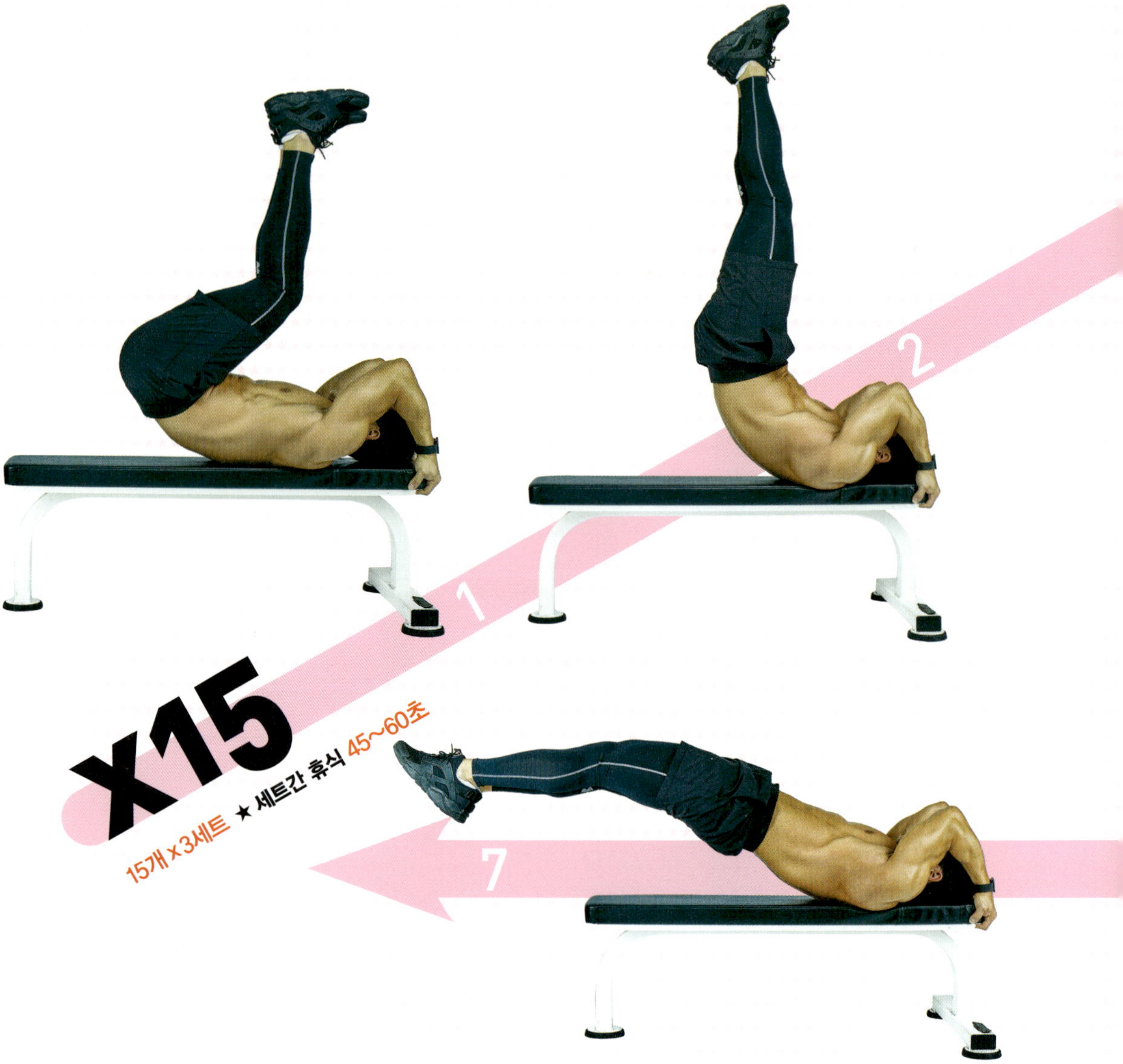

**X15**
15개 x 3세트 ★ 세트간 휴식 45~60초

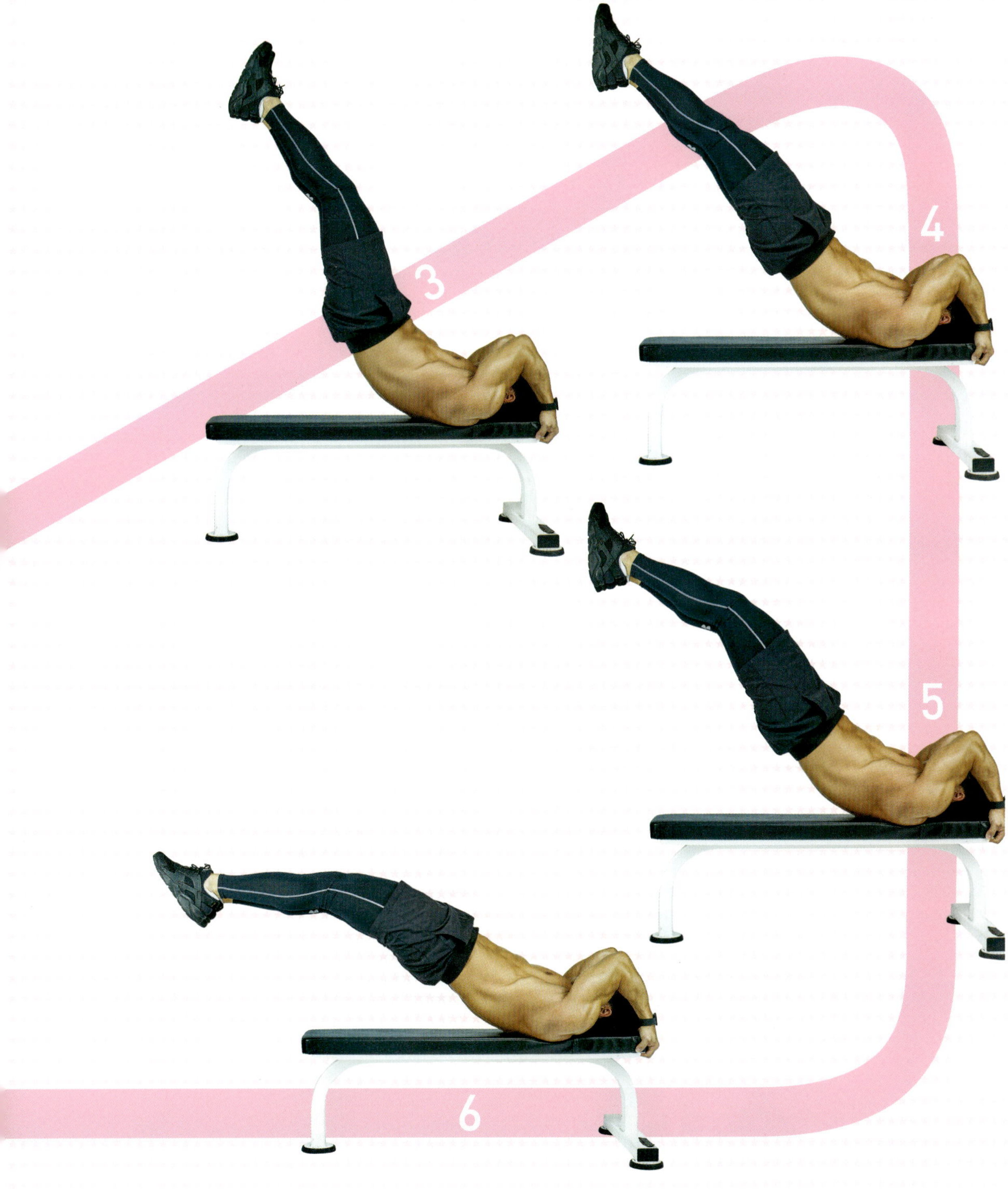
3
4
5
6

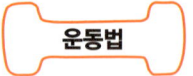 

# 짐볼 크런치1
**Gymball Crunch 1**

**1** 허벅지가 지면과 수직이 되도록 짐볼 위에 다리를 올린다.

**2** 손을 뒷면에 살며시 대고 호흡을 내쉬며 등을 둥글게 구부려 팔꿈치가
무릎 방향을 향하도록 상복근을 수축한다.

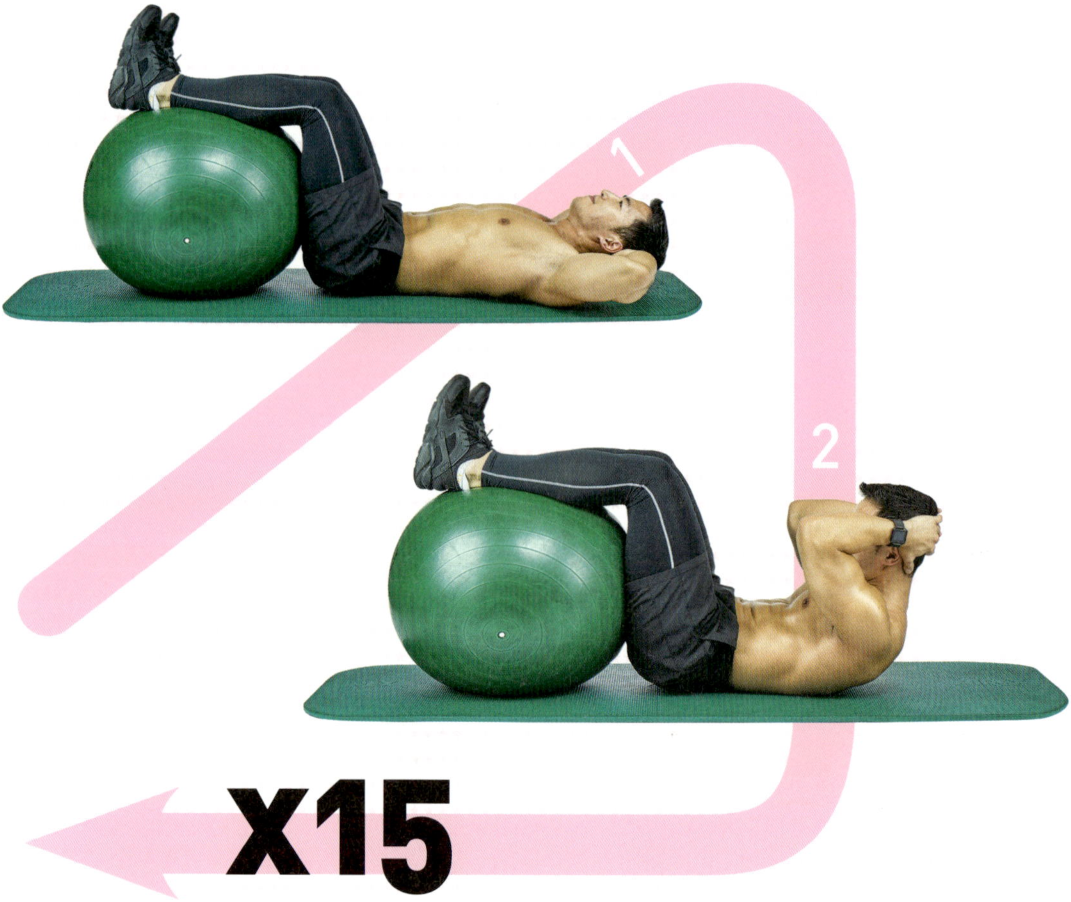

**X15**

15개 x 3세트 ★ 세트간 휴식 30~45초

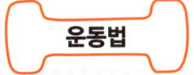 운동법 # 짐볼 크런치2

**Gymball Crunch 2**

**1** 짐볼에 등을 대고 눕는다.

**2** 손을 머리 옆에 살며시 대고 호흡을 내쉬며 등을 둥글게 구부려 상복근을 수축한다.

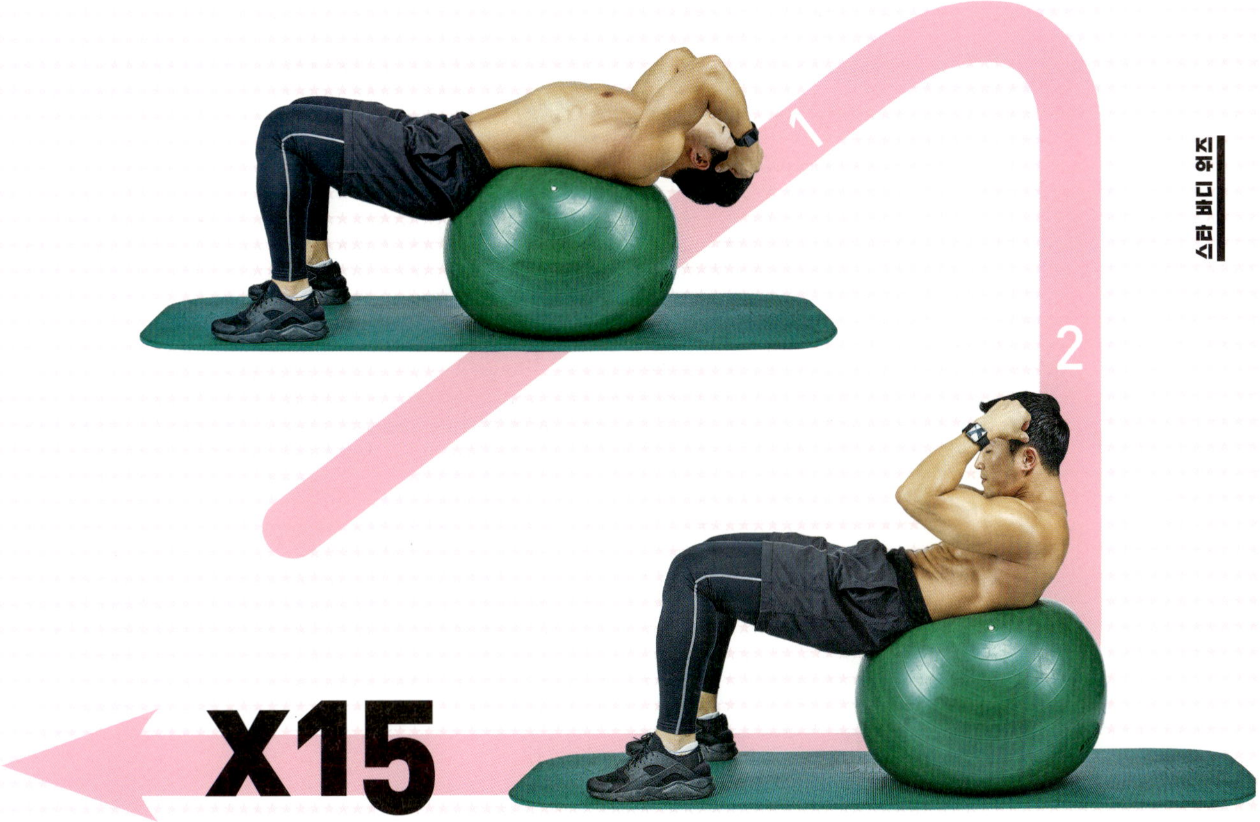

스파 바디 하프

# X15

15개 × 3세트 ★ 세트간 휴식 30~45초

# 케틀 벨 크런치

**Kettle Bell Crunch**

1 허벅지가 지면과 수직이 되도록 누운 상태에서 이마 앞에 케틀 벨을 놓는다.

2 호흡을 내쉬며 등을 둥글게 구부려 상복근을 수축한다.

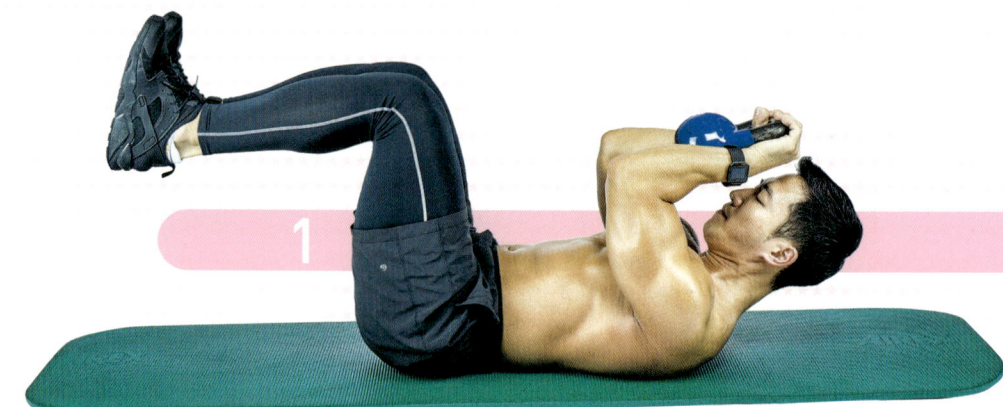

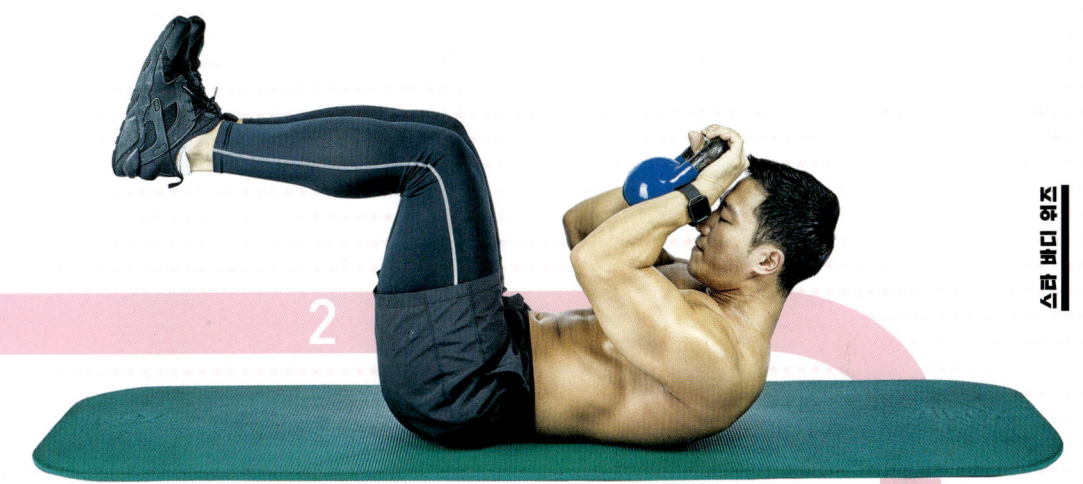

2

# X15

15개 x 3세트 ★ 세트간 휴식 45~60초

# 케틀 벨 러시안 트위스트
**Kettle Bell Russian Twist**

**1** 양발을 어깨너비로 구부려 앉은 상태에서 두 손으로 케틀 벨을 잡고
상체 각도를 45도로 기울인 상태를 유지한다.

**2** 케틀 벨을 가슴에 위치한 상태에서 호흡을 내쉬며 상체를 틀어준다.

**3, 4** 다시 중앙으로 원위치한 후 반대쪽도 같은 방법으로 실시한다.

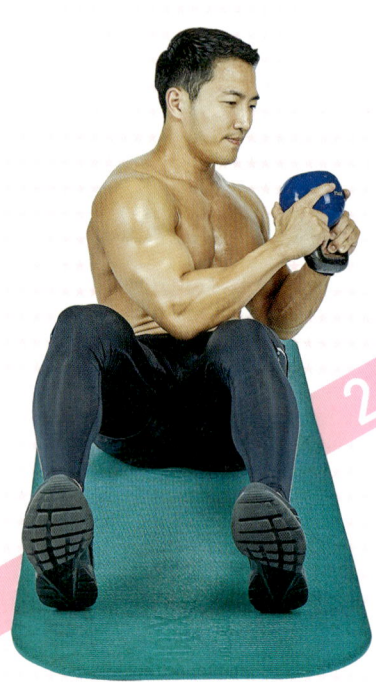

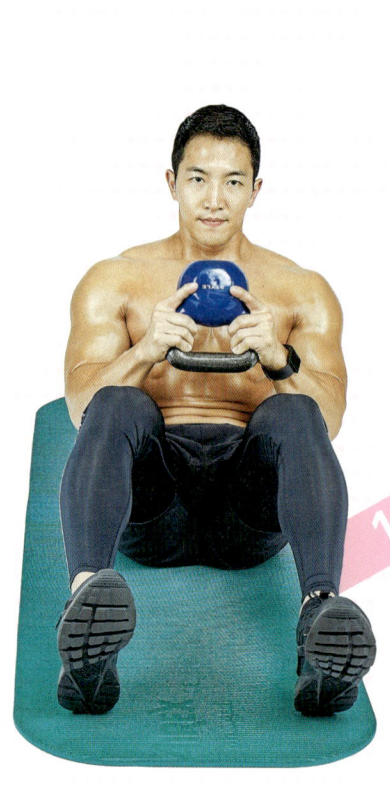

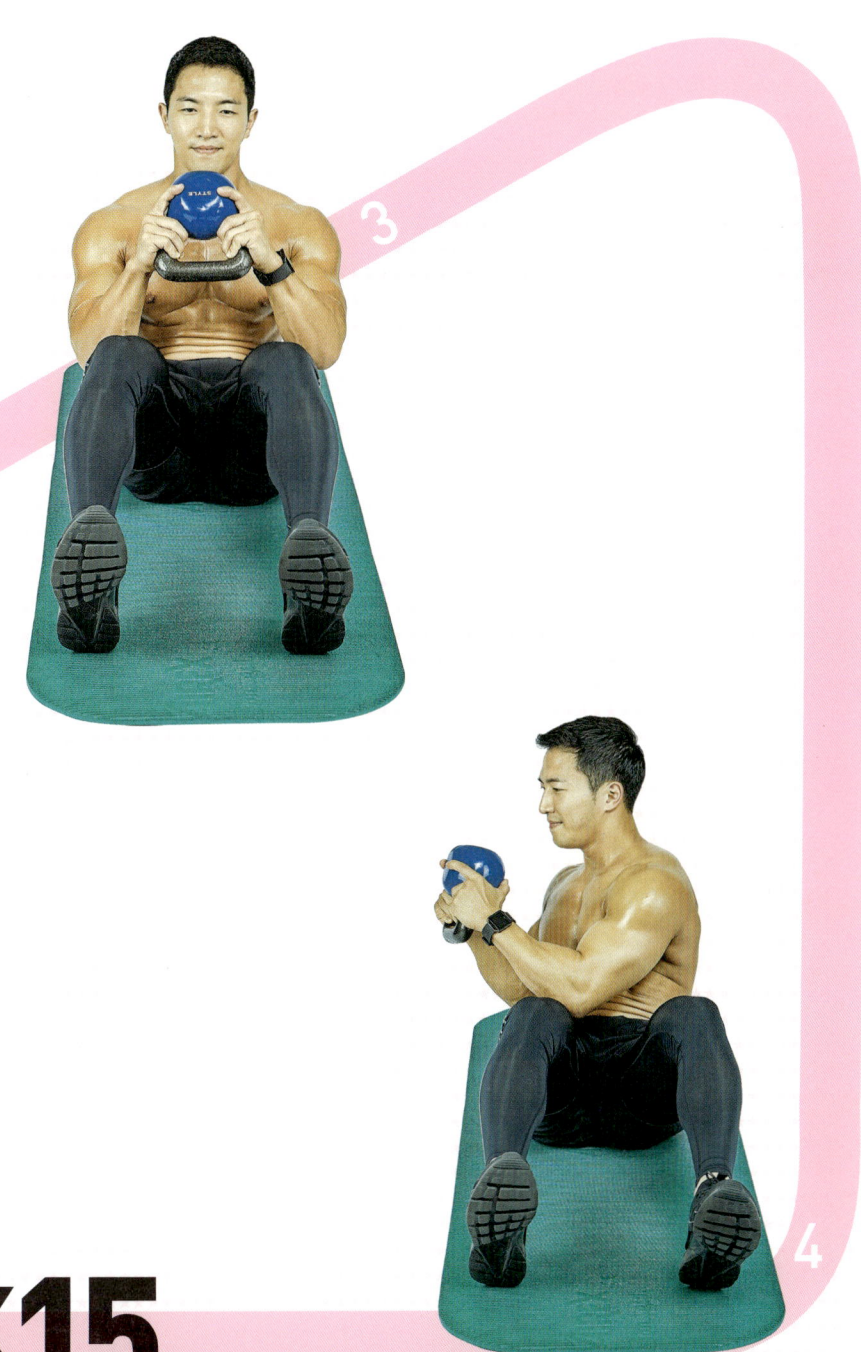

# X15

15개 x 3세트 ★ 세트간 휴식 45~60초

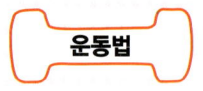

# 짐볼 파이크
**Gymball Pike**

1  상완골이 수직이 되도록 손바닥을 스텝박스나 지면에 대고 발등을 짐볼에 올려
   엎드린 상태로 준비한다.

2  호흡을 내쉬며 짐볼을 몸 쪽으로 당겨, 몸을 동그랗게 말아 엉덩이를 올려준다.
   그리고 반복한다. 스텝박스가 없다면 맨바닥에서 진행해도 된다.

**주 의 사 항**
★
허리가 과도하게
꺾이지 않도록
복부에 긴장을
유지한다.

# X15

15개 x 3세트  ★ 세트간 휴식 45~60초

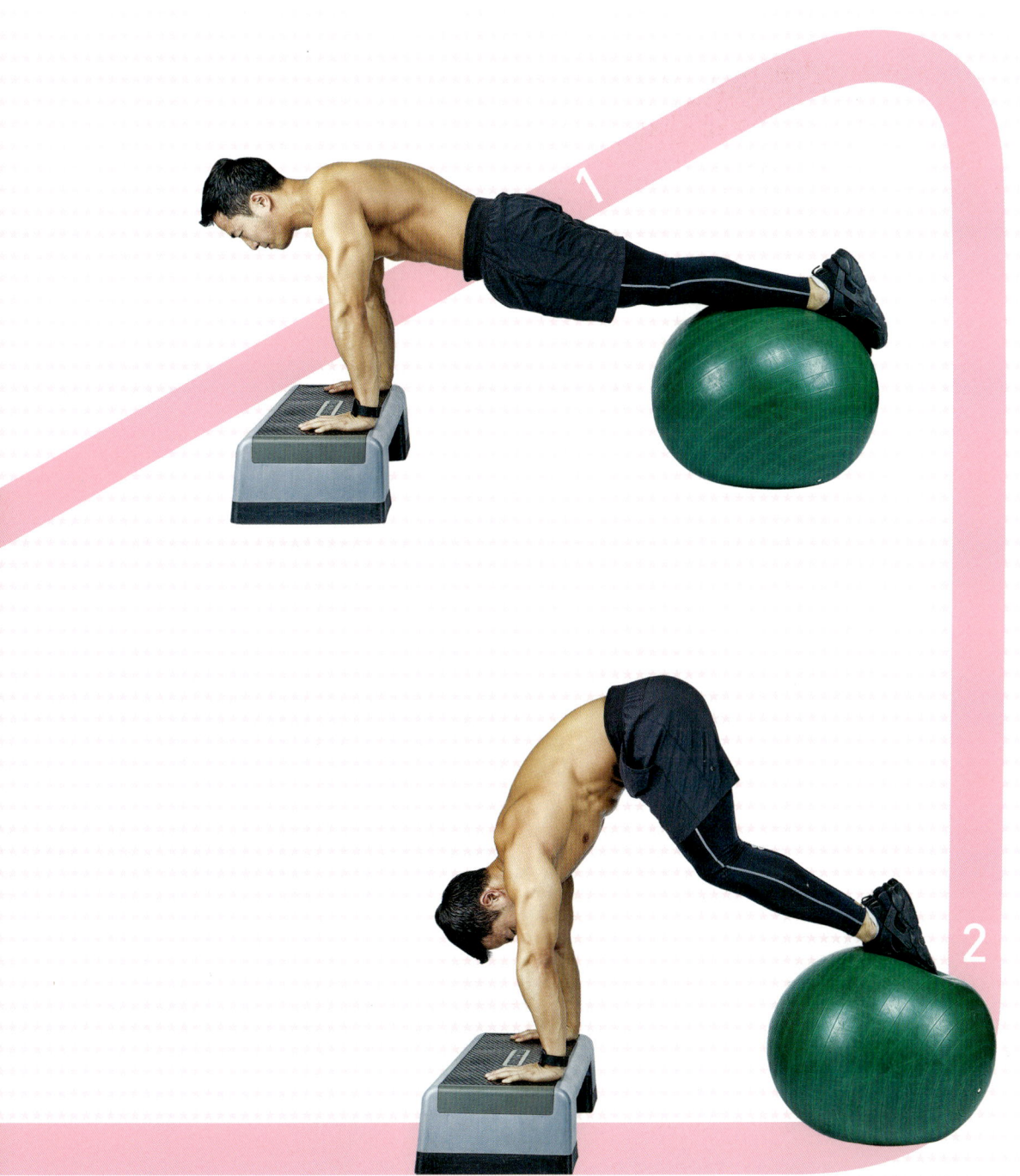

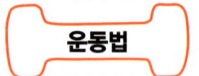 운동법

# 원 레그 니 업
**One Leg Knee Up**

1. 바닥에 누워 양손을 45도로 위치, 다리를 펌과 동시에 지면에 띄워 놓고 복근에 긴장을 가지며 자세를 취한다.
2. 호흡을 내쉬며 한쪽 무릎을 몸통 쪽으로 당겨 복근을 수축한다.
3, 4. 다시 준비 자세로 돌아간 후 반대쪽 다리도 동일한 방법으로 실시한다.

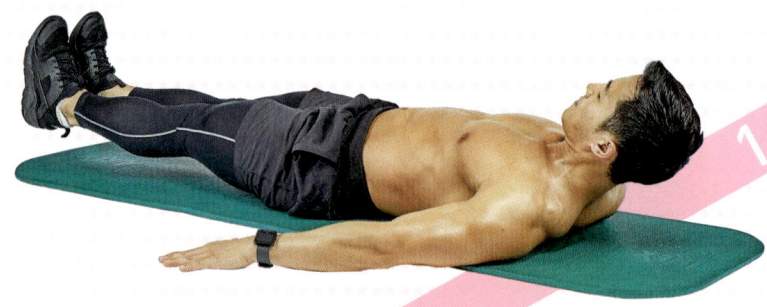

**주 의 사 항**
★
반대측 다리는
지면에 닿지 않게
주의한다.

# X15
한발씩 15개 × 3세트 ★ 세트간 휴식 45~60초

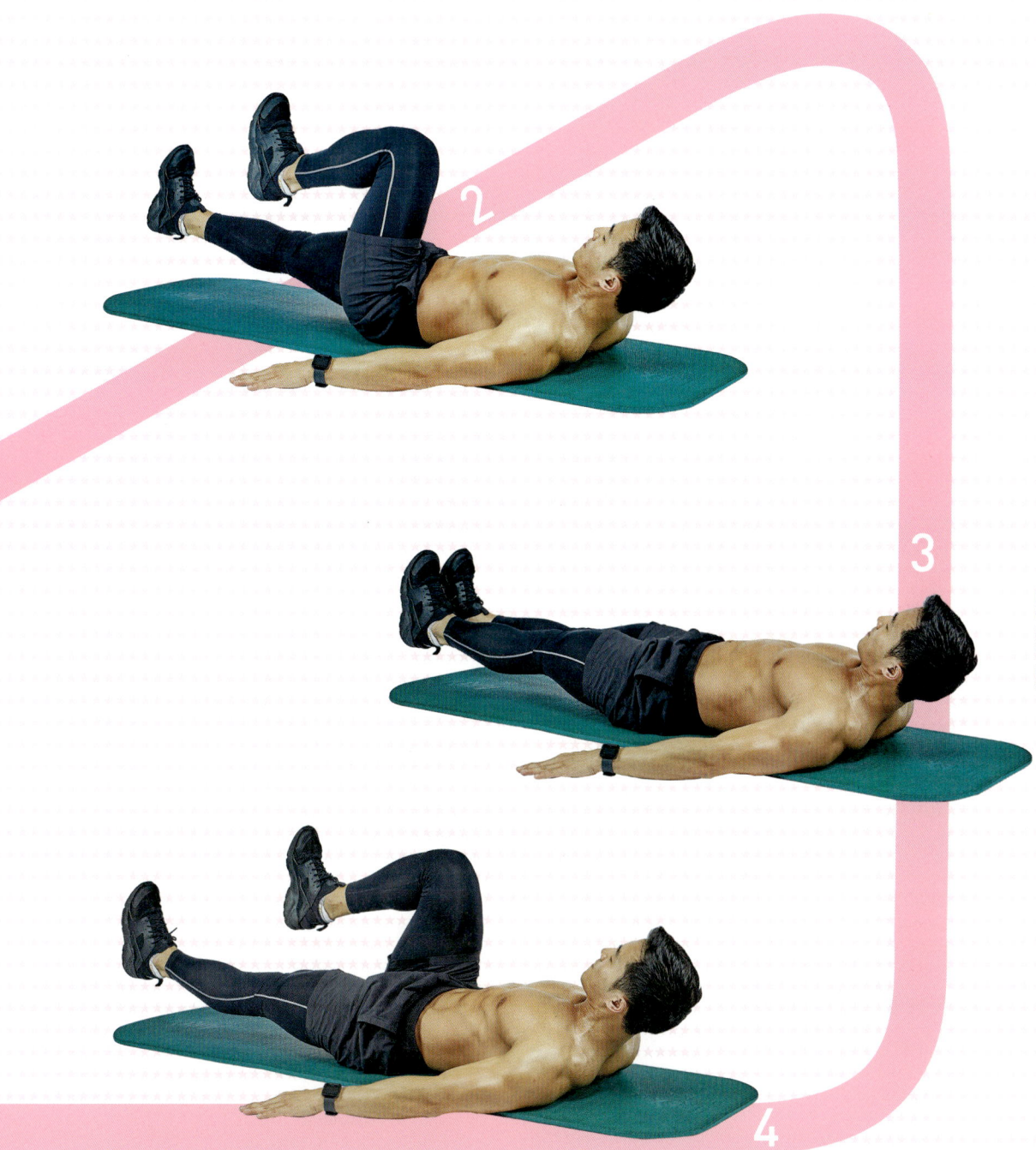

2

3

4

# 2 영화 속 몸매를 만드는 것은 일반적인 운동법과 다르다
# 현빈

배우 현빈은 남자인 내가 봐도 카리스마와 아우라가 넘쳐흐르는 멋진 남자다. 고운 외모로 여리여리해 보이지만 해병대를 지원해서 다녀올 정도로 넘치는 기상과 패기가 느껴진다. 그는 타고난 좋은 비율과 탄탄한 골격, 뛰어난 운동신경까지 가지고 있는데다, 성격상 순간순간 최선을 다하고 완벽하고자 하기에 그가 운동하는 모습을 보면 운동선수의 모습이 연상될 정도다. 트레이너인 나도 그가 운동하는 것을 보면 함께하고 싶어질 정도로 운동을 아주 맛있게 한다.

### 8주간, 영화 속 임철령으로 변신하다

그는 영화 '공조'라는 액션영화를 위해서 나와 8주 정도의 다이어트 기간을 잡고 운동했다. '공조'에서 그의 역할은 북한 특수부대의 훈련을 받고 투입된 요원의 역할이었다. 그는 역할에 집중하기 위해 최선의 노력을 다했다. 북한 말도 배우는 과외도 진행하고, 거친 액션을 소화하기 위해 액션스쿨의 훈련도 참여했다. 역할에 더 다가가기 위해서 조금 마른 듯하지만 다부진 몸을 만들기 위해 운동 강도를 높여 나갔다.

1주일에 3회 이상 액션스쿨에서 고강도의 액션을 연마하고, 매일 헬스장에 나와서 함께 운동을 진행했다. 그리고 그는 아침에 공복 운동을 하기 위해서 집에 러닝머신(트레드밀)을 구입해서 눈을 뜨자마자 공복에 유산소 운동과 복근 운동을 진행했다.

## 지옥 훈련의 고통도 묵묵히 견디다

그의 다이어트 기간에 정체기가 찾아와서 운동 파트너로서 함께 운동을 한 기간이 있었다. 시합을 뛰는 선수이자 현직 트레이너인 나와 함께 운동을 진행하는데 손색이 없을 정도로 강도 높은 훈련을 소화하고, 노력하는 남자다. 운동할 때 찾아오는 급성 근통증에 잠시 인상을 찌푸리면서도 강인한 그의 눈빛과 세트 이후에 찾아오는 고통을 속으로 삼키며 견디는 그의 모습은 정말 인상적이었다.

## 맛있는 음식을 끊다

맛있는 음식을 좋아하는 그라서 웬만하면 음식 조절은 안 했는데 이번 영화를 준비하는 동안 철저한 식단을 진행했다. 다이어트 식사를 하지 못하는 스케줄인 경우에는 프로틴 바를 섭취하고, 대부분의 식사는 닭 가슴살과 고구마, 그리고 야채를 먹으며 진행했다.

그 시기에 내가 운영하는 짐에서 '바디챌린지'라는 행사를 진행했다. 회원님들을 대상으로 비포와 애프터의 체성분을 비교 평가해서 그 변화의 수치가 높은 사람에게 상을 주며 운동에 대한 동기부여를 주는 행사였다. 또한 측정 기간 동안에 가장 출석률이 높은 사람도 평가하고, 기능적인 운동 평가인 윗몸 일으키기, 유연성, 푸쉬업 평가를 진행해서 체력이 높은 사람에게도 상을 주는 형태였다.

그 행사에서 현빈 씨는 체성분의 변화량으로 남자 1등, 출석상 1등, 기능적 평가 1등 등 3관왕을 했다. 골든핏 오픈 이래로 3관왕을 차지한 사람은 없었다.

## 감독님이 다이어트를 그만하라고 하다

촬영 날짜가 다가오고 다이어트가 피크에 다다를 때 촬영 감독님과의 미팅 후 다이어트의 강도를 낮추기로 결정되었다. 얼굴에 살이 너무 많이 빠져서 몰입이 안 될 것 같다는 이유에서였다. 배우는 몸보다는 얼굴이 더 중요하다는 것을 바로 느끼는 계기였다.

그는 더 멋진 몸을 만들 수 있었지만 영화 내에서의 캐릭터와 작품을 생각하는 마음에 다이어트를 더 하는 욕심을 내진 않았다. 그때부터는 오히려 연기나 캐릭터의 몰입에 더 집중하는 모습을 보였다.

## 스타는 100% 땀과 인내로 만들어낸 그 자체가 예술이다

첫 촬영(크랭크인) 날짜가 다가왔다. 첫 촬영부터 상의 탈의를 하고 고문을 받는 신이었다. 나는 그의 바디컨디션 체크 차 촬영장에 지원을 나갔었다. 약간의 수분 조절도 진행을 했고, 그동안 긴 다이어트 기간에 지친 기색이 역력했지만 그는 카메라 앞에서 임철령으로 변신했고, 카메라 밖에서는 스텝이나 배우들까지 챙기며 프로의식을 발휘했다.

일반적으로 대중들은 화려한 배우들의 모습을 보고 좋겠다고 부러워할 수 있다. 하지만 탑 배우들의 모습을 가까이에서 마주하고 있는 나는 그들의 그 화려함 안에는 피땀의 노력과 인내, 외로움과 채우지지 않는 허전함이 공존하고 있음을 알기에 늘 존경한다.

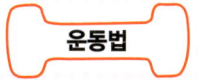 

# 덤벨 플라이
**Dumbbell Fly**

1. 벤치에 누운 상태에서 덤벨을 든 양팔을 손목이 서로 마주보는
   방향으로 맞춰 쭉 펴준다.
2. 호흡을 들이마시면서 가슴근육이 늘어나는 느낌을 유지하며
   양팔과 덤벨을 가슴선상까지 천천히 내려준다.
3. 호흡을 내쉬면서 다시 원을 그리듯 가슴을 수축하면서 양팔을 모아준다.

**주 의 사 항**
★
양팔이 과도하게 내려가면
어깨관절의 부상이 올 수
있으므로 조심한다.

스타 바디 헬스

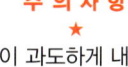

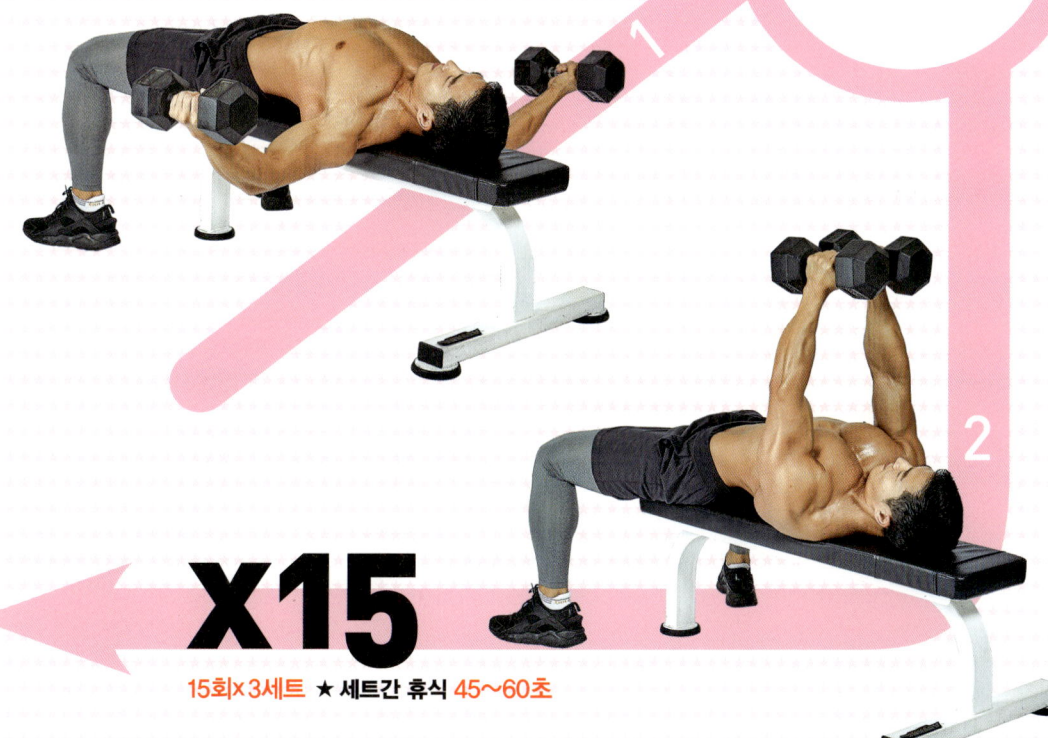

# X15
**15회×3세트 ★ 세트간 휴식 45~60초**

# 3 배우도 선수가 될 수 있다 강성민

강성민 씨는 예전부터 나와 함께 운동을 해왔지만 특별한 동기부여 없이 운동을 그냥 본인 생활의 일부로 생각하며 매일 비슷한 정도의 강도로 진행했다. 그러면서도 본인의 몸이 더 좋아지길 바랐고, 쉽게 변하지 않는 정체기에서 약간의 염증이 생긴 것 같아 보였다. 나는 그의 트레이너로서 시합을 뛰어보는 것은 어떤지 제안했다. 요즘에는 예전과는 다르게 시합이 전문 선수만 출전하는 것이 아닌, 일반인들도 참가 신청을 하면 누구든지 나갈 수 있는 시스템이 되었고, 본인의 신체 특성이나 장점에 따라서 참가 부분도 선택 지원할 수 있다. 그는 운동 경력이 그리 많지는 않았지만 특유의 근성과 성실함을 갖고 있었기 때문에 옆에서 잘 서포터한다면 좋은 성적을 거둘수 있을 거라는 확신을 갖고 있었기 때문에 그런 제안을 했던 것 같다. 강성민은 약 1주일 정도의 고민 끝에 머슬마니아 모델 클래식 부분에 참가하기로 마음 먹었다.

### 머슬마니아 모델 클래식 부분의 심사 기준

모델 부분의 심사 기준에서 근육의 크기와 양은 그리 큰 비중을 차지하지 않는다. 자연스럽고, 스포츠 웨어가 잘 어울리는지, 비율과 무대 매너, 포징 등을 중심으로 심사한다. 예전에는 가수로도 활동하고, 현재 배우로 생활을 하고 있기 때문에 무대 매너, 표정 등은 걱정이 없었다.

### 선천적으로 좁은 어깨와 어깨 습관성 탈골 약점을 보완하다

매일 아침에는 공복 유산소 운동을 1시간 진행하고, 30분 정도의 복근 운동 후에 다이어트 식사를 진행했다. 그렇게 매일 오전 운동을 진행하고 돌아간 뒤, 오후 일과를 하고 다시 센터로 돌아와서 웨이트 트레이닝과 유산소 운동을 각 한 시간씩 진행했다. 하루 운동 시간이 약 3시간 30분 정도였고, 이 시기에 강성민은 일일드라마 촬영을 하고 있었기 때문에 수면 시간을 줄이면서 운동을 진행할 수밖에 없었다.

그는 시간만 되면 센터에 나와서 운동을 하고, 촬영 후에 메이크업을 지우지도 못하고 운동을 하는 날도 있었다. 또한 약점을 보완하기 위해서 포징연습에 매진했다. 휘트니스 대회는 몸만 만든다고 좋은 성적을 거둘 수 있는 것은 아니다. 예쁘게 디자인 된 몸을 갖고 얼마나 그 몸을 잘 보여주고, 자연스럽고 편안한 포징을 하는지에서 성패가 결정되기 때문에 어깨가 약간 좁은 성민이 형에게는 부지런한 포즈 연습이 필수였다. 등 근육을 펼치며 어깨를 바깥쪽으로 뽑아내는 스킬을 매일 연습했다. 거울을 보고 연습하고, 눈을 감고 다시 연습하고, 운동하는 세트와 세트 사이 휴식 시간에도 포징 연습에 매진했다. 웨이트 트레이닝을 할 때에도 분할 트레이닝을 진행하는데 보통은 부위를 한 번씩 돌아가도록 해야 하지만 어깨가 약점인 강성민의 트레이닝에는 어깨 분할을 한 번 더 넣어서 진행했다.

|  | 월 | 화 | 수 | 목 | 금 | 토 | 일 |
|---|---|---|---|---|---|---|---|
| 오전 | 유산소 복근 | 유산소 복근 | 유산소 복근 | 유산소 복근 | 유산소 복근 | 유산소 복근 | 휴식 |
| 오후 | 어깨 1 | 등 이두 2 | 가슴 3 | 어깨 삼두 4 | 하체 5 | 어깨 1 | |

## 타고난 것은 변하지 않지만 보완하면 더 멋진 몸이 될 수 있다

그는 시합이 가까워질수록 조바심이 나기 시작했다. 누구나 시합에 가까워지면 본인의 몸이 부족하다는 생각이 들고, 포기하고 싶은 마음이 강해지는 법이다. 하지만 그는 전문 운동선수도 트레이너도 아닌 배우였다. 나도 같은 시합을 준비하고 있었기 때문에 서로 격려하고 응원하며 시합을 준비했다. 나는 머슬마니아에서 머슬 부분 그랑프리를 차지했고, 강성민은 머슬마니아 클래식 부분에서 당당하게 1위를 차지했다. 스승과 제자, 형과 동생이 같은 무대에 올라서 각 부분에서 함께 1등을 차지한 것이다. 함께 고생한 시간을 누구보다 잘 알기 때문에 서로 부둥켜 안고 축하했다. 타고난 것은 중요하지만, 또 그리 중요하지 않다. 타고난 것이 부족하다면 그만큼 다른 노력을 하면 충분히 커버할 수 있다고 생각한다.

운동을 할 때 항상 고중량의 바벨이나 머신이 있어야만 하는 것은 아니다. 가벼운 덤벨이나 생수병만 있다면 비교적 장소에 제약 없이, 누구나 쉽게 운동할 수 있다. 내가 제안하는 다음 세 가지 운동을 트레이세트로 해보라.

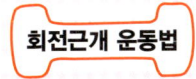 **로테이션**

Rotation

★ 어깨 운동에 앞서 안쪽의 회전근개를 활성화하고 부상을 방지한다.

1 덤벨이나 물병을 잡고 팔꿈치를 90도로 구부려 손바닥이 마주 볼 수 있도록 한다.

2 양팔을 벌려 어깨와 일직선이 되도록 하고, 손바닥이 앞쪽을 향하도록 한다.

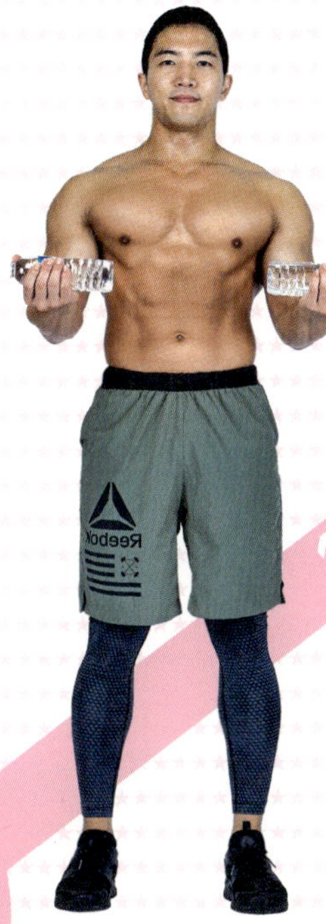

**주 의 사 항**
★
등 근육이 접히지 않게 주의한다.
팔꿈치와 옆구리의 간격은
주먹 하나 정도를 떨어뜨린
상태로 고정한다.

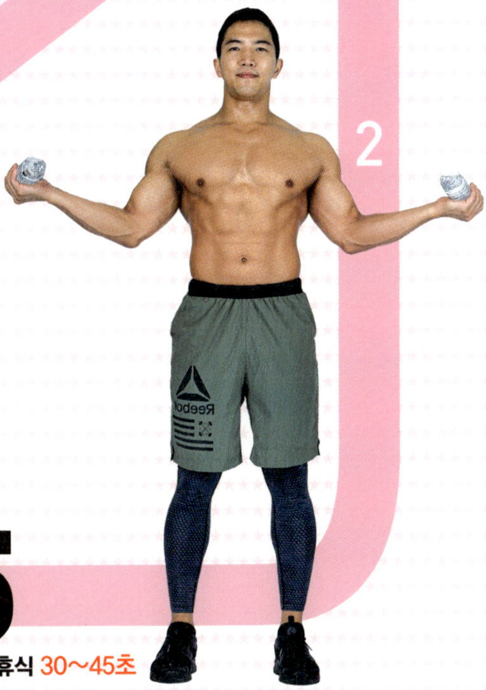

**X15**

15회×3세트 ★ 세트간 휴식 30~45초

스타 바디 워크

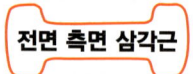

# 사이드 래터럴 레이즈

**Side Lateral Raise**

전면 측면 삼각근

★ 어깨를 감싸고 있는 전면 삼각근과 측면 삼각근을 발달시킨다.
비주얼 향상, 체력 증가, 부상 예방의 목적이 있다.

1 덤벨이나 물병을 잡고 팜꿈치를 약간 구부려 차렷 상태를 유지한다.

2 팔꿈치의 각도를 유지한 채 팔꿈치의 높이가 어깨 높이에 이를 때까지
양팔을 좌우로 들어 올린다.

**STAR BODY WARS**

**주 의 사 항**
★
등이 구부러지지 않은 상태로
운동을 진행한다. 승모근이
올라가면 안 된다. 덤벨을 너무
세게 잡아서 전완근에 힘이
들어가지 않도록 한다.

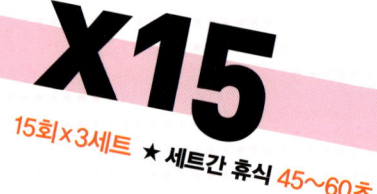

**X15**

15회×3세트 ★ 세트간 휴식 45~60초

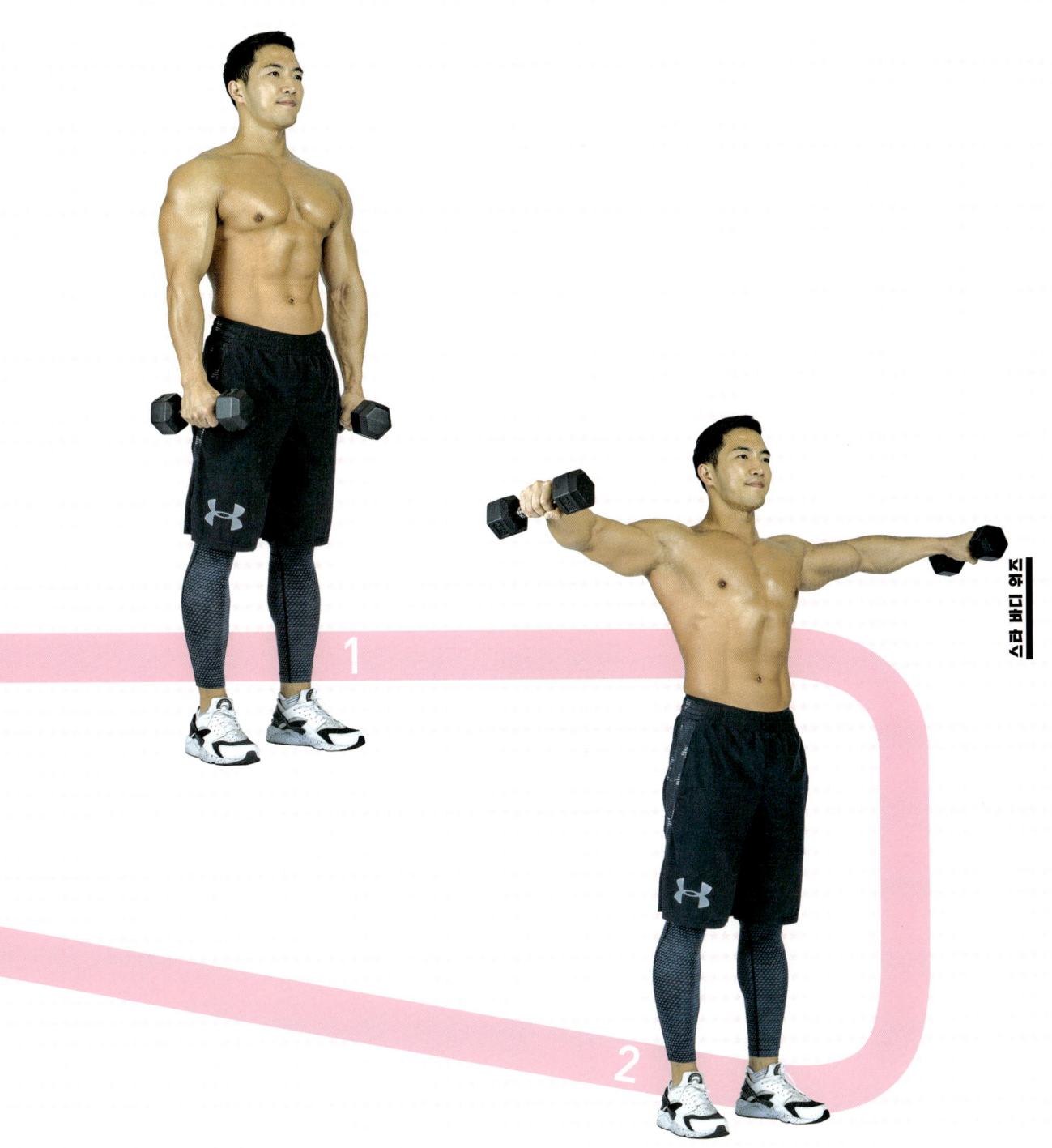

1

2

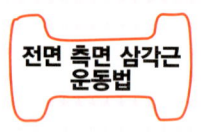

# 솔더 프레스
**Shoulder Press**

★ 복합 관절 운동으로 강한 어깨 근육을 만들고, 힘과 근육량을 증가시킬 수 있다.

1 덤벨이나 물병을 잡고 팔을 직각에 가깝게 구부리고,
  손의 위치는 귀의 높이 정도가 되도록 준비 자세를 취한다.

2 양손이 서로 만나는 느낌으로 팔을 모아 올려주며 만세 자세를 취한다.

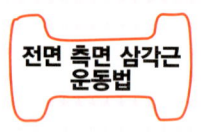

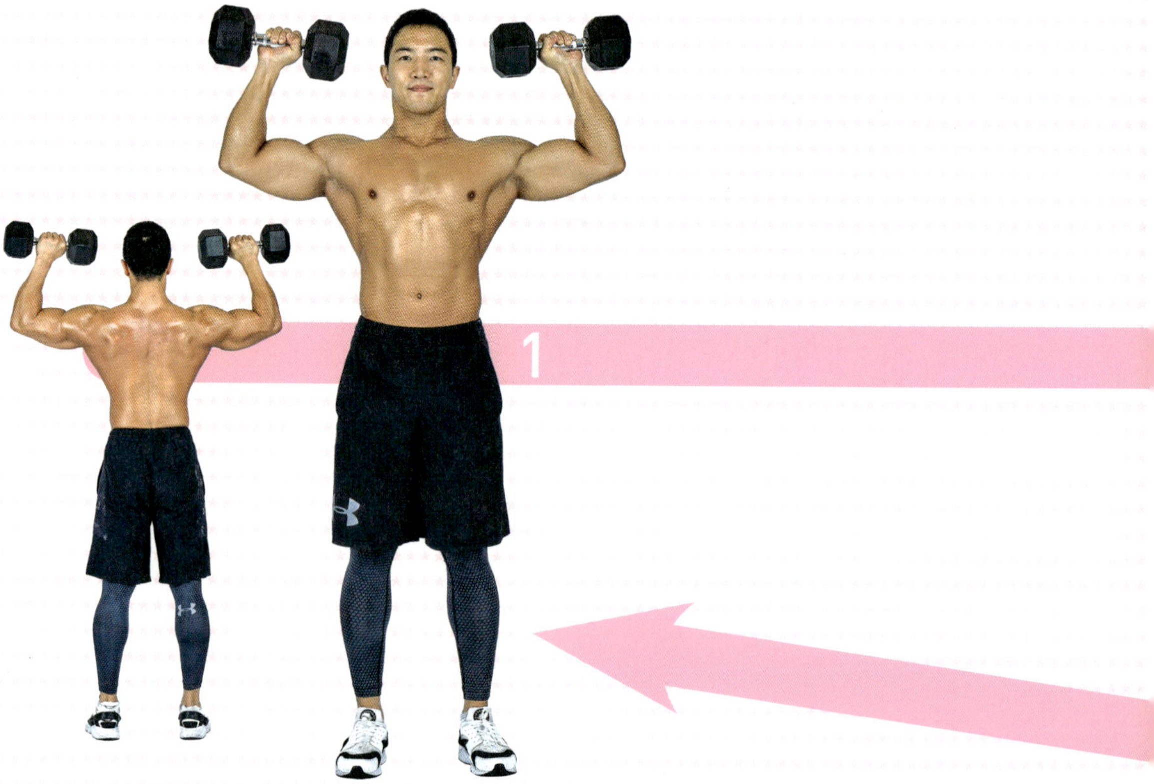

전면 측면 삼각근
운동법

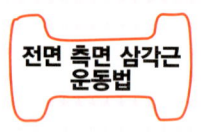
STAR BODY WARS

1

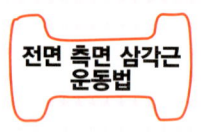

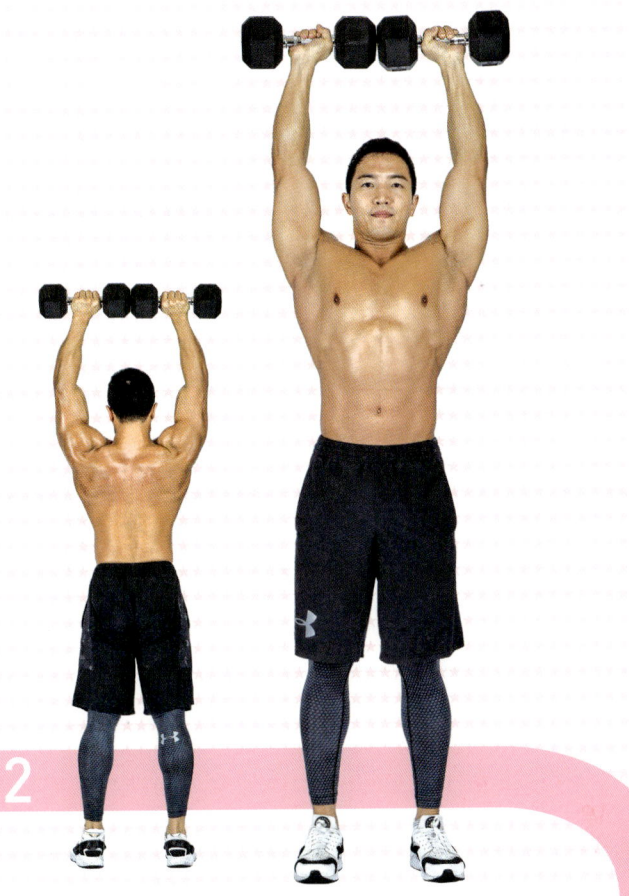

2

**주 의 사 항**
★
상완이두근이 귀에 닿는다는
느낌으로 팔을 모아준다.
팔을 펼 때 어깨가 으쓱
올라가지 않도록 한다.

**X15**

15회×3세트 ★ 세트간 휴식 45~60초

# 4 해피 바이러스로 주위 사람을 모두 즐겁게
## 공민지

여가수 중에는 공민지가 있다. 공민지는 현재 필라테스와 웨이트를 병행하고 있다. 워낙에 낙천적인 성격을 갖고 있기 때문에 무엇이든 긍정적으로 생각하고 항상 밝은 얼굴로 찾아와 웃으면서 운동을 하고 간다.

### 엔도르핀 넘치는 웃음으로 더욱 건강하게

그녀에게는 해피 바이러스가 넘친다. 아무리 힘든 운동을 진행하더라도 끝까지 해내고 몸이 건강해지는 것 같다며 웃음을 보인다. 내가 본 그녀 공민지는 코르티솔의 분비는 적고, 엔도르핀의 분비는 높은 것 같다. 스트레스를 받을 때 분비되는 코르티솔(Cortisol)은 급성 스트레스에 반응해 분비되는 물질로 콩팥의 부신 피질에서 분비되는 스트레스 호르몬이다. 코르티솔은 외부의 스트레스와 같은 자극에 맞서 몸이 최대의 에너지를 만들어낼 수 있도록 하는 과정에서 분비되어 혈압과 포도당 수치를 높이는 역할을 수행한다.

### 스트레스는 낙천적인 성격으로 줄여간다

스트레스를 지나치게 받거나, 만성 스트레스가 되면 코르티솔의 혈중 농도는 높아지고 그 결과 식욕이 증가되어 지방의 축적을 가져온다. 또한 고혈압의 위험이 증가하며, 근조직의 손상도 야기될 수 있다. 불안과 초조 상태가 이어질 수 있고 체중의 증가와 함께 만성피로, 만성두통, 불면증 등의 증상이 나타날 수 있다. 또한 면역 기능이 약화되어 감기와 같은 바이러스성 질환에 쉽게 노출될 우려도 있다. 하지만 공민지는 특유의 낙천적인 성격과 온유함으로 이런 스트레스를 줄여가는 것 같다.

### 운동은 엔도르핀의 분비량을 더욱 증가시킨다

가벼운 운동을 할 때는 혈액 중에서 엔도르핀이 잘 검출되지 않으며, 운동 강도가 최대 산소 섭취량의 60% 수준을 초과하여 운동할 때 증가하는 양상을 보인다. 그 후 계속해서 운동 강도를 높여 탈진 상태에 이르면 엔도르핀은 휴식 시 수준의 2~5배까지 증가한다.

조급해하지 않는 생각과, 꾸준히 멀리, 그리고 길게 볼 수 있는 성격이 먼저 자리 잡혀 있기 때문에 그녀를 보면 항상 에너지가 생기고, 그 에너지로 그녀 또한 대중들에게 사랑을 받을 수 있는 것 같다.

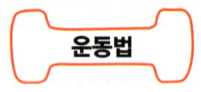 **운동법**

# TRX 런지
**TRX Lunge**

**1** TRX 손잡이에 한쪽 다리를 걸어주고 반대쪽 다리는 균형을 유지해준다.
양팔은 허리에 위치한다.

**2** 바닥에 닿고 있는 다리의 무릎을 굽혀준다.
발바닥 전체로 바닥을 밀어주는 느낌으로 굽힌 다리의 허벅지 힘을 유지하며
일어서준다.

**주 의 사 항**
★
무릎이 발끝으로 나가지 않도록
주의하며 허리를 숙이지 않고
일자로 세워준다.

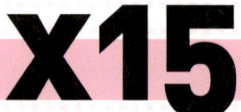

한쪽 다리씩 15회×3세트 ★ 세트간 휴식 45~60초

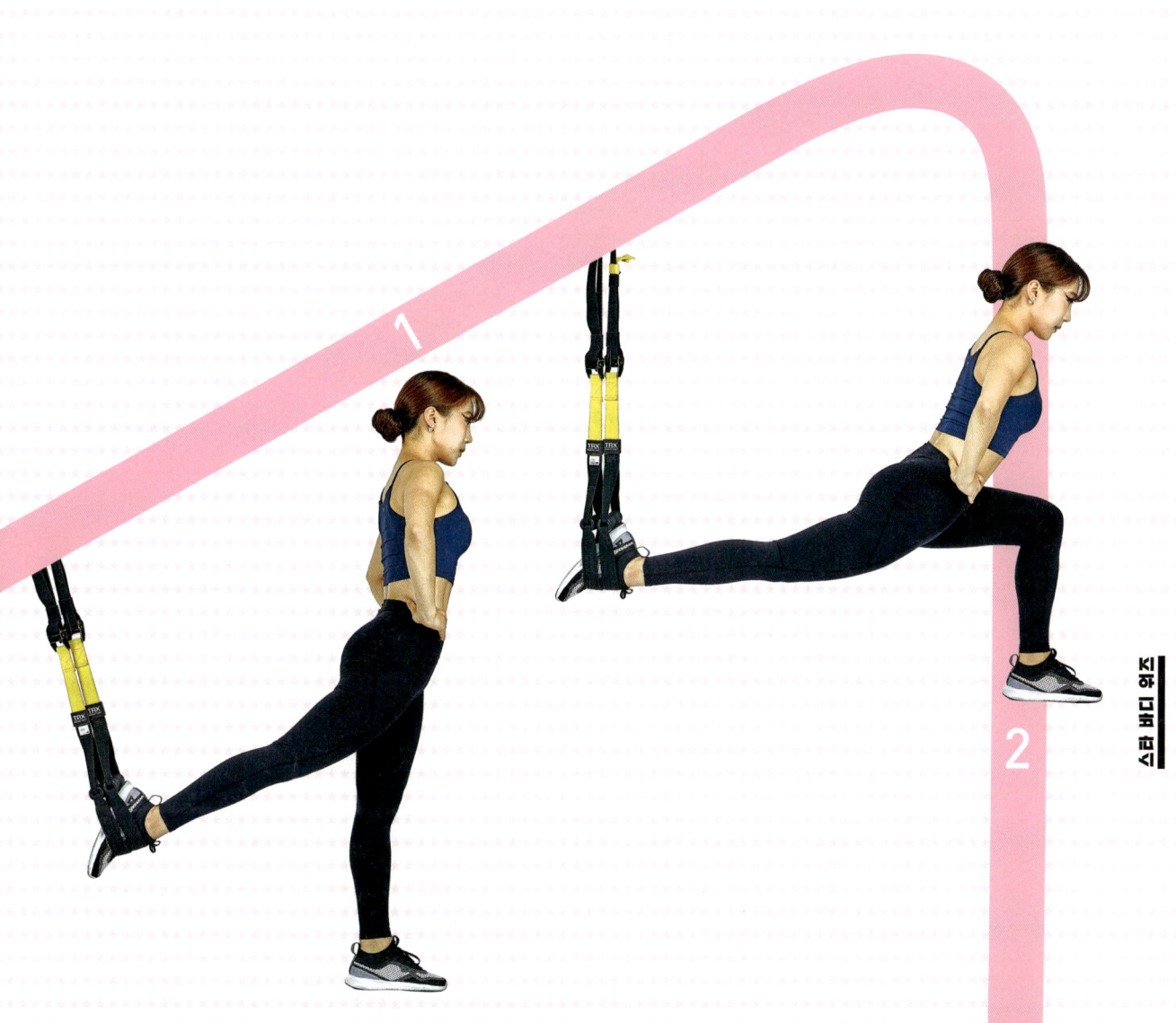

# 5 S라인의 완성
# 강민경 운동법

앞서 뷰티데이에서 이야기했듯 강민경 씨는 정말 운동과 아름다움 둘 다 챙기는 실속파다. 자기 자신을 가장 잘 알아서 많이 먹거나 더부룩한 날은 공복에 유산소 운동을 꼭 해주고, 트레이너와 함께 하는 웨이트 운동도 주 3회 빠지지 않고 참여한다. 피부가 건조해지지 않도록 팩 마사지도 꼼꼼히 챙기면서, 피곤한 날은 반신욕 등등 자기를 위한 다양한 프로그램으로 이완과 수축을 굉장히 잘 이용하는 운동의 모범생이다. 그만큼 그녀의 몸매는 약간의 탄력이나 라인이 무너지지 않고 잘 관리되고 있어 아름다움을 유지하고 있다. 타고난 훌륭한 골반의 라인이 있기도 하지만 후천적인 노력이 더욱 빛을 발하여 그녀의 멋진 몸매를 만들어 주었다.

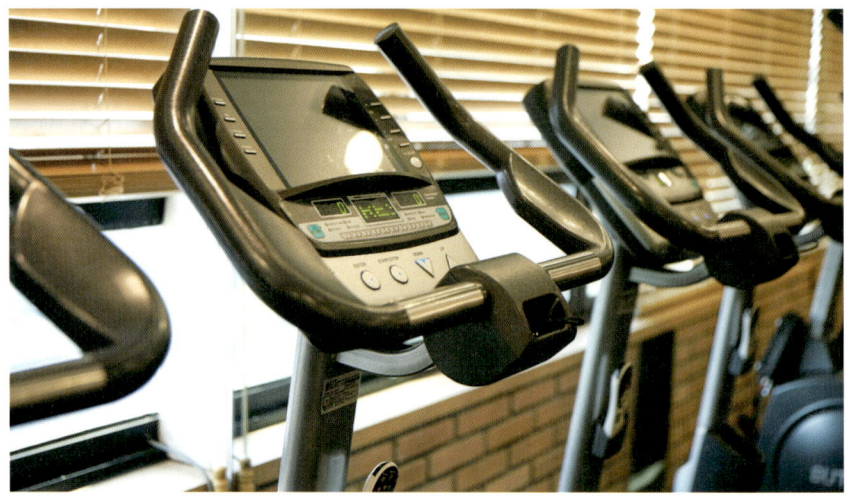

### 주 3회 정도의 웨이트 트레이닝은 필수 코스

그 안에는 힙을 위한 다양한 종류의 웨이트 트레이닝 프로그램이 항상 들어
간다. 그리고 큰 근육 부위(가슴, 등, 엉덩이) 위주로 운동을 하고, 상대적으로
작은 부위(어깨, 이두, 삼두)의 운동은 짧게 들어간다. 팔이나 다리가 두꺼워지
게 하기보다는 전체적으로 굵은 바디라인을 위한 트레이닝을 진행한다.

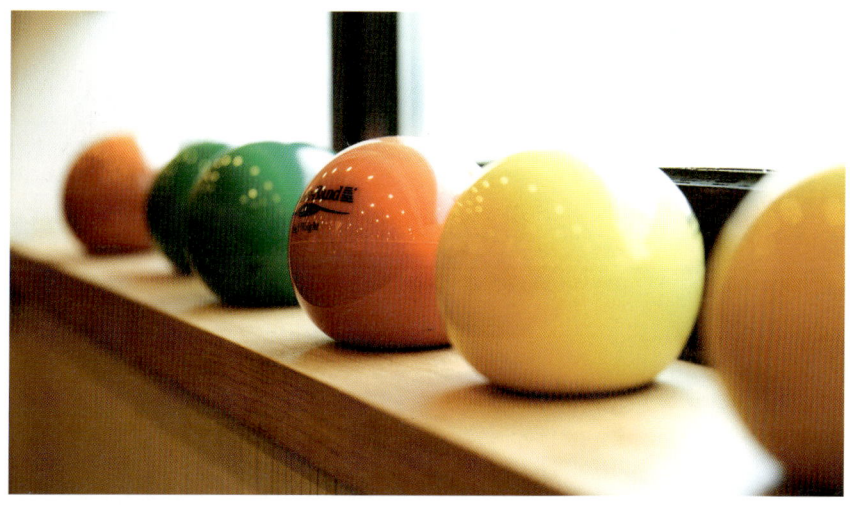

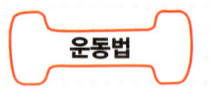 **운동법** # 런지
Lunge

1 다리를 모으고 바르게 선다.

2 한쪽 다리를 뒤로 보낸다. 뒷발이 까치발 상태를 만든다.

3 앞쪽 무릎을 약 90도 정도 구부리고, 허리는 상체를 약간 숙여
체중이 앞쪽 다리의 엉덩이 부분에 가도록 한다.

4 앞쪽 다리의 힘으로 다시 일어나서 준비자세로 돌아간다.

5, 6 반대쪽 다리도 동일하게 유지하고, 번갈아 가며 총 20회 반복한다.

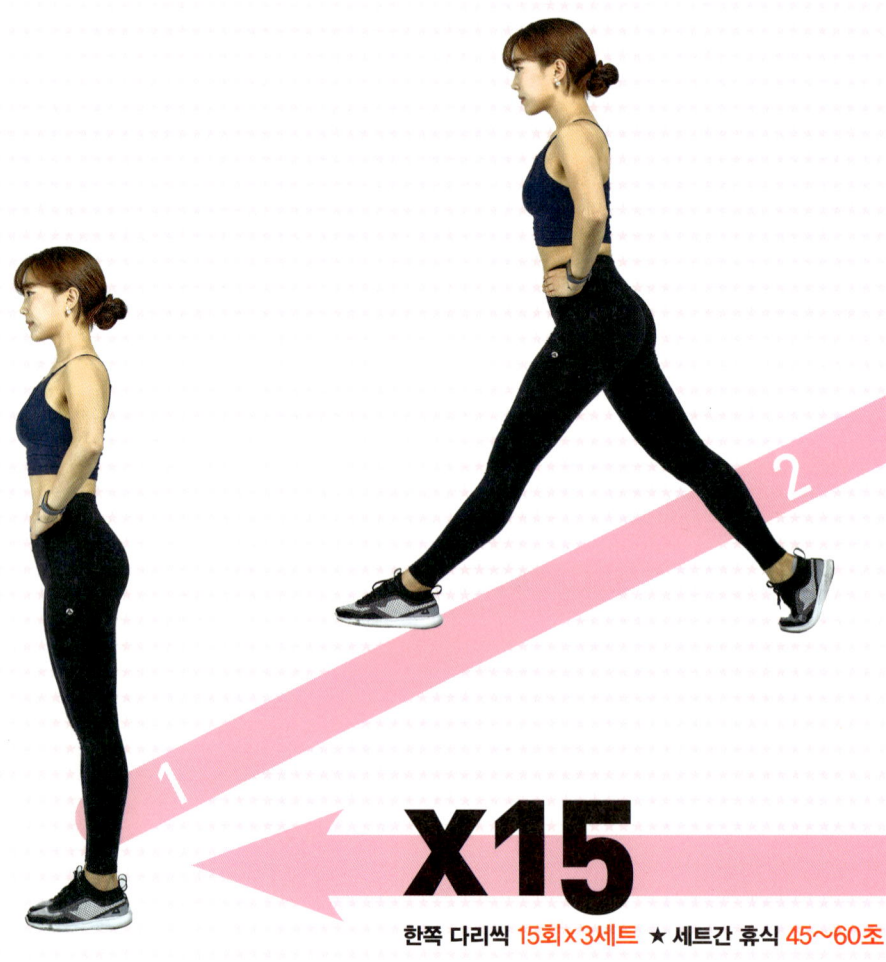

# x15

**한쪽 다리씩 15회×3세트 ★ 세트간 휴식 45~60초**

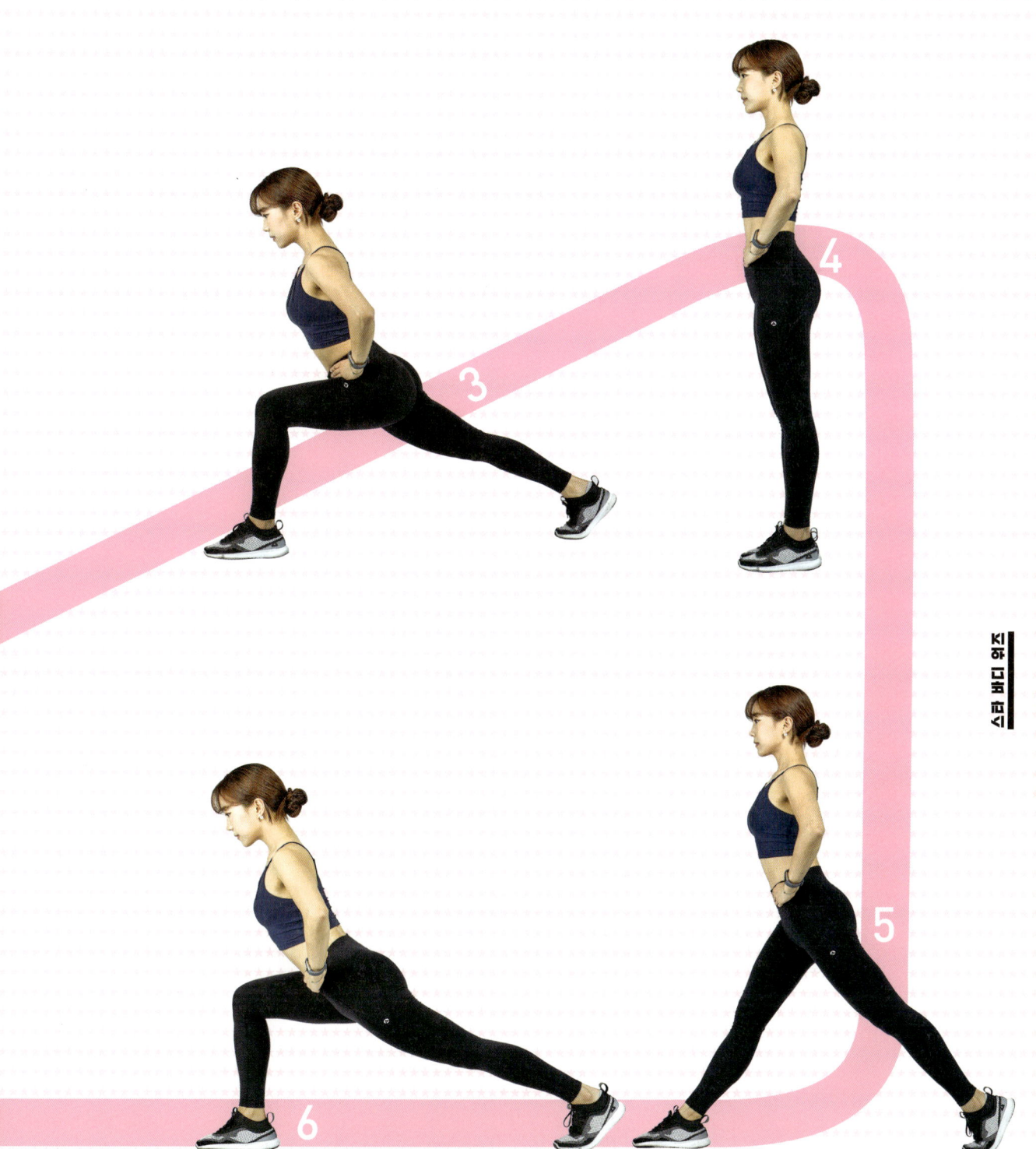

# 6 여자다운 아름다운 운동법의 교본 김지원

나에게 운동을 배우는 많은 여자 스타들 중 천상 여자 천사이다. 작은 얼굴에 눈코입이 다 들어있는 것도 신기하고, 타고나길 골격이 얇게 태어난 부분도 있는데 외유내강형으로 그녀는 절대 약하지 않고 자기 관리도 잘한다. 그녀와 처음 운동을 하게 된 것은 '태양의 후예' 드라마에 들어가기 전이었는데 그때나 지금이나 겸손하고 열심인 모습은 그대로다.

화면상으로는 남자라면 누구라도 그녀를 지켜주고 싶을 정도로 여성여성하지만 운동할 때 특히 세트에 들어가서는 강한 집중력을 보인다. 세트가 들어가기 전에는 연약한 모습을 보이다가도 실제 운동 세트에 들어가면 집중된 모습으로 구슬땀을 흘리며 끝까지 운동을 마무리한다. 낯을 가리는 그녀이지만 친해지면 소탈한 모습도 보이곤 한다. 세트 간 휴식 시간에 힘이 들때에는 헬스장 바닥에 철퍼덕 주저앉을 정도로 털털한 성격도 갖고 있다.

### 평상시 움직임이 많지 않은 그녀는 늘어나는 수축에 중점을 둔다

평상시 생활에서 움직임이 많지 않은 그녀의 운동법 중 근육운동은 여러 가지 형태로 나누어지지만, 근육의 길이가 짧아질 때(단축성 수축) 더 중점을 두는지, 아니면 근육의 길이가 늘어날 때(신장성 수축) 중점을 두는지에 차이도 있다.

김지원의 운동법에서 특별히 다른 점을 찾자면 근육이 늘어날 때 더 집중

한다.

그녀는 운동 시에 아주 침착하게 천천히 집중한다. 그녀는 자신 있는 운동법에서도 긴장을 늦추지 않고, 한회 한회를 천천히 집중해서 하는 모습을 보인다. 체력이 강하지 않은 그녀에게 고중량 운동보다는 저중량, 고 반복횟수의 방법으로 운동을 진행한다. 보통 그녀의 운동 스케줄은 1주일에 2~3회, 웨이트 트레이닝 이후에 유산소 운동을 약 30~40분 정도 하고 돌아간다.

### 긴바지와 후드티로 체온 보호 및 땀 배출 쉽게 한다

개인 트레이닝이 없는 날에도 몸이 찌뿌둥하거나, 많이 먹었다 싶은 날에는 개인 운동을 와서 유산소를 하고 갈 정도로 자신을 사랑하며 자기 관리를 한다. 추위를 많이 타는 그녀는 항상 운동복을 긴바지에 후드티로 입는다. 이는 체온을 보호하고, 운동 시 땀을 배출해 붓기를 제거하기 위함도 있다.

### 조금씩 맛있는 것을 자유롭게 먹는 미식가 스타일

그녀를 실제로 본다면 이슬만 먹고 지낼 것 같지만, 그녀는 맛있는 음식을 먹는 것을 좋아한다. 물론 양을 많이 먹지 않고 적당한 선에서 조절하고 운동 요법도 병행하면서 건강하고 즐거운 다이어트를 하지, 극단적으로 식이 조절을 한다든가, 무조건 굶는 식의 다이어트는 하지 않는다.

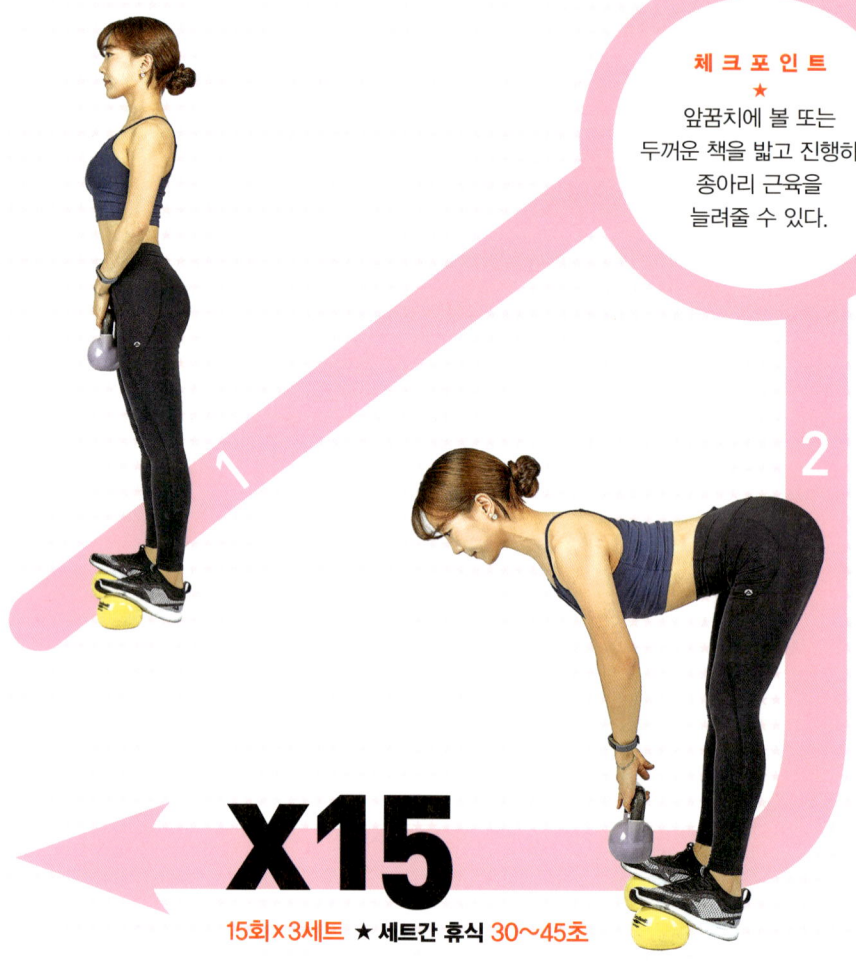

## 운동법 스티프 데드리프트

**Stiff Deadlift**

**1** 케틀 벨을 두 손으로 잡은 상태에서 양발은 골반 넓이, 가슴은 편 상태로 곧게 선다.
등과 허리를 곧게 편 상태에서 무릎을 약간 구부려 천천히 상체를 앞으로 숙인다.

**2** 무릎은 앞, 뒤로 움직이지 않게 고정하고 햄스트링을 스트레칭해 준다는 느낌으로
발등 쪽으로 케틀 벨을 내린다. 등의 각도가 지면과 평행을 이루도록 한다.
상체를 들어 올릴 때는 대퇴이두근의 긴장을 풀지 않고 등과 허리를 편 상태를
유지하며 상체를 들어준다.

**체 크 포 인 트**
★
앞꿈치에 볼 또는
두꺼운 책을 밟고 진행하면
종아리 근육을
늘려줄 수 있다.

**X15**

15회×3세트 ★ 세트간 휴식 30~45초

# 실패 ZERO 피트니스 센터 선택법

내가 첫 직장에서 트레이너 일을 할 때였다. 어떤 남자분이 오셔서 콕 찍어 나한테 PT를 받고 싶다고 하셨다. 20명 이상 잘나가는 트레이너들이 있던 그 직장에서 왜 굳이 나를 지목해서 꼭 나한테 수업을 받고 싶다고 했는지 그때는 잘 이해하지 못했다. 그분은 8년이 지난 지금도 나에게 수업을 받고 계신다.

그분은 한국과 미국에서 퍼스널 트레이너에 대한 경험이 많으셨고, 나보다 더 운동 경력도 많으셔서 많은 트레이너들을 봐오셨다. 그만큼 트레이너에 대한 성향이나 센터를 고르는 법을 잘 알고 계셨다.

## 내 몸을 만들어줄 트레이너 선택법

### 1. 등록하자마자 트레이너를 배정받지 않는다

3주간 센터에 각기 다른 시간에 오셔서 개인 운동을 하시며 트레이너가 수업을 하는 모습, 개인 운동을 하는 모습, 회원님들과 소통하는 모습을 지켜보셨다고 했다. 본인에게 잘 맞는 성향이라는 것이 있기 때문에 그분에게 맞는 사람이 나였던 것 같다.

만약 그냥 헬스장을 등록하고 트레이너에 대한 정보 없이 퍼스널 트레이닝 사무실에 가서 트레이너를 배정해 달라고 하면 수업수가 적은 선생님을 배정받거나, 본인 마음에 들지 않는 선생님을 배정받아서 수업을 몇 번 받고는 마음에 안 드는 상황이 발생할 수 있다. 그런 상황에서 같은 센터 내에 선생님을 바꾸기도 껄끄러운 상황, 또는 센터를 옮겨야 하는 상황이 올 수 있기 때문에 본인이 잘 맞을 것 같은 선생님을 눈여겨 본 것이다.

### 2. 1:1로 운동을 진행하다 보니 트레이너와의 궁합이 있다

운동뿐 아니라 대화나 수업 방식, 성향 등 많은 부분이 수업의 질에 영향을 미친다. 이것은 실력 고하, 경력의 문제만은 아닐 것이다. 아무리 경력이 많고, 레슨 수가 많은 트레이너라고 할지라도 회원과 잘 맞지 않는다면 운동시간은 지루하거나, 기대감보다는 숙제를 한다는 부담감으로 수업에 참여할 가능성이 있다.

### 매일 가고 싶은 센터 선택법

### 1. 가까운 곳을 택한다

일단 너무 멀면 안 된다. 시설이 아무리 좋아도 오고 가는데 시간을 너무 많이 차지하게 되면 언젠가는 멀어진 센터가 된다.

　시간이 많은 사람이라면 괜찮다. 회사나 집에서 가까운 곳에 내가 움직이는 동선 내에 있는 센터를 선택한다.

### 2. 쾌적한 환경의 센터를 택한다

최고급의 인테리어가 아닌, 기본적인 운동 시설의 쾌적함을 보아야 한다. 센터의 시설이 노후되었더라도 운동기구나, 샤워실, 화장실 등이 관리가 잘 되어 있다는 것은 회원님들을 위한 준비가 되어 있다는 것이다. 쾌적한 공간에서 운동을 하고 깔끔한 마음으로 씻고 돌아갈 때까지 좋은 기분이어야 건강에 한걸음 더 다가갈 수 있는 것 같다.

### 3. 모범적인 트레이너를 택한다

트레이너도 선생님이다. 가르치는 사람으로서의 개인적인 몸 상태, 지도자로서의 복장이나 행동, 지도할 때의 말투 등 수업을 위한 준비가 되어 있는지를 잘 살펴보아야 한다.

### 4. 목적에 맞는 프로그램이 있어야 한다

수업을 하다 보면 A라는 사람에게 하는 운동을 B에게도 똑같이 적용하는 사례를 많이 본다. 공장에서 물건 찍어내듯 운동을 진행하면 안 된다. 설사 쌍둥이라고 할지라도 몸의 구조가 다르고 체형, 근력, 지구력, 유연성, 운동 경력 등 여러 가지 조건들이 다르기 때문에 그 사람에게 맞는 최적화된 다른 프로그램이 있어야 한다.

지루하지 않고 몸과 마음이 항상 즐겁도록 다양한 운동 프로그램들을 갖춘 센터를 선택하면 좋다.

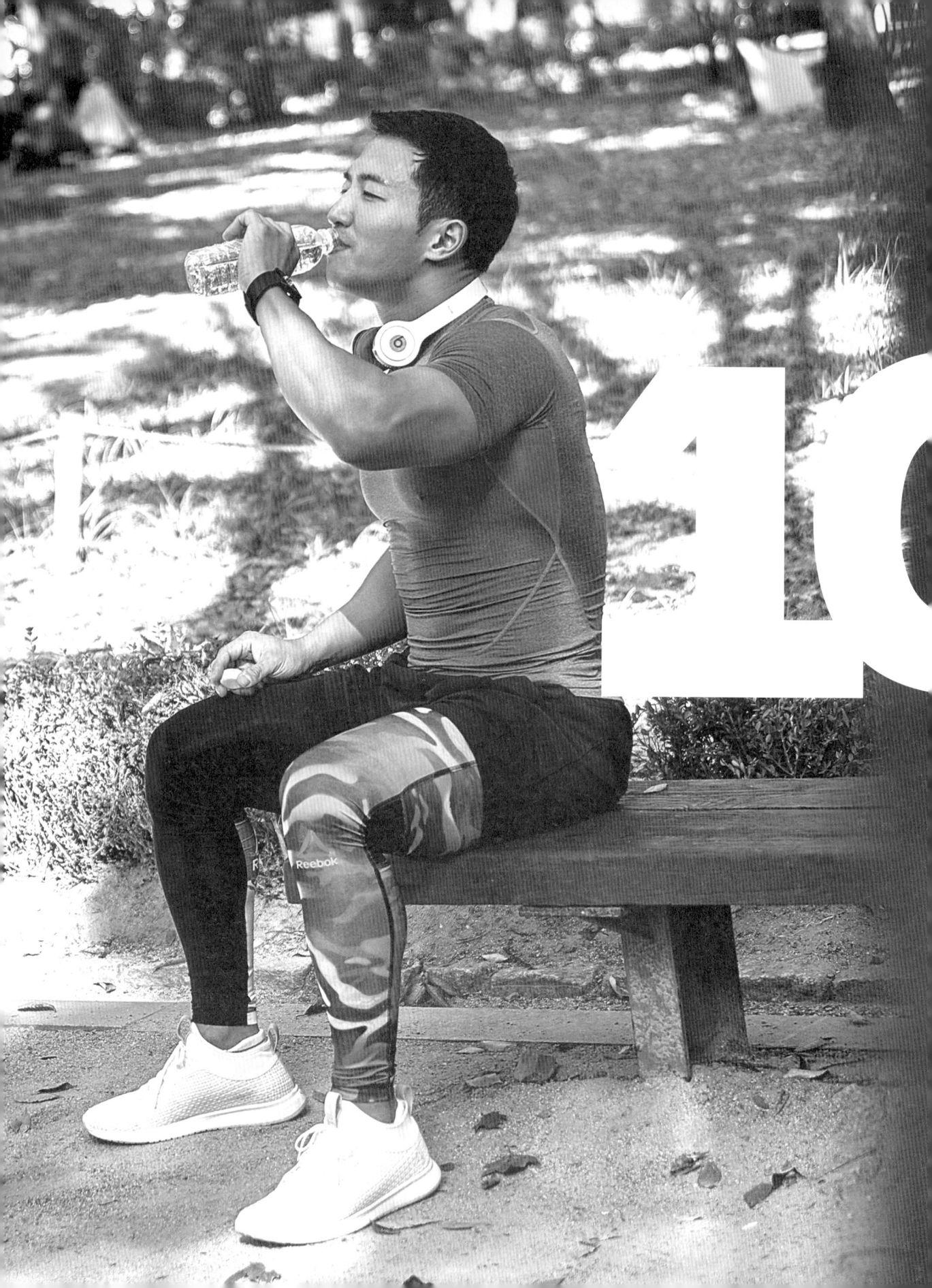

# 스타들의
# 전투 식량
## ★다이어트 밥상

10

STAR BODY WARS

# 1 잘 먹어야 잘 빠진다

다이어터들의 실수 중 하나는 다이어트를 시작하는 순간부터 극단적으로 변한다는 것이다.

칼로리를 극단적으로 제한하거나, 무염식을 시작하거나, 1일1식, 원푸드 다이어트 등 아주 극단적으로 변하는 모습을 주변에서 많이 볼 수 있다. 하지만 성공적인 다이어트를 위해서는 똑똑하게 먹어야 한다. 오랜 시간 공복이 지속되면 우리 몸에서는 요구량이 증가한다.

이렇게 요구량이 증가된 상태에서 어떤 음식이나 칼로리가 흡수되었을 때 우리 몸은 언제 또 들어올지 모르는 영양소를 지방으로 전환해서 몸 안에 축적한다.

따라서 일일 섭취 칼로리가 줄어들었다고 할지라도 공복 시간이 길었던 다음에 식사를 하게 되면 원활하게 에너지를 사용하지 못하는 것이다. 그래서 시간이 되면 필수 영양소를 분배해서 조금씩 자주 먹어야 한다.

### 식이성 발열 효과(TEF)

- 음식을 섭취했을 때 몸에서 나타나는 에너지 소비, 즉 열 발생을 말한다.

- 음식을 먹게 되면 소화 흡수되고 몸에서 대사되는 과정에서 에너지가 소비되기 때문에 먹은 열량만큼 소비하는 것이다. 예를 들어 500칼로

리를 먹었을 시, 100칼로리가 식이성 발열 효과로 소비된다면 400칼로리만 몸에 축적된다.

- 같은 500칼로리의 음식을 섭취했을 때 지방에 비하여 탄수화물은 2배, 단백질은 4배에 가깝게 에너지 소비가 있는 것으로 나타났다. 똑같은 음식을 먹더라도 단백질이 많이 포함된 음식을 먹으면 지방이 많이 포함된 음식보다 더 많은 에너지가 소화와 대사과정에서 소비되므로 실제로 체지방 축적으로 연결되는 것이 적다.

- 단백질 음식이 식이성 발열 효과 수치가 큰 이유는 음식 섭취 시 소화를 시키고 몸 안에서 대사될 때 영양소의 화학 구조에 따라 에너지의 소비가 달라지기 때문이다. 지방의 경우 화학 구조가 가장 편한 구조이기 때문에 소비하는 칼로리가 높지 않고, 단백질은 화학 구조가 가장 복잡하기 때문에 소비하는 칼로리가 높아져 더 많은 에너지를 소비하게 된다.

  한국인의 평균 영양소 섭취 비율은 단백질 15%, 탄수화물 65%, 지방 20%라고 한다. 그러나 다이어트 시 영양소 섭취 비율은 탄수화물을 조금 줄이고 단백질의 섭취를 조금 더 높여 단백질 30%, 탄수화물 50%, 지방 20% 정도로 설정한다면 소화에 필요한 칼로리 소비를 높일 수 있을 것이다.

# 2 다이어트 식단은 **단순**해야 한다

다이어트 식단에는 탄수화물, 지방, 단백질, 무기질, 물, 기타 비타민 등 필수 영양소가 모두 끼니에 구성되어 있으면 좋다.

　그리고 서너 시간마다 같은 식단을 동일하게 먹어도 무관하다.

　일반인에게 추천하는 식단을 적어본다면

|  | 탄수화물 | 단백질 | 무기질비타민 +식물성지방 |
|---|---|---|---|
| 08:00 | 현미밥 | 닭 가슴살 | 각종 야채+아몬드 |
| 12:00 | 고구마 | 계란 | 각종 야채+호두 |
| 15:00 | 호밀빵 | 참치 | 각종 야채+땅콩 |
| 19:00 | 잡곡밥 | 소고기 | 각종 야채+올리브유 |
| 22:00 | 마지막 끼니 탄수화물 × | 연어 | 각종 야채+땅콩 |

### 식단 설명

- 서너 시간마다 식사를 한다.
- 식사의 구성은 탄수화물, 단백질, 야채를 기본으로 한다.
- 지방은 아보카도나 견과류와 같은 식물성으로 대체하고, 되도록 동물성 지방은 피한다.

- 탄수화물은 흡수가 느린 복합 탄수화물을 선택한다.
- 단백질의 종류는 지방이 적은 살코기 위주의 부위를 선택한다.
- 제철에 나오는 야채를 많이 먹는다.
- 매 끼니 같은 종류의 식사를 해도 무관하다.

### 탄산수를 효율적으로 활용한다

탄산수는 포만감을 주는 데 제격이다. 그래서 나는 시합 준비 기간 동안 다이어트 식단을 먹고, 견과류와 탄산수를 즐겨 먹었다. 식사할 때는 잘 모를 수 있지만 식사 후 찾아오는 포만감이 날 편안하게 만들어 주었다. 하지만 과도한 탄산수의 섭취는 역류성 식도염이나 위장 장애의 원인이 될 수 있기 때문에 적당한 섭취가 좋다. 하루 350ml로 3병까지는 괜찮다고 하니 적당한 섭취가 필요하다.

### 물만 잘 마셔도 살 빠진다

'절대남자' 시즌 2를 진행할 때의 내용이다. 골프선수 참가자가 있었다. 그는 운동 시간은 더 이상 늘리기 힘들었고, 식단도 잘 지키고 있는데 살이 좀처럼 빠지지 않았다. 답답했던 그는 나에게 질문을 했다. 골프 선수이기 때문에 웨이트를 너무 심하게 할 수는 없고, 연습을 해야 하는데 유산소 운동이나 식단을 너무 극단적으로 할 수 없다는 내용이었다. 그의 입장에 서보니 그럴만한 답답한 상황이었다. 나는 현재 그의 상황에서 찾을 수 있는 해답이 없을지 곰곰이 생각하고 내가 배워왔던 이론적인 내용과 경험을 되짚어 보았다. 내 머릿속을 지나갔던 것은 물의 열효과였다. 물만 잘 알고 먹어도 칼로리를 소비시킬 수 있다.

물은 다이어트에 도움을 주는 친구다. 물은 열량을 가지고 있지 않지만 물을 마시면 신체의 에너지 소비를 높이게 된다는 것이다. 이를 학계에선 '물의 열효과'라 부른다. 그래서 과체중일 경우 체중감량을 하거나 정상 몸무게를 유지하는 데 도움이 된다.

수분을 많이 섭취하면 그 수분을 흡수하고 처리하는 데 열량이 소모되고 이 열량은 운동 효과를 나타내는 것이다. 약 1리터의 물을 마시면 보통 걸음으로 약 30분 정도 걸었을 때의 칼로리를 소비시킬 수 있는 것이다. 이런 내용을 그 골프선수 참가자에게 전달했다. 그는 그 말을 잘 듣고 이행했고, 절대남자 중간평가에서 높은 점수를 차지하고, 순위권에 안착했다.

운동 중에 마시는 물과 체중은 아무 상관이 없다. 뿐만 아니라 과다한 수분 조절은 인체의 물질대사를 느리게 하여 살을 빼거나 체지방 감소에 오히려 역효과를 내기 때문에 운동 중에는 많은 양의 물을 조금씩 나누어서 자주 마시는 것이 좋다. 또한 식사 직전, 중, 직후의 시간은 피해서 평상시의 시간에 많은 양의 물을 마시는 것도 분명한 도움이 될 것이다.

# 3 태식쌤의 다이어트 밥상 레시피

다이어트를 시작하면 닭 가슴살, 고구마만 먹어야 한다는 강박에 시달릴 수 있는데, 먹을 수 있는 재료들로 충분히 새로운 메뉴를 구성할 수 있다. 내가 시합을 준비할 때의 이야기다. 집에서 무염의 닭 가슴살을 자르지도 않은 채로 한 손에는 닭 가슴살 한 덩어리, 한손에는 고구마 한 덩어리를 원시인처럼 뜯어 먹고 있었다. 야채는 '나중에 먹어야지'라는 생각으로 다이어트 식사를 맛없게 하고 있었다. 그 모습을 안타깝게 보다 못한 어머니가 물으셨다.

계란 먹어도 되냐고 하셔서 그렇다고 하고, 야채를 먹어도 되냐고 하셔서 된다고 했더니 어머니는 '닭 가슴살 계란찜'이라는 다이어트 식단의 신세계를 맛보여 주셨다.

식당을 운영하셨던 경력이 있으신 우리 어머니는 요리도 잘하시고, 같은 재료로 다른 맛을 내는 솜씨를 갖고 계신다. 어머니의 닭 가슴살 계란찜의 레시피는 정말 감동이었다.

## 먹어도 먹어도 질리지 않는 닭 가슴살 계란찜

평소 뻑뻑하고 씹는 게 힘들어 잘 넘어가지도 않던 닭 가슴살과 같은 재료들이 어머니의 손을 거쳐 맛있는 요리로 재탄생한 다이어트 식단의 신세계.

**재료: 닭 가슴살 150g, 계란 2개, 청양고추와 각종 야채, 물 30ml**

1  계란을 잘 풀어놓는다.
2  닭 가슴살과 청양고추, 각종 야채를 잘게 자른다.
3  물과 함께 전자렌지 용기에 담에 약 5~6분 정도를 돌린다.
   (소금이나 다른 소스를 넣지 않는다)

## 바삭하고 맛있는 오트밀 치킨(일명 오치)

내가 시합 준비 때 먹은 오트밀 치킨이다. 시합 준비를 하다 보면 아주 무미건조한 닭 가슴살을 먹게 되는데, 같은 닭이라도 기름에 튀긴 바삭바삭하고 맛있는 치킨도 생각이 난다. 같은 닭인데 왜 그리 통닭이나 치킨이 생각나는지 같은 닭이 아닌 것 같다. 오트밀 치킨은 기름에 튀기지 않고도 크리스피치킨과 같이 바삭하고 맛있는 치킨을 먹는 기분이 든다.

탄수화물, 지방, 단백질, 무기질, 비타민, 물은 식품으로 섭취해야만 하는 6대 영양소이다.

한 끼 식사에 이 모든 영양소가 구성되어야 한다. 물론 다이어트를 하시는 분은 지방을 따로 섭취하실 필요는 없다. 식물성 지방인 견과류로 대체하면 된다.

재료 : 닭 가슴살 150g, 오트밀, 계란 3개, 약간의 소금과 후추

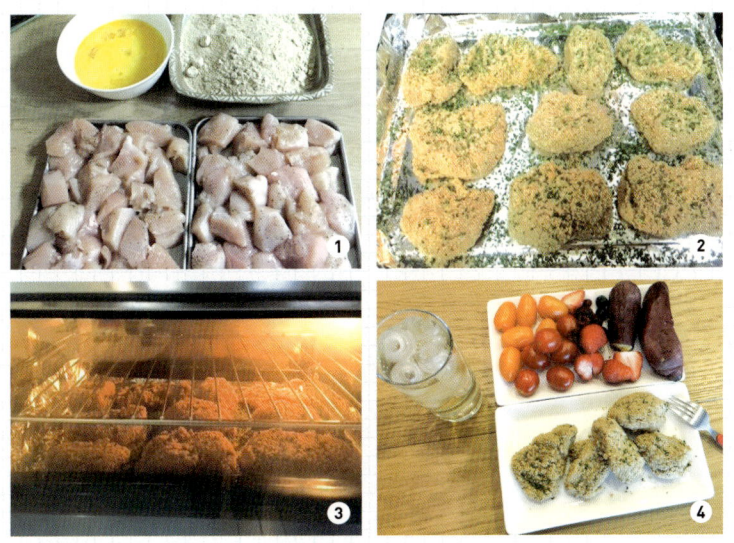

1 닭 가슴살을 먹기 좋게 자른다. 약간의 소금과 후추 간을 한다.

2 오트밀을 믹서기에 갈아서 얇고 고운 오트밀 가루를 만든다.

3 계란은 3개 정도 풀어서 준비한다.

4 닭 가슴살에 계란 옷을 입혀 오트밀을 바른다.

5 오븐에 들어갈 준비를 시킨다.

6 약 220도에 가열된 오븐에 15분 정도 가열한다. (닭 가슴살의 크기에 따라 시간은 가감한다)

7  맛있게 먹는다.

8  치킨을 먹는 기분을 내려면 옐로우 머스타드나, 홀그레인 머스타드를 함께
   찍어서 먹는다.

### 안심하고 빵을 먹고 싶을 때 프로틴 머핀

다이어트를 시작하면 제한하는 음식에 구성되어 있는 성분이 먹고 싶어진
다. 예를 들어 탄수화물을 조절하고 있었다면, 빵이나 떡, 면, 밥 등 탄수화물
이 먹고 싶어지는데, 나도 시합 준비를 하거나 촬영을 할 때 다이어트에 들어
가면 빵이나 면 등 맛있는 고 탄수화물이 생각나곤 했다. 이렇게 다이어트에
지칠 때, 빵을 먹고 싶을 때 안심하고 먹을 수 있는 프로틴 머핀이 있다.

재료 : 계란 3개, 바닐라 프로틴 40g, 오트밀 가루 20g, 코코아분말, 코코넛 오일 1ts,
베이킹 파우더 5g, 우유 50ml. 슬라이스 아몬드

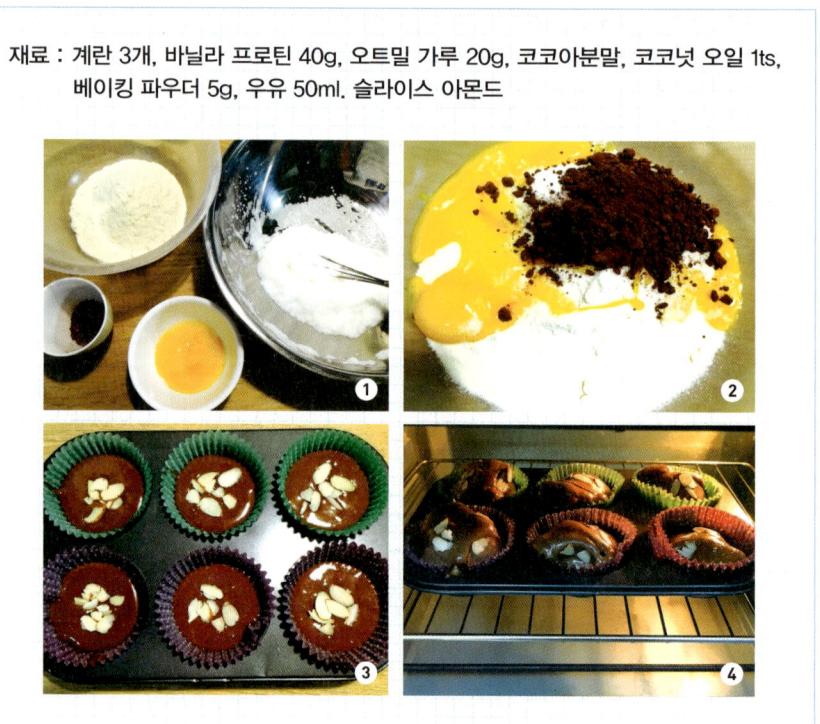

1  계란 흰자 3개를 따로 분리해 머랭을 만든다.

2  바닐라 프로틴 40g, 오트밀 가루 20g을 준비한다.

3  머랭을 하고 남은 계란 노른자 3개 준비한다.

4  기호에 맞추어 코코아분말을 넣는다.

5  코코넛 오일 1ts와 베이킹 파우더 5g을 넣는다.

6  우유 50ml를 넣는다.

7  머랭을 제외한 위의 재료를 잘 섞는다.

8  머랭을 함께 넣어서 섞는다.

9  오븐에 가열한다.

10  준비한 베이킹 팬과 머핀 틀에 반죽을 넣고 슬라이스 아몬드를 올린다.

11  오븐에 놓고 약 12분간 머핀의 부풀어 오르는 정도를 눈으로 확인하며 굽는다.

12  뜨거우니 장갑을 끼고 꺼내 맛있게 먹는다. (다소 뻑뻑할 수 있으니 무지방 우유와 함께 즐긴다)

## 소금 대신 치즈 넣고 즐기는 저염 김밥

다이어트를 하게 되면 먹고 싶은 음식의 종류 중 하나가 분식이다. 그 분식중에 김밥도 있는데 김밥에 들어가는 재료가 모두 나쁘지 않은데도 불구하고 일반적으로 우리가 먹는 김밥은 칼로리가 많다. 이유는 거기에 들어가는 재료들이 모두 기름에 익히고, 볶은 재료들이 많기 때문이다. 밥을 부드럽게 하기 위해서 기름과 소금으로 밑간을 하고, 계란도 기름에 익히고, 당근도 기름에 볶고, 각종 야채나 재료들에 기름이 잔뜩 묻어 있다. 탄수화물과 지방은 아주 사랑하는 사이라고 보면 된다. 탄수화물을 먹을 때 지방을 같이 섭취하게 되면 서로 사랑을 증폭시켜 지방으로의 전환을 돕는다. 예를 들어 삼겹살을 먹는다고 가정할 때 지방이 많이 붙어 있는 삼겹살을 먹었다면, 밥이나 냉면은 먹지 않고 양보하는 자세가 필요하다. 지방과 탄수화물은 너무 사랑하는 사이이기 때문에 우리가 그들의 사이를 갈라 놓아야한다. 따라서 탄수화물을 먹을 때는 지방을 철저히 배제하고, 지방을 어쩔 수 없이 먹는다면 탄수화물을 멀리하면 좋다. 김밥이 먹고 싶다면 굳이 기름을 먹을 필요는 없기 때문에 지방과 염분을 최대한 줄여서 맛있는 김밥을 먹을 수 있다.

재료 : 현미밥, 단무지, 우엉, 치즈, 각종 야채

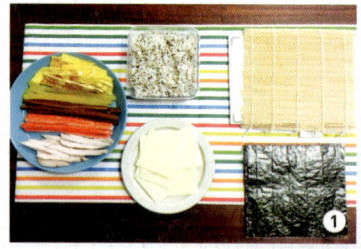
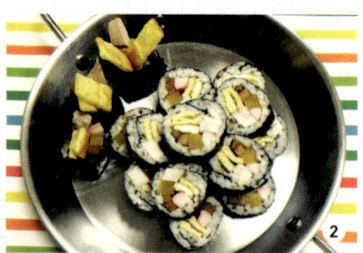
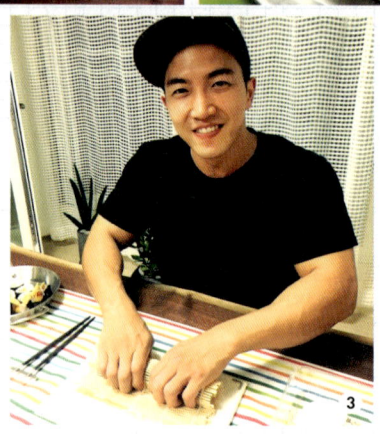

**1** 현미밥을 적게 넣는다.

**2** 밥에 간하지 않는다. (소금 ×, 간장 ×)

**3** 단무지와 우엉은 물에 씻어 심심하게 한다.

**4** 다소 심심함을 느낀다면 치즈를 넣는다.

**5** 냉장고에 다른 야채가 있다면 적극 활용한다.

잘 살펴보셨나요, 그리고 따라해 보셨나요? 생각했던 만큼 운동이란 것이 멀거나 어렵게 느껴지지 않으셨으면 좋겠습니다. 그 마음으로 부족한 글을 남겼고 끝까지 읽어주셔서 진심으로 감사합니다.

　이 책을 한 글자씩 써 내려가면서 많은 생각이 들었어요. 어렸을 적부터 지금까지 경험했던 것들, 체육학과에서 공부했던 내용들, 자격증을 따고, 시합을 나가고, 트레이너로서 일을 하면서 힘들었던 순간들, 잊고 싶었거나, 아팠던 기억들 모두 하나하나 책에 써보았습니다. 그러고 나니 크게 알게된 것이 있습니다. 사람들은 좋았던 기억만 갖고 살고 싶어 하지만 저에게 있었던 모든 일들이 모두 다 감사한 것들이었습니다. 저는 지금 '스타 바디 워즈'라는 제 책의 원고작업을 모두 마친 후 에필로그를 적고 있습니다. 지금 저의 마음은 이 책을 쓰기 전 프롤로그에 담을 때의 마음 그대로인 것 같아요.

　여러 가지 이유로 운동을 시작하지 못하는 분들께 조금이라도 도움이 되었길 바라고, 행복의 첫 번째 조건인 '건강'으로 한걸음 더 다가가시길 바랍니다.

　제가 책을 낸다고 하니 주변에 계신 많은 스타 분들이 축하를 해주셨어요. 한분 한분이 손수 추천사를 써주셨고, 그곳에 적힌 진심이 묻어나는 글들을 보면서 감동받았습니다. 제 자신도 돌아보게 되었고, 그 믿음들을 가슴에 새기고 더 열심히 달려야겠다는 생각을 했습니다. 무엇이든 100% 완벽한 것은 없습니다. 한없이 부족하지만 계속 노력하다보면 완벽에 가까워지겠죠. 몸도 마찬가지입니다. 절대 한 번에 되는 것은 없습니다. 완벽해 보이는 사람들도 그 안에서 부족함을 느끼고, 그것을 천천히 보완하고, 갈고 닦으며 노력하고 있어요.

몸을 건강하고 아름답게 만들기까지는 마음의 준비가 먼저 필요합니다. 무리한 운동, 극단적인 식습관 보다는 몸과 마음을 건강하게 만든다는 마음으로 즐겁게 웃으며 시작하세요. 만약 지금 본인의 몸이 근육질의 탄탄한 몸이 아니라면 겉으로 보이는 근육질의 몸짱의 모습 보다는 내 몸을 내 맘대로 움직이고 건강하게 만든다는 마음으로 즐겁게 시작해보세요. 급하게 서두르지 않고 꾸준히 오래오래 하겠다는 마음으로요.

짧아 보이지만 긴 인생! 장기전에 대비하면 정말 좋겠습니다. 저는 예전부터 트레이너의 삶을 살면서 사람들의 몸과 마음을 건강하게 지켜주는 책을 써보고 싶었어요. 그런 생각을 마음으로만 갖고 살고 있던 중 김영사 출판사에서 제안이 왔어요. 부족하지만 최선을 다해 제 버킷리스트 중 하나를 또 하게 되었네요. 감사합니다.

몇 개월간 저의 생각과 내용을 담아내는 책을 마무리한다니 시원섭섭하지만 또 다른 멋진 모습으로 여러분께 찾아뵙도록 하겠습니다. 시시때때로 변해가는 세상에 두려워 마시고, 본인의 몸과 마음의 중심을 잘 잡으세요.

마지막으로 이 책을 보신 여러분들께 꼭 하고 싶은 말이 있는데요~

내 인생의 주인공은 바로 '나'입니다. 다른 사람을 부러워하지 마시고 자신을 충분히 사랑하세요. 내가 주인공인 당신의 '드라마'를 멋지게 써보세요.

당신이 바로 세상에서 가장 반짝반짝 빛나는 '스타'입니다.

**감사합니다.**